これからの
地域看護学

多様性と包括性をふまえた
看護実践に向けて

渡邉多恵子・関　美雪・望月宗一郎
佐藤美由紀・小川純子・坂井志織 編

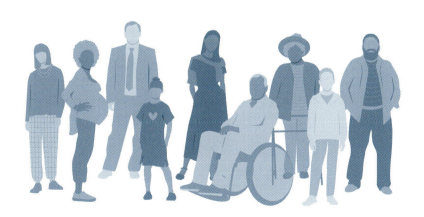

朝倉書店

―――――― 書籍の無断コピーは禁じられています ――――――

　本書の無断複写（コピー）は著作権法上での例外を除き禁じられています。本書のコピーやスキャン画像、撮影画像などの複製物を第三者に譲渡したり、本書の一部を SNS 等インターネットにアップロードする行為も同様に著作権法上での例外を除き禁じられています。

　著作権を侵害した場合、民事上の損害賠償責任等を負う場合があります。また、悪質な著作権侵害行為については、著作権法の規定により 10 年以下の懲役もしくは 1,000 万円以下の罰金、またはその両方が科されるなど、刑事責任を問われる場合があります。

　複写が必要な場合は、奥付に記載の JCOPY（出版者著作権管理機構）の許諾取得または SARTRAS（授業目的公衆送信補償金等管理協会）への申請を行ってください。なお、この場合も著作権者の利益を不当に害するような利用方法は許諾されません。

　とくに大学等における教科書・学術書の無断コピーの利用により、書籍の流通が阻害され、書籍そのものの出版が継続できなくなる事例が増えています。

　著作権法の趣旨をご理解の上、本書を適正に利用いただきますようお願いいたします。　　　　　　　　　　　　　　　　　［2025 年 1 月現在］

まえがき

新しい時代の地域看護を拓く

「すべて国民は，健康で文化的な最低限度の生活を営む権利を有する。」

日本国憲法第25条に生存権が掲げられてから約80年，私たちはその理想を追い求め，挑戦を重ねてきました。それでもなお，新たな課題に向き合い続けています。

私たちが生きる社会は，目まぐるしい変化のなかにあります。多様化する価値観や生活様式，高齢化や国際化の進行，刻々と変わる地域社会の課題，そのような社会においては「多様性を理解し，包括性のあり方を考える」ことは看護師にとって欠かせない資質となりました。

そのような背景のなか，2022（令和4）年に正式に導入された看護学教育における新カリキュラムでは，地域包括ケアへの適応能力，多様性や包括性に対応する力が重視されました。これまでの「在宅看護論」という科目区分が，「地域・在宅看護論」に変更され，「地域に暮らすすべての人々」を対象とした，より包括的で多面的な学びが強調されました。

本書は，「地域・在宅看護論」の「地域」の部分を担うものです。地域看護は，一人ひとりの多様な生活に寄り添いながら，彼らがその地で豊かな人生を送るための支援を行うものです。この理念を実現するには，看護師一人ひとりがもつ「科学的な視点」と「人間らしい温かさ」を融合させることが不可欠です。本書は，その力を養うための知識と実践方法を多様性の理解と包括性のあり方を踏まえながら体系的に学べる構成となっています。

カリキュラムが改正された際，保健師教育課程における公衆衛生看護学と看護師教育課程における地域看護学の差別化，保健師の専門性，看護師の専門性が議論になりました。公衆衛生看護学は「地域を看護する」学問であり，その対象は「地域」という社会そのものです。地域全体の健康と福祉を支え，地域がもつ力を最大化するためのはたらきかけを行うことを目的としています。一方，地域看護学は「地域で看護する」実践的学問として，地域の基盤の上に立ち，そこに暮らす多様な人々一人ひとりに寄り添い，その生活や健康を支えることを目指します。公衆衛生看護と地域看護はそれぞれ異なる視点やアプローチをもちながらも，ともに地域社会の健康を支えるうえで重要な役割を担っています。お互いを補完し合いながら，地域の未来を支える存在といえます。本書は公衆衛生看護学と地域看護学の役割や視点の違いを整理し，保健師を選択しない看護師のみの学生や専門職の方に習得していただきたい内容を網羅しています。

本書は大学，短期大学，専門学校を問わず，多様な教育機関で活用できる汎用性を追求しました。特に，公衆衛生看護教育が行われていない専門学校や短期大学においても，地域看護を学ぶための基盤として役立つ内容になっています。地域看護が看護職者にとってどれほど普遍的で必要不可欠なものであるかに気づいていただけると考えます。

巻頭にあたり本書が学生や看護職者にとって新しい視点を拓く契機となることを願っています。地域に根ざし，住民とともに歩む看護の力は，医療の枠を超えて人々の暮らしを変え，社会全体の健康を支える礎となります。本書がその一助となり，未来の看護職者たちが持続可能な地域社会をともに築いていけることを心から期待しております。

どうぞ，この一冊を通じて看護の本質と未来への可能性を感じとり，学びを日々の実践に活かしてください。そして，その学びを通じて，多くの人々の生活に新たな光をもたらす看護職者としてご活躍いただけることを願っています。

2025年1月

渡邉多恵子

編 集

渡邉多恵子	淑徳大学看護栄養学部看護学科
関　美雪	埼玉県立大学保健医療福祉学部看護学科
望月宗一郎	健康科学大学看護学部看護学科
佐藤美由紀	新潟大学医学部保健学科
小川純子	淑徳大学看護栄養学部看護学科
坂井志織	淑徳大学看護栄養学部看護学科

執筆者 (五十音順)

穴水千尋	淑徳大学看護栄養学部看護学科
石﨑順子	埼玉県立大学保健医療福祉学部看護学科
伊藤奈津子	淑徳大学看護栄養学部看護学科
井上智代	新潟大学医学部保健学科
上原美子	埼玉県立大学保健医療福祉学部共通教育科
氏原将奈	淑徳大学看護栄養学部看護学科
内山真理	埼玉県立大学保健医療福祉学部健康開発学科
河西美生	健康科学大学看護学部看護学科
川瀬智也	淑徳大学看護栄養学部看護学科
近田真美子	福井医療大学保健医療学部看護学科
雀部沙絵	淑徳大学看護栄養学部栄養学科
篠原良子	淑徳大学看護栄養学部看護学科
柴田亜希	埼玉県立大学保健医療福祉学部看護学科
鈴木　茜	淑徳大学看護栄養学部看護学科
田中結香	山梨学院短期大学保育科
辻　育恵	淑徳大学看護栄養学部看護学科
永田文子	淑徳大学看護栄養学部看護学科
名村駿佑	淑徳大学看護栄養学部看護学科
成田太一	新潟大学医学部保健学科
原田浩二	淑徳大学看護栄養学部看護学科
星　　翼	埼玉県庁保健医療部疾病対策課
間仲聰子	淑徳大学看護栄養学部看護学科
馬渕路子	健康科学大学看護学部看護学科
山下優子	新潟大学医学部保健学科
渡辺真澄	淑徳大学看護栄養学部看護学科

目　　次

第Ⅰ部　人々の暮らしと生活と健康支援

第1章　人々の暮らしと生活 —————————————————— 2

1-1　人々の暮らしとその多様性　　［渡邉多恵子］ 2

1-2　食生活の変化　　［雀部沙絵］ 6

1-3　家族，コミュニティ，きずな，つながり，宗教　　［渡邉多恵子］ 11

第2章　健康生活支援の基盤 —————————————————— 14

2-1　日本国憲法と生存権の保障　　［望月宗一郎］ 14

2-2　健康とウェルビーイング　　［田中結香］ 17

2-3　国際生活機能分類（ICF）とノーマライゼーション　　［田中結香］ 20

2-4　プライマリヘルスケア（PHC）　　［望月宗一郎］ 23

2-5　ヘルスプロモーション　　［望月宗一郎］ 26

2-6　持続可能な開発目標（SDGs）　　［河西美生・馬渕路子］ 28

2-7　健康日本21とスマート・ライフ・プロジェクト　　［馬渕路子・河西美生］ 30

第3章　社会環境と健康 —————————————————— 34

3-1　健康の社会的決定要因（SDH）と健康格差　　［石﨑順子］ 34

3-2　物理的環境と健康　　［関　美雪］ 38

3-3　労働と健康　　［石﨑順子］ 42

3-4　学校と健康　　［上原美子］ 46

3-5　食と健康　　［内山真理］ 50

3-6　テクノロジーと健康　　［名村駿佑］ 54

3-7　コミュニティ／公共空間の健康—人々を健康にするまちづくり　　［柴田亜希］ 58

3-8　地域包括ケアシステム　　［柴田亜希］ 60

第4章　健康生活支援に必要な健康行動を引き出す力 —————————————————— 65

4-1　ヘルスリテラシー　　［望月宗一郎］ 65

4-2　レジリエンス　　［渡邉多恵子］ 67

4-3　首尾一貫感覚（SOC）　　［望月宗一郎］ 71

4-4　パラダイムシフト　　［望月宗一郎］ 73

第II部　人々の生涯に寄り添う看護

第5章　ライフコースアプローチ —————————— 78

5-1　ライフコースアプローチとは　　[佐藤美由紀]　78

5-2　ライフコースアプローチの理論的背景　　[佐藤美由紀]　80

5-3　妊娠期から終末期までの各ライフステージの特徴—多様性を踏まえて　　[山下優子・成田太一・井上智代・佐藤美由紀]　82

5-4　ライフイベントと転換点　　[井上智代]　93

5-5　文化と社会の影響　　[井上智代]　95

5-6　ライフコースアプローチの実践的活用　　[成田太一]　97

第6章　多様な健康上の課題への支援 —————————— 101

6-1　メンタルヘルス　　[原田浩二]　101

6-2　難病・障がい　　[辻　育恵]　104

6-3　がん・慢性疾患　　[穴水千尋]　108

6-4　特定妊婦　　[篠原良子]　111

6-5　子ども虐待　　[伊藤奈津子]　114

6-6　高齢者虐待　　[永田文子]　119

6-7　認知症　　[永田文子]　122

6-8　感染症・健康危機管理　　[星　翼]　126

第III部　演　　習

第7章　コミュニティ・インサイト演習—人と環境のアセスメント —————————— 134

7-1　地域アセスメントの目的と意義　　[渡辺真澄]　134

7-2　地域アセスメントの理論的基礎とフレームワーク　　[鈴木　茜]　136

7-3　地区視診・地区踏査　　[間仲聰子・渡邉多恵子]　141

7-4　地域アセスメントにおけるデータ収集と分析の具体的手法　　[氏原将奈]　146

7-5　地域資源—多様なステークホルダーとの協働を含む　　[川瀬智也]　153

第8章　学びの灯を灯す—クリエイティブなワークショップ手法 —————————— 156

8-1　多様性を考えるための準備　　[小川純子]　156

8-2　多様性を考え実感し我が事にする　　[坂井志織・近田真美子]　163

8-3　看護における多様性と包括性　　[小川純子]　172

索　　引 —————————— 179

第 I 部
人々の暮らしと生活と健康支援

- 第 1 章　人々の暮らしと生活

- 第 2 章　健康生活支援の基盤

- 第 3 章　社会環境と健康

- 第 4 章　健康生活支援に必要な健康行動
  を引き出す力

第1章
人々の暮らしと生活

1-1　人々の暮らしとその多様性

Summary

- 人々の暮らしは多様であり，暮らしの豊かさと幸福感や満足感は必ずしも一致するとはいえない。
- 人々の生活様式は，健康や価値観に少なからず影響を及ぼしている。人々の暮らしを理解することは，人々そのものを理解するために不可欠といえよう。

1．暮らしの多様性を考える意味

　　国際家族年 (International Year of the Family 1994) [注1] に向けて1冊の書籍が刊行された。『地球家族―世界30か国のふつうの暮らし[1]』というタイトルで，世界30か国の30の家族の暮らしを写真とともに掲載した書籍である。家族の人数，収入，教育，職業，民族，宗教，どんな家に住んでいるか等の観点から，各国の平均的だと思われる家族が選び出され，その家族が所有するすべてのもの（文字どおり本当にすべてのもの）を家の前に並べて写真をとるという大掛かりな撮影を行い，家族人数，住居，1週間の労働時間，所有しているものとその数，大切なもの，ほしいもの，エンゲル係数，典型的な食事，学校，休暇の過ごし方，避妊法，電気，水道，貯金，任意の生命保険，主観的な豊かさ・満足感，両親の生活の質，成功の印，平均寿命，乳児死亡率，識字率，平均所得，国連加盟国のなかでの豊かさの順位等を紹介している。この30か国の比較を見ただけでも，人々の暮らしの様子は実に多様である。この書籍には日本人家族の平均的な暮らしも掲載されているが，平均像を見ることで日本という国のなかにも違いや格差があり，家族の在り方が多様であることがわかる。

　　地球家族から3年後，『続・地球家族 WOMEN in the MATERIAL WORLD―世界20か国の女性の暮らし[2]』が刊行された。20か国の女性たちについて，結婚年齢，子どもの数，職業，宗教，学歴，好きだった科目，悲しかったこと，嬉しかったこと，個人的な夢，尊敬する女性等を比較しており，彼女たちの暮らしも多様性に富んでいる。地球家族，続・地球家族が刊行された時代から，この原稿を書いている現在までの約30年の間にも，人々の暮らしぶりは大きく変化し多様化が進んでいる。そして，人々の暮らしと健康や価値観は相互に関係していると考えられるが，暮らしの豊かさと幸福感・満足感は必ずしも正の相関関係をもたないことに

[注1] 国際家族年は，家族の重要性とその役割に関する認識を高め，家族に影響を与える社会的，経済的，人口統計学的な問題についての理解を促進することに向けて，国連の総会で決議された。家族のきずなや福祉を支援し，家族に関する政策や施策の改善を目指すものである。

気づかされる。

2．農業革命と人々の暮らし

　　人々の暮らしの最初の大きな変化は，狩猟採集生活から農耕生活への移行であろう。**農業革命**といわれるこの変化は，社会構造，経済活動，環境，人々の健康や価値観等に大きな影響を及ぼした。農耕技術が開発され，小麦や大麦等の穀物の栽培がはじまり，定住集落が形成された。その後，牛，羊，山羊，豚等の家畜が飼育されるようになり，安定した食料供給とともに人口が増加していった[3]。

　　定住生活と家畜の飼育は，人々の健康にも影響を及ぼした。例えば，密集した居住環境と家畜のそばでの生活は，感染症の発生と感染拡大のリスクを高めた。人々が排泄する糞便が居住地の周囲に集積されると，寄生虫の感染環境が確立され，さらに糞便が肥料として再利用されることにより，それはより強固なものとなった。農耕によって生み出され貯蔵された食物は，ネズミ等の小動物の餌となり，ネズミはノミやダニを通してライム病，野兎病，Q熱，ツツガムシ病，ペスト等の感染症を人の社会に持ち込んだ。また，野生動物の家畜化は動物に起源をもつ天然痘（ウシ），麻しん（イヌ），インフルエンザ（アヒル），百日咳（ブタやイヌ）等も人間社会へ広めていった。長い年月のなかで比較的良好な健康状態を維持していた先史人類は，農耕および定住生活を開始したことにより，変化の適応・対処に苦慮することになった[4]。

3．産業革命と人々の暮らし

　　産業革命（18世紀後半〜19世紀初頭）は，経済，社会，文化の各方面に大きな影響を与えた。機械化，工業化が進んだことにより人々の暮らしはさらに変化した。イギリスではワット（Watt J）による蒸気機関の改良により，動力源としての蒸気機関が広く普及した。繊維産業や鉄鋼業等の主要産業が急速に発展し多くの工場が建設されると，機械化と工業化により生産性は飛躍的に向上し，都市への人口集中が加速した。しかし，工場労働者の生活環境は劣悪であり，低賃金での長時間労働や過密な住環境，貧困や不衛生な環境が深刻化し，健康に悪影響を及ぼした。女性や子どもも労働力として使われ，その待遇は特に過酷であった[5,6]。特に産業革命による経済の発展が成熟に達したヴィクトリア朝（1837〜1901）時代には，貧富の差が拡大し，労働者階級（貧困者層）が約8割を占めていたといわれている。その貧困が意味するものは，長時間労働による身体の消耗，排泄する場所も水道も整備されていない劣悪なスラム街，チフスやコレラ，結核，猩紅熱，ジフテリア，天然痘等の病気の流行等，非人間的な生活環境であった[7]。このように産業革命は，人々の生活の場を農村から都市へと移すとともに，都市の生活環境や資本主義社会が貧困の出現と拡大をもたらしたことから，人々の暮らしを根本的に変革するものであったといえる。

　　この時代のもう一つの社会問題として売春婦の問題が記されている。売春婦は産業革命特有の存在ではなく，人類の歴史とともに古くから存在しているが，注目すべきは，18世紀から19世紀のイギリスの上流階級から庶民層に至るまで，あらゆる階層の暮らしに影響をもちうる状況だったことである。高級売春婦は英語でcourtesan，下級売春婦はharlotといわれ，ロンドンにおけるharlotの多くは12〜13歳かそれ未満の少女であった。彼女らには売春宿に雇われる者もいたが，病気に蝕まれると容赦なく街頭に放り出されたという。また，肉体を売っ

1-1　人々の暮らしとその多様性　　3

て稼いだお金をジン（アルコール）に費やしたとも記されている[5]。産業革命は，性感染症やアルコール依存，児童労働，子どもの権利侵害等の問題も引き起こしたといえる。

　日本の産業革命は19世紀後半から20世紀初頭にかけての明治時代に起こった。この時期の日本では急速な近代化と西洋化が進んでおり，政治，経済，社会のあらゆる面で大きな変革が見られた。社会的な影響はイギリスと同様で，産業革命に伴い都市化が進み，多くの労働者が農村から都市へ移動した。紡績業の女工の労働条件は明治・大正期から昭和の初頭にかけ特に劣悪で，過労による健康被害が多く見られた。

4．技術革新と人々の暮らし

　日本の**高度経済成長期**（1950年代後半〜1970年代前半）は，経済の急激な発展とともに，国民の暮らしに大きな変化をもたらした。冷蔵庫，テレビ，洗濯機，自動車等の耐久消費財が普及し，生活水準が向上した。都市への人口集中が進むなかで，伝統的な大家族から核家族への移行が進み，都市部では生活の利便性が高まる一方でコミュニティの希薄化が見られはじめた。また，工業化と経済発展に伴い，環境汚染が深刻な問題となった。水俣病，第二水俣病，イタイイタイ病，四日市ぜんそくが四大公害病として知られているが，これらは工場から排出される有害物質が原因で引き起こされた。

　情報技術（information technology，**IT**）の発展により，インターネットやスマートフォン（以下，スマホ）が普及し，人々の暮らしに大きな変化がもたらされた。スマホの普及により，どこにいてもインターネットにアクセスできるようになり，情報収集が迅速かつ効率的になった。また，ソーシャル・ネットワーキング・サービス（SNS）やメッセージングアプリの普及により，リアルタイムでのコミュニケーションがよりとりやすくなり，コミュニケーションの方法にも大きな変化がもたらされた。特に若年層においては，スマホが情報格差を縮小する役割を果たしているという報告があり[7]，地理的な距離がコミュニケーションの障壁でなくなってきている。また，ストリーミングサービスやモバイルゲームの普及により，ユーザーは手軽にエンターテインメントを楽しむことができるようになり，音楽やテレビの視聴，映画館利用のスタイルが変化している[9]。その一方で，スマホの過剰使用が健康に悪影響を及ぼす可能性が指摘されている。スマホ依存や視力の低下，睡眠障害等が特に問題とされており，スマホの長時間使用が青少年の睡眠時間を減少させ，学業成績にも悪影響を及ぼすとの報告がある[8]。以上のようにスマホの普及は，情報アクセス，コミュニケーション，健康，経済活動，エンターテインメント，社会的影響等，多岐にわたる分野で生活を大きく変化させた。今後もスマホの進化とともに，人々の生活はさらに変わっていくと考えられる。

5．現代社会の暮らしとワーク・ライフ・バランス

　現代社会では，仕事と生活のバランス（**ワーク・ライフ・バランス**，work-life balance）の重要性がますます認識されるようになっている。これは，長時間労働や過度のストレスが健康や幸福感に悪影響を及ぼすことが，多くの研究によって明らかにされているためである。軽い運動や趣味活動等，適切な休息やリラクゼーションは，身体的な健康を維持するだけでなく，精神的なリフレッシュにも寄与することが示されている。しかし，このような主張は，平和で安定した社会においてはじめて実現するという指摘もある。例えば，戦争や紛争，経済的不安

定等の状況下では，ワーク・ライフ・バランスをとることが難しくなることが多い。個人の努力だけでなく，社会全体の平和と安定が関係しているといえよう[9]。

　前述の情報技術の発展により，リモートワークやフレキシブルな働き方が広がっている。メール，ソーシャルメディア，ビデオ会議システム等のツールの進化は，人々の働き方にも大きな影響を及ぼした。これらのツールは，個人間のコミュニケーションだけでなく，教育やビジネスにも広く使われるようになっていった。特に，新型コロナウイルス感染症（COVID-19）パンデミックの影響でリモートワークが急速に拡大し，通勤時間の削減，柔軟な働き方の実現，企業のコスト削減等，多くの利点をもたらしたと考えられている。リモートワークは，通勤時間の削減や家庭での時間の増加をもたらし，生活の質を向上させる可能性がある。しかし，仕事とプライベートの境界が曖昧になり，リフレッシュやコミュニケーションがしづらく逆にストレスが増加するともいわれている。リモートワークの成功には，自己管理能力やコミュニケーション能力が求められる。

　健康志向のライフスタイルも，現代を生きる人々の特徴の一つである。食事，運動，睡眠の質に注意を払うことは，身体の健康だけでなく，精神的な幸福感にも寄与する。例えば，バランスのとれた食事や適度な運動は，免疫力の向上やストレスの軽減につながる。十分な睡眠は，身体の回復や自律神経の安定化に欠かせない。現代社会では，健康志向のライフスタイルが広まり，健康食品やフィットネスへの関心が高まっている。これにより，健康維持と病気予防が促進され，個々の幸福感がさらに向上している。さらに，マインドフルネスやメディテーションといった精神的な健康法も注目されており，ストレス管理や心の平穏に寄与しているといえよう。

6．人々の暮らしを知る意味

　人々の暮らしを知ることは，社会や文化の理解を深めるうえで欠かせない。これは個人の視点からも，社会全体の視点からも多くの意義をもつ。

　個人レベルでの意義について考えてみよう。異なる背景をもつ人々がどのように日常を過ごし，どのような価値観や信念をもっているかを知ることは，対話や協力を円滑に進める手助けとなる。これは，職場や学校，地域社会等，あらゆる場面にあてはまる。他者の視点を取得することは，人間関係を築く第一歩といえる。

　社会全体の視点からの意義としては，社会の構成員が互いの暮らしを理解することで，社会の調和と安定が促進される。特に多様化が進む現代社会においては，異なる背景をもつ人々が共存し，協力することが求められる。多様な価値観や生活様式を理解することは，共生社会を実現するための重要なステップである。また，政策立案や公共サービスの提供においても，人々の暮らしを理解することは不可欠である。例えば，高齢者や障がい者，子育て世代等，特定のニーズをもつ人々の生活状況を正しく把握することで，より適切で効果的な支援策を講じることができる。

　学術的な観点からも，人々の暮らしを知ることが欠かせない。例えば，貧困や格差の問題の解決には，その実態を正しく把握し，原因を究明する必要がある。そのためには，現場でのフィールドワークやインタビュー等を通じて，具体的な生活の様子を知ることが効果的である。

　人々の暮らしを知ることは，個人の成長や社会の調和，政策の改善，学術的研究等，多様な

面で重要な意義をもち，よりよい社会の実現に向けて必要不可欠である。　　　　　　［渡邉多恵子］

文　　献

1) メンツェル P 著．近藤真理・杉山良男訳．地球家族—世界 30 か国のふつうの暮らし．TOTO 出版．1994.
2) ダルージオ F・メンツェル P 著．金子寛子訳．続・地球家族　WOMEN in the MATERIAL WORLD—世界 20 か国の女性の暮らし．TOTO 出版．1997.
3) Diamond J. Guns, germs, and steel: the fates of human societies. W. W. Norton & Company. 1997.
4) 山本太郎．感染症と文明—共生への道．岩波書店．2011.
5) 角山　栄ほか．生活の世界歴史〈10〉産業革命と民衆．河出書房新社．1992.
6) Hobsbawm E. The age of revolution: 1789-1848 (History of Civilization). Weidenfeld & Nicolson; New edition. 2010.
7) Hargittai E. Digital na(t)ives? Variation in internet skills and uses among members of the "net generation". Sociol Inq. 2010; 80: 92-113.
8) 総務省．平成 30 年度青少年のインターネット利用環境実態調査．https://www.soumu.go.jp/main_content/000636003.pdf
9) 内閣府．平成 29 年度年次経済財政報告—技術革新と働き方改革がもたらす新たな成長—．https://www5.cao.go.jp/j-j/wp/wp-je17/index_pdf.html

1-2　食生活の変化

Summary

- ・食べることは，人々が健康で幸福な生活を送るために欠かせない営みであり，社会や環境の変化に影響を受けるとともに，様々な健康問題と関係している。
- ・健全な食生活の実現に向け，日本では，どのように食べるべきかについては「食生活指針」に，なにをどれくらい食べるべきかについては「食事バランスガイド」に示されている。
- ・現在は，個人の食行動の改善を促すだけでなく，自然に健康になれる持続可能な食環境の整備が推進されている。

1．人々の暮らしと食生活

　　近代日本の食生活は大きく変化してきた。およそ 100 年前の一般家庭では，個々の食器に盛りつけられた和食を各個人のお膳でとるスタイルが一般的で，ご飯に汁物や漬物がつき，たまに煮炊きしたおかずが加えられる質素な食事内容であった。料理に油を使用したものは少なく，主食の米が重要なエネルギー源であった。それが戦時下になり，日本国民の多くが食糧難による「栄養不足（低栄養）」の状態に陥った[1]。米の代わりに，いも，麦，雑穀，とうもろこし等を食べてなんとか生きるためのエネルギーを確保しており，食事形態は家族が食卓を囲んで一緒に食事をとる**共食**の形が一般的であった。戦後になると，アメリカから小麦粉，加工肉，乳製品，砂糖，缶詰等が供給され，多種類の食材を 1 か所で購入できるスーパーマーケットが登場した。また，経済成長に伴って一般家庭の料理にも洋食が急速に普及して，外食の機会も増えた。その結果，日本人の脂質摂取量は急激に増加し，「栄養過剰」により肥満となる人が増え

6　第 1 章　人々の暮らしと生活

た。そして現在では，同じ日本社会のなかにエネルギー摂取不足によるやせの人と，エネルギー過剰摂取による肥満の人が混在する**栄養不良の二重負荷**が問題となっている。食事のとり方も多様化し，一人向けの外食，中食（持ち帰りの弁当や惣菜），宅食（注文すれば家に届けてくれる弁当や料理）等の食形態が個々の好みやライフスタイルにあわせて選択されるようになり，家庭料理の担い手も変化して，最近の料理本には「時短」という言葉が度々登場するようになった。本節では，健康生活支援のために欠かせない人々の食生活の変化を，「食生活指針」の変遷を通して概説する。

2．食生活指針の変遷

　日本では，国民一人ひとりの食生活改善に向けた取り組みを促すことを目的として，「**食生活指針**」が策定されている。2016（平成 28）年に改訂となった食生活指針には，栄養バランスのよい食事に加え，日本の伝統的な食文化や郷土料理の継承，地球環境に配慮した持続可能な食料生産に向けての廃棄削減への取り組み，家庭だけでなく学校や地域でも子どもの頃から食生活を考える機会をもつことを推奨する項目が含まれており，あらゆる年代の日本人に対するふさわしい食事方法が示されている。その歴史を遡りながら，背景にあった日本人の食生活の変化について考えてみよう。

　1985（昭和 60）年に，厚生省（現在の厚生労働省）から「健康づくりのための食生活指針」がはじめて示された[2]。同年に報告された「日本人の栄養所要量（第三次改訂）」の考え方にもとづくもので，この頃はすでに食糧難の時代が終わり，日本人の栄養不足の状態が改善されて平均寿命が大幅に延伸し，人生 80 年時代として高齢化が進展しつつあった。一方で，栄養過剰の問題に起因する成人病（今の生活習慣病）の増加が予想されたため，国民一人ひとりが自覚をもち食生活の改善に努めることが必要と考えられた。当時の栄養・食生活上の問題として，交通の発達や機械化によって日々のエネルギー消費量が減少する一方，食事の洋風化に伴い脂肪（なかでも動物性脂肪）の摂取量が増加してエネルギー摂取量が相対的に多くなる者が増加傾向にあった。加えて，加工食品の普及により塩分をとりすぎていたこと，家族団らんの場として食卓を囲む機会が減少し，子どもの孤食が多く見られることが指摘されていたため，それらに対応し，バランスよく食べることを加えた次の 5 項目で策定された。①多様な食品で栄養バランスを，②日常の生活活動に見合ったエネルギーを，③脂肪は量と質を考えて，④食塩をとりすぎないように，⑤こころのふれあう楽しい食生活を。

　1990（平成 2）年に，健康づくりのための食生活指針をより個々人の特性に対応した具体的な食生活の目標とするために，成人病予防，成長期，女性（母性を含む），高齢者に向けた 4 つの「食生活指針（対象特性別）」が策定された。

　1999（平成 11）年，戦後の栄養不足を改善するために作られた「日本人の栄養所要量」が第六次改訂を経て，「日本人の食事摂取基準」に名称を変え，栄養不足だけでなく，過剰摂取の予防の観点からも基準値が示されるようになった。そして 2000（平成 12）年に新たな食生活指針が 10 項目となり，厚生省に加え農林水産省，文部省（現在の文部科学省）が連携し，はじめて 3 省合同で発表された。同年，厚生労働省では一次予防の観点から健康増進を図るための国民運動「健康日本 21」をスタートさせた。当時の栄養・食生活の問題として，朝食欠食率の増加，加工食品や特定の食品への過度の依存，過度のダイエット志向，食卓を中心とした家族の団ら

1-2　食生活の変化　　7

んの喪失等の問題が指摘されており，それらの改善に向けて適正な栄養摂取，行動変容，行動変容を支援する環境づくり，の3つの観点から目標値が設定された。農林水産省では，日本人が昔から自給し主食としてきた米の需要が減り輸入小麦の需要が増えていた背景から「食料自給率の向上を目指すこと」や，家庭内での共食機会の促進や日本の伝統食・行事食とその作法の紹介を通じた「食文化を次世代へ継承すること」をねらいとした。また，文部省では学校給食を食教育の場とするねらいがあり，各省の意図が反映され食生活指針が完成した。

その後2002（平成14）年に健康増進法，2005（平成17）年に食育基本法の公布がなされ，2006（平成18）年には「食育推進基本計画」が開始となった。**食育**とは，様々な体験を通じて食に関する知識と「食」を選択する力を習得し，健全な食生活を実践できる人間を育てることである。日常生活の基盤である家庭での共食をはじめとし，学校や保育所等，地域の関係機関や団体も協力して食育が一層推進されるようになった。そして，1日に「なにを」「どれだけ」食べたらよいかをわかりやすく示すため，厚生労働省と農林水産省により，おおむね健康な成人を対象とした**食事バランスガイド**[3]が作成された（図1.1）。食事バランスガイドの大きな特徴として，日本で古くから親しまれているコマの形が採用され，一番多くとりたい主食を最上部に配置し，その下に野菜を使った副菜，たんぱく質源である主菜，乳製品や果物が必要量の順に配置されており，コマの軸として水分が不可欠である。食事のバランスが悪くなるとコマが傾いてしまうが，運動してコマを回すとコマが安定する様子をイラストで表している。さらに実際の食事に置き換えやすいように，栄養素や食品ではなく，料理のサービング（SV）数で1日に必要な量を示している。

2013（平成25）年には，「自然を尊重する」という日本人の気質にもとづいた食に関する習わしを「和食；日本人の伝統的な食文化」と題して，ユネスコ無形文化遺産に登録された。和食の特徴は，①多様で新鮮な食材を使いその持ち味を尊重していること，②健康的な食生活を支える理想的な栄養バランスであること，③自然の美しさや季節の移ろいを表現していること，④正月等の年中行事と密接な関わりがあることである。米を主食とし一汁三菜を基本とする日

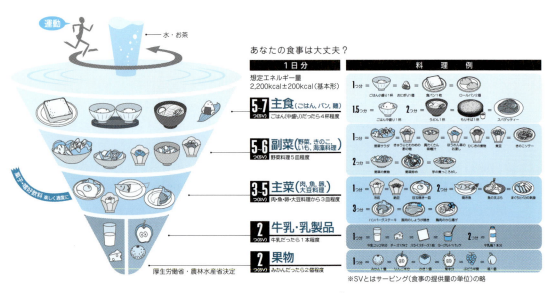

図1.1　食事バランスガイド[3]

本の食事スタイルでは栄養バランスが整いやすく、食材の「うま味」を上手に活かすことで塩や油脂が少なくても美味しい料理を作ることができるため、日本人の長寿を支えてきたといえる。しかし、和食文化継承が望まれる日本の子育て世帯では、食事の準備に時間がかけられない、和食献立のレパートリーが少ない、出汁をひけない、魚のさばき方や料理の下ごしらえの方法がわからない等の困難を抱えており、2016 (平成 28) 年からの「第 3 次食育推進基本計画」では特に若い世代への食育の推進が重点課題に設定された。

3．2016 年改訂の食生活指針の概要

そして 2016 (平成 28) 年に改訂された食生活指針 (図 1.2)[4] では、2000 年以降の食生活における課題の変化と「日本人の食事摂取基準 (2015 年版)」を受けて、5 つの変更がなされた。まず「適度な運動とバランスのよい食事で、適正体重の維持を目指すこと」が、7 番目から 3 番目へと優先順位が高まった。BMI をエネルギー収支バランスの維持を表す指標とし、日頃から体重を測って食事量を調整することが勧められた。肥満だけでなく、若年女性のやせ、高齢者の低栄養状態等、「やせ」への注意が追加されている。2 点目に、脂肪のとり方について、「量」を減らすことだけでなく「質」を意識して、動物、植物、魚由来の脂肪をバランスよくとることが強調された。3 点目に、日本の食文化がより重んじられ、和食や郷土の味の継承、料理だけでなく作法の伝承も含められた。4 点目に、食料生産から消費に至るまでの食の循環を意識して、食料を限りある資源として大切にする視点が盛り込まれた。環境へ配慮した食生活の実現を目指して、売れ残り、食べ残し、買いすぎ等により、まだ食べられるのに廃棄されている「食品ロス」を減らす呼びかけをしている。5 点目に、「自分の食生活を見直す」ことから「食に関する理解を深める」ことへと変更された。子どもから高齢者まで生涯を通じた食育を、

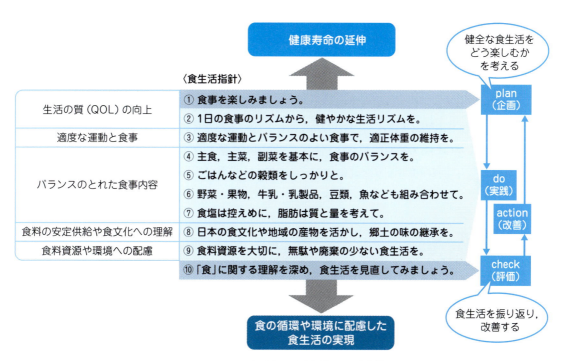

図 1.2 2016 年改訂の食生活指針の構成[4]

家庭，学校，地域において推進する食育基本法・食育推進基本計画の考え方にもとづき，個人や家庭単位での食生活の見直しや，食品の安全性を含めて地域単位で取り組む姿勢が示された。

4．食生活における今後の課題

　2021（令和3）年には，「妊娠前からはじめる妊産婦のための食生活指針」が厚生労働省から公表された[5]。着目すべきは，「妊娠前から」とうたい，妊産婦に限らず若年女性全体の栄養不足に焦点があてられたことである。農林水産省の調査では，1日に2回以上主食・主菜・副菜の3つを揃えて食べることがほぼ毎日である女性の割合が，20代で32.1％しかない状況であったことから，「妊娠前から，バランスのよい食事をしっかりとりましょう」と食事の「量」と「質」に注目した新たな目標が示された。日本で生まれた2500g未満の低出生体重児の割合は1980年には5.2％であったが，2005年には9.5％に上昇していた。それ以降ほぼ横ばいであるものの，世界的に見ても日本では低出生体重児の割合が高く，その原因として若年女性のやせとやせ志向が指摘されている。2019（令和元）年の「国民健康・栄養調査」の結果では，20代女性におけるBMI 18.5 kg/m^{2}未満のやせの者の割合は約20％を占め，10年前から減少していない[6]。妊娠前から適正体重を維持することに加え，妊娠中には体格にあわせた望ましい体重増加量を目指すことが推奨されており，「主食を中心に，エネルギーをしっかりと」とることを引き続き目標としている。

　2019年にはじまったCOVID-19の世界的大流行は，私たちの食生活に多大な影響を与えた。農林水産省が実施した2022（令和4）年度の「食育に関する意識調査」によると，感染症の拡大前と調査時を比較した食生活の変化について，前より減ったという回答は，家族以外の人との共食機会，持ち帰り弁当や惣菜の利用，の順に多く，一方で増えたという回答は，自宅での食事回数，自宅で料理する回数，の順に多かった。COVID-19の感染拡大それ自体は私たちの脅威であったが，若い世代を含めた様々な世代が食生活に関心をもつきっかけともなった可能性があり，今後は保健医療専門職からの効果的な支援が期待される。2021（令和3）年に日本で開催された東京栄養サミットでは，「栄養は個人の健康と福祉の基礎であり，持続可能な開発と経済成長の基盤である」として，誰一人取り残さない，健康的な食事と栄養改善に向けた取り組みを進めていこうとする東京栄養宣言が発出された。さらに2024（令和6）年に開始された「健康日本21（第三次）」では，栄養・食生活の新たな目標として「健康的で持続可能な食環境づくりのための戦略的イニシアチブ」を全国で推進することを掲げており，誰でも自然に健康になれる食環境づくりを社会全体で進めていく必要がある。　　　　　　　　　［雀部沙絵］

文　　献

1）藤澤良知. 戦中・戦後の食糧・栄養問題.（昭和館編　昭和のくらし研究）. 2008；5-17.
2）厚生労働省. 健康づくりのための食生活指針（昭和60年05年14日）. https://www.mhlw.go.jp/web/t_doc?dataId=00ta4659&dataType=1&pageNo=1
3）厚生労働省・農林水産省・文部科学省. 食事バランスガイド. https://www.maff.go.jp/j/balance_guide/
4）厚生労働省・農林水産省・文部科学省. 食生活指針の解説要領. https://www.mhlw.go.jp/file/06-Seisakujouhou-10900000-Kenkoukyoku/0000132167.pdf
5）厚生労働省. 妊娠前からはじめる妊産婦のための食生活指針～妊娠前から，健康なからだづくりを～　解説要領. https://www.cfa.go.jp/assets/contents/node/basic_page/field_ref_resources/a29a9bee-4d29-482d-a63b-5f9cb8ea0aa2/aaaf2a82/20230401_policies_boshihoken_shokuji_02.pdf

6) 厚生労働省. 令和元年国民健康・栄養調査報告. https://www.mhlw.go.jp/content/001066903.pdf
7) 厚生労働省. 健康日本21（第三次）について～栄養・食生活関連を中心に～. https://www.mhlw.go.jp/content/10900000/001122156.pdf

1-3　家族，コミュニティ，きずな，つながり，宗教

Summary

- 家族，コミュニティ，きずな，つながり，宗教は，誰もが関わる要素である。
- 家族は血縁や婚姻だけでなく，感情的なきずなや社会的な役割も含めてとらえる。
- コミュニティは，共通の場所や関心事を共有する人々が集まり，信頼と助け合いの場を作る。
- きずなは，人と人との深い信頼関係であり，つながりは人々の関係やコミュニケーションを意味する。
- 宗教は精神的な支えや価値観を提供し，家族やコミュニティのきずなを強める。

1．家族，コミュニティ，きずな，つながり，宗教の概念

家族とは，これまで一般的に親子や兄弟姉妹等，血縁や婚姻によって結ばれた人々の集まりを指していた。現在は家族についての考え方も多様化しており，単なる血縁や婚姻に限らず，社会的な役割や感情的なきずな・つながりも含めて家族というものをとらえている。ナヤール族のタラヴァッド［注2］やイスラエルのキブツ［注3］といった多様な家族の形態が報告されている[1]が，家族を構成する要素は，基本的には「血縁関係」「婚姻関係」「同居」「愛情と支援」「社会的役割」であるといえる。

コミュニティとは，地理的な場所や関心を共有する人々が形成する集団であり，その構成員どうしで，信頼，相互扶助，共通する価値観や規範もつ社会的な単位である。コミュニティは単なる地理的な集まり以上の意義をもち，人々が互いに関わり合い，信頼と相互扶助を育む場ともいえる。コミュニティはその構成員の生活の質を向上させ，社会的資本を築くための重要な基盤であるといえる[2]。

きずなは人と人との間に築かれる深い信頼関係や結びつきを指し，特に家族や友人，仲間等

［注2］タラヴァッドは，ナヤール族の伝統的な母系家族制度である。家族の財産や家系は母親を通じて継承される。1つのタラヴァッドに数世帯が一緒に生活する。祖父母，母親，その兄弟姉妹，その子どもたちが一緒に住むことが一般的である。財産はタラヴァッド全体のものであり，個人の財産という概念はない。結婚制度は「サンタン」と呼ばれ，夫は妻のタラヴァッドには住まず，妻と夫はそれぞれのタラヴァッドに住み続ける。子どもたちは母親のタラヴァッドで育てられる。女性は成人する少し前に「タリ」という儀式を行う。一族の長老が他所の氏族のなかから男子を1人探してきて，少女はその男子と三日三晩同室で過ごす。タリの儀式が済むと少女は「サンバンダム」をもつことが許される。「サンバンダム」とは「つれあい」や「愛人」という意味をもつ。尋ねてくるサンバンダムは一時の男女関係をもつが，生まれた子を認知するわけでもなく，妻子を養うわけでもない。ナヤール族のタラヴァッドには，母子の関係はあるが，夫婦や父子の関係はない。

［注3］キブツはイスラエルの集団住居である。共同体主義にもとづく生活スタイルを特徴とし，農業を中心に自給自足を目指して発展した。キブツのなかでは家族を作ることが嫌われる。経済単位としての家族があると富める家と貧しい家ができるからである。構成員は個人の所有物をほとんどもたない。土地，生産設備，住居等を共同で所有し，年齢や性別，能力にかかわらず等しく扱われる。収入や利益も平等に分配される。

の間で形成される精神的なつながりを表現する際に使われる。きずなは，相互の理解，支え合い，共感によって強化されるものであり，困難な状況や喜びを共有することを通じてさらに深まることが多い。

つながりとは，人や物が互いに関係し合っていることを指し，人間関係，物事の連続性，コミュニティのネットワーク等，様々な文脈で使用される。「人間関係のつながり」「社会的なつながり」「物理的なつながり」「連続性や関連性のつながり」のように整理することもできる。

人間関係のつながりは，家族や友人との感情的な支え合いや助け合い，職場や学校での協力や情報共有の基盤等である。社会的なつながりは地域社会や興味・関心が似ているグループでの関わりや，ソーシャルメディアを通じた他者との交流等である。物理的なつながりは道路や通信ネットワークを含むインフラ，生態系等である。連続性や関係性のつながりは，ある要因がある事象に影響を与える際の因果関係，過去から現在，未来へ続く影響等である。「つながり」は，人々や物事が関係し合い，生活や社会を豊かにする要素といえる。

宗教は，家族やコミュニティ，きずなやつながりに深く関わる。宗教は個人の精神的な支えとなり，生きる意味や価値を提供する。また，道徳的な規範や倫理観を形成し，社会の秩序維持に寄与する。宗教的なコミュニティは，共有する信仰や儀式を通じて強い結びつきをもち，互いに助け合う精神を育む場となる。宗教はまた，文化や伝統を継承する役割も果たし，個人や集団のアイデンティティの一部となる。

家族，コミュニティ，きずな，つながり，宗教の概念について記述してきたが，いずれも一義的な理解が得られるものではない。本書を手にとってくれたみなさんには，ここに記述したことをそのまま受け入れるのではなく，議論を進めるためのベースとしていただきたい。

2．家族，コミュニティ，きずな，つながり，宗教の相互作用

家族，コミュニティ，きずな，つながり，宗教は，それぞれが独立した存在でありながら，相互に深く影響し合っている。家族内で育まれたきずなは，コミュニティ内でのつながりにも影響を与える。強い家族のきずなをもつ個人は，コミュニティにおいても積極的に関与し，他者と強い関係を築く傾向がある。逆に，コミュニティ内でのつながりが弱い場合，家族内でのストレスが増加し，家庭内の問題が深刻化することもある。

宗教は，家族やコミュニティにおける価値観や倫理観を形成するうえで重要な役割を果たす。宗教的な教えや儀式は，家族内でのきずなを強化し，コミュニティ全体のつながりを深める。例えば，宗教的な祭りや行事は，家族やコミュニティが一堂に会し，互いのきずなを再確認する機会となる。また，宗教は困難な状況においても希望や支えを提供し，個人や集団が困難を乗り越える力を与える。

3．現代社会における課題

現代社会においては，家族やコミュニティ，きずなやつながりが希薄化していると指摘されることが多い。都市化や核家族化，デジタル化の進展により，従来の家族やコミュニティの形態が変化し，人々のつながりが薄れている。特に高齢化社会においては，孤独感を抱える高齢者が増加し，社会的な支援の必要性が高まっている。

これに対して，デジタル技術を活用した新しいつながりの形が模索されている。オンライン

コミュニティやソーシャルメディアは，地理的な制約を越えて人々を結びつけるツールとして重要な役割を果たしている．しかし，これらのつながりを持続的で深いきずなを生むものにするためには，デジタルとリアルのバランスが求められる．

　家族，コミュニティ，きずな，つながり，宗教は，社会の基盤を形成する重要な要素である．これらの要素が相互に影響し，補完し合うことで，個人や社会の安定と発展が支えられている．現代社会においては，これらの要素が直面する課題を克服し，新しい形でのつながりを築くことが求められている．家族やコミュニティのきずなを強化し，宗教や文化を尊重しながら多様なつながりを育むことで，より豊かで支え合う社会を実現することができるであろう．

[渡邉多恵子]

文　　献

1) 木山英明．家族とは何か：人類学的一考察．神奈川県立外語短期大学紀要　総合編．1986；8：35-52.
2) 安梅勅江．コミュニティ・エンパワメントの技法—当事者主体の新しいシステムづくり．医歯薬出版．2005.

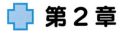
第2章
健康生活支援の基盤

2-1　日本国憲法と生存権の保障

> **Summary**
> - 日本国憲法第25条には，国民に「健康で文化的な最低限度の生活を営む権利（生存権）」があることが示されている。
> - 日本の生活水準が高まりつつあるなかで，生存権の基準を改めて見直す段階にある。

1. 憲法の生存権から考える QOL

　　日本国憲法の第10～40条には，国民の権利と義務が規定されている。基本的人権として，法の下の平等，生存，自由，幸福の追求，教育，勤労等の権利がうたわれている。なかでも**生存権**については，第25条に「すべて国民は，健康で文化的な最低限度の生活を営む権利を有する」と規定され，その権利を守るために「国は，すべての生活部面について，社会福祉，社会保障及び公衆衛生の向上及び増進に努めなければならない」とされている。社会保障制度を憲法上の根拠規定なしに発展させていくことは，決して難しいことではない。しかし，社会保障制度の根拠たりうる規定をわざわざ憲法条文に組み入れたのには，それなりにわけがある。

　　「健康で文化的な最低限度の生活を営む権利」という文言には，英語の憲法原文では"minimum standards"という表現が用いられており，同時期である1948年採択の世界人権宣言第25条で規定されている「健康及び福祉に十分な生活水準を保持する権利」の意味するところとほぼ同じと考えてよいであろう。

　　憲法第25条の生存権は，社会福祉における重要な理念と位置づけられている。ポイントは，「国民の人間らしい生活を，国が保障する」という発想にある。このことは今ではごく当たり前のように思われるが，生存権が最初に規定されたのは1919年のドイツのワイマール憲法で，20世紀になってからである。19世紀のイギリスでは，産業革命による科学技術の発展により，人々は便利な生活が送れるようになり，「人権」という概念は，アメリカ独立宣言やフランス人権宣言と同じように「人は国から干渉されない」ということを意味していた。その一方で様々な社会問題が発生し，その最たるものが「貧困」であった。当初は「お金のない人たちは自業自得なのだから，国が手を差し伸べる必要はない」という意見が強く，貧しい者は飢え，十分な医療や教育が受けられなかった時代が続いた。20世紀に入ると，貧困は個人の問題にとどまらず社会問題として認識されはじめ，誰もが人間らしい安定した生活を目指すためは，国が国民に対し積極的に関与すべきという意見が強くなる。この発想は，国が国民の生活を保障す

る生存権や，国が国民のために社会保障や雇用政策を積極的に行う「福祉国家」の流れにもつながっていく。

　日本においてはこの生存権を保障するために，憲法では社会福祉・社会保障と並列して，公衆衛生の向上および増進を国の責務としている。憲法条文では，「公衆衛生」というキーワードが保健や医療の代表として用いられているが，これらは人々が人権を守るために共通して必要なもの[1]であり，この保障を具体化するのが保健医療福祉に携わる者の使命であると考える。「文化的な生活」という言葉を紐解くと，看護学におけるQOL（quality of life），つまり「患者・療養者が充実感・満足感をもって社会生活を送ることができているかどうか」ととらえることができる。WHOはQOLの概念の根幹となる6つの側面として，①身体面（例：体力・疲労），②心理面（例：前向きな気持ち），③自立の程度（例：可動性），④社会的つながり（例：利用可能な社会的支援），⑤環境面（例：医療・介護の利用しやすさ），⑥個人の信条や心のもち方（例：生きる意志）をあげている[2]。QOLは，「生活の質」や「生命の質」と翻訳されることが多いが，「人生の豊かさ」と訳すとその広がりをより理解しやすい。

　以上のことに関連して確認しておきたいのは，「他者と切り離された自由のみでは私たちは生きていけない」ということである。人生のあり方を自由かつ自律的に構想していくためには「他者とのつながりのなかで生きていること」を大前提としてとらえておく必要がある[3]。

2．人権を取り巻く課題

　憲法第13条は**幸福追求権**と呼ばれ，「生命，自由及び幸福追求に対する国民の権利については，公共の福祉に反しない限り，立法その他の国政の上で，最大の尊重を必要とする」と，基本的人権の保障について示されている。しかし，公衆衛生行政の現場における「公共の福祉」は，「社会全体の共通の利益」でありながら，時に個人の「人権保障」と相反する場合もある。例えば，感染を拡大させないという「公共の福祉」のために，感染者に対して隔離政策がとられる。COVID-19が流行しはじめた頃もそうだったが，これまでの歴史でいえば，やはりハンセン病を取り巻く過去の政策が隔離政策の印象的な例といえる。1947（昭和22）年に治療法が確立した後も，ハンセン病患者の隔離政策が継続されてきた。患者や家族への差別が助長され，元患者や家族は社会復帰もままならず大変な心理的苦痛を味わってきた。こうした反省から，1999（平成11）年に感染症の予防及び感染症の患者に対する医療に関する法律（以下，感染症法）が制定され，感染症患者等の人権を尊重しつつ，良質かつ適切な医療の提供を確保し，感染症に迅速かつ的確に対応することが，前文に記されている。

3．日本の社会保障のあり方

　日本の**社会保障制度**は，世界に誇れる国民皆保険制度を基本とし，国民の生活，健康の保持・増進，医療や介護に対して重要な役割を果たしてきた。ここにきて，国や地方公共団体等の公的責任を主体としての役割が変化しつつある。従来，市町村は，措置制度のもとで基本的にサービスそのものの給付義務を負っていたのに対し，介護保険法や総合支援法のもとでは，現物給付とはいえ実質的にはサービス費用の保障責任を負う形となっている。戦後，日本の社会保障制度の基盤を形成したといわれる1950（昭和25）年の「社会保障制度に関する勧告」では，冒頭に憲法第25条の規定を掲げ，前述のとおり，社会保障における国家の責任が強調さ

れた。社会保障を狭義でとらえるなら，所得保障・医療保障・社会福祉等の「給付」とする一方，広義には，医療や社会福祉の資格制度や人材の確保，施設の整備等も含めてとらえられる。こうした背景には，第二次世界大戦後，最低限度の生活水準の確保が主要な課題であった時代から，国民の生活が格段に豊かになった状況下において，生存権の理念である「国民の人間らしい生活を国が保障する」のなかの「人間らしい生活」水準が高まったことが背景にある。つまり，改めて「最低限度の生活」の基準を見直す段階にきていると考えられる。

社会保障構造改革は1990年代後半から実施されてきたが，特に2000年以降，介護保険制度の実施を皮切りに医療や社会福祉に関する改革が進められてきた。この改革は，①制度横断的な再編成による効率化，②自立支援を目的とした利用者本位の仕組みの重視，③民間活力導入の促進，④公平・公正性の確保，の視点をもっている。生活を送るなかで，個人や家族の努力だけでは対応が難しいことは山ほどある。例えば大きなケガをした場合，失業した場合，加齢に伴い身体の自由が利かなくなった場合，そうした困難に対し，最低限度の生活が保障され生活の安定を図る機会があることは，非常にありがたいことである。

4. 医療制度とACP

医療保障とは，すべての人が経済的な心配をせずに必要な医療を受けられることと，予防からリハビリテーションまでの包括的医療が組織的に提供されることを指している。具体的には，病気やケガをしたときの医療サービス，その費用を保障する医療保険制度，医療機関や医師・看護師等を確保する医療供給，疾病予防や健康増進等の公衆衛生から成り立っている。2014（平成26）年には必要な医療および介護の総合的な確保を推進するため，医療介護総合確保推進法が成立され，あわせて医療法や介護保険法等も整備された。これらの法律では地域包括ケアシステムの構築を目指して，医療介護サービスを一体的に提供する制度改革が推進されており，現在では都道府県と市区町村が協働し在宅医療・介護の連携を推進しているところである。また，年間死亡数は増加傾向にあり，国立社会保障・人口問題研究所によると2040年にピークになると推計されている。往診・訪問診療や訪問看護等による医療機関以外での人生の最終段階における医療（終末期医療）や看取りの体制整備，ACPの推進等が課題になっている。

[望月宗一郎]

文　献
1) 星　丹二ほか. これからの保健医療福祉行政論　第3版. 日本看護協会出版会. 2022.
2) ヘルスプロモーション用語集 2021. https://iris.who.int/bitstream/handle/10665 /350161 /9789240038349 - jpn.pdf?sequence=5 &isAllowed=y
3) 倉田　総. これからの社会福祉と法. 創成社. 2001.

2-2 健康とウェルビーイング

Summary

- 健康とは，身体や気持ちの面だけではなく，地域のなかで生活をしている多様な人々の背景や取り巻く環境からの様々な影響，およびウェルビーイングも含めて理解することが必要である。
- 人の課題の解決には，人と環境の相互作用から発生するシステムについて理解し，社会環境にも目を向ける視点が重要である。

1. 健康とウェルビーイング

　健康とはなにか。世界保健機関（WHO）が定めたWHO憲章では，「健康とは，完全な肉体的，精神的及び社会的福祉の状態であり，単に疾病又は病弱の存在しないことではない（Health is a state of complete physical, mental and social well-being and not merely the absence of disease or infirmity）」とされている。日本WHO協会は，「健康とは，病気でないとか，弱っていないということではなく，肉体的にも，精神的にも，そして社会的にも，すべてが満たされた状態にあることをいいます」と訳している[1]。これを見ると，健康とは，身体や気持ちの面だけではなく，人が社会で生活を送っている環境からの様々な影響やwell-beingも含めてとらえることが必要であると考えられる。

　それではwell-beingとはなにか。前述したWHO憲章の定義のなかにある"well-being"（以下，**ウェルビーイング**）は「良好な状態」と訳されている。厚生労働省は，「個人の権利や自己実現が保障され，身体的，精神的，社会的に良好な状態にあることを意味する概念[2]」としている。そのため，先に述べた健康の概念とあわせると，「肉体的にも精神的にも社会的にもすべてが満たされて個人の権利や自己実現が保障されている状態」が健康と解釈することができる。つまりは，健康であるということはウェルビーイングも含めた判断となると考えられる。

　それでは，健康であればウェルビーイングは必ず高いといえるだろうか。例えば，病気により寝たきりの患者が終末期の段階にあっても，周囲の優しさや温かさに触れ，ウェルビーイングが良好である人もいる。また，病気があり治療をしていることで身体的には健康とはいいがたい状態であっても，本人のニーズに応じて仕事を継続できるような支援を受け，社会的役割や地位の担保等を両立することで，ウェルビーイングが良好な状態である人もいる。これらからは，病気があってもウェルビーイングが高いと判断できる。一方で，病気がなく，就労して日常生活に不安はない人であっても，身寄りがない状態で入院となった場合に，誰に保証人等をお願いしてよいのか不安を抱えることで，ウェルビーイングに影響を受ける人もいる。ここでは，病気がなくても，ウェルビーイングが低いと判断できる。このように健康の定義では身体のウェルビーイングを含めるものの，自らが健康と認識していれば必ずウェルビーイングも高いという判断はできない。そのため，目の前の人の健康を支援する際には，身体面だけでなく，精神面や社会的側面，さらにはウェルビーイングの状態も含めて判断する必要があること

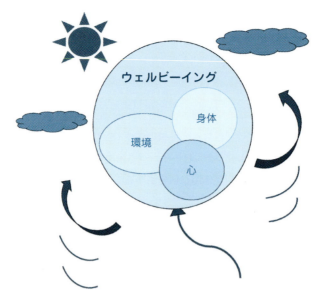

図2.1　健康とウェルビーイングを高めるイメージ

がわかる。そして，支援をする「人」を総合的にとらえて，風船が上に向かっていく図2.1のイメージのように，どのようにその「人」の全体的なウェルビーイングを高めていけるかを考える視点が，看護職者には必要である。

2．援助を必要としている人と環境の相互作用に焦点をあてる

「人が健康である」とはどのような状態をいうのか。人の健康を理解する前に，まず，人とはなにかを理解することが必要である。

看護職として人を理解する際には，その人の背景も含めて理解しなければならない。なぜなら，人により，人種や文化，宗教，地域性等の違いがあり，一人ひとりのアイデンティティは異なるからである。例えば，同じ病名でも，その患者の性別や年齢，基礎疾患等，個々人の状態によっても治療方法は異なるであろう。そのため，人の健康を理解することは，その人個々の状況を見て，健康にも違いが見られるという視点も含めて理解するということである。

人は地域社会という環境のなかで生活をしており，人と環境の相互作用から様々な課題が発生する。現代社会においては課題が多様化しており，人のウェルビーイングに正の影響を及ぼす環境も様々である。そのため，人々の健康を支える専門職である看護職は，単に身体面や精神面の健康のみに焦点をあてるのではなく，ウェルビーイングに影響を及ぼす社会的側面を含む環境への視点ももつことが重要である。

次にその社会的側面を含む環境について考えてみよう。人々が暮らす環境の基盤となるのが地域であるが，地域にはどのような人々が暮らしているだろうか。みなさんの地域において周囲に暮らす人々を想像してもらいたい。例えば，高齢者や障がい者が暮らしている地域があるとしよう。そのなかで，高齢者といっても，独居高齢者なのか，老々介護の高齢者夫婦なのか，家族から虐待を受けている可能性のある高齢者なのか等，同じ高齢者といっても一人ひとり状況が違う。同じく障がい者といっても，身体障がい者なのか，知的障がい者なのか，精神障が

い者なのか，さらには身体障がい者のなかでも視覚障がい者なのか，聴覚障がい者なのか，肢体不自由者なのか等によっても状況は異なってくる。本書においても，妊婦や，難病，認知症，慢性疾患等の人々への支援について記載があるが，地域にはこのように多様な人々が暮らしているかもしれない。加えてその人の家族構成や暮らしている地域の実態等によっても，その後の支援方法は異なる。例えば，脳梗塞により片麻痺になった患者で，家族の介護が十分あり，スーパー等が近隣にある地域へ退院する人の場合，ヘルパーの利用は不要かもしれない。一方で，独居でスーパー等が近隣にほとんどない地域へ退院する人には，ヘルパーの利用に向けた調整が必要になるかもしれない。このように，その人自身の身体の状態だけではなく，その人を取り巻く家族や環境によっても退院の際のサービス調整の内容は異なる。すなわち，人の健康を理解するには，その人を取り巻く周囲の状況である家族や環境も理解したうえで判断をする視点も必要ということである。

3．看護職者に必要な視点

　人が生活を送る社会環境である地域では，多様な人々が暮らしている。異なる属性の人々の健康を支援するには，それだけ様々な気づきをもって対応しなければならない。目に見える状況のみで判断をするのではなく，その背景にも目を向ける必要がある。健康を決定づける一因となる社会環境が，今どのような状態なのかを把握する力も，看護職には必要であろう。支援者自身が社会参加をすることで，ニーズが充足されて生活が豊かになったり，多様な場に社会参加することでダイバーシティの実現にもつながったりする。看護職として業務に携わる際には，多様な人々の多様なライフスタイルを尊重しながら，目の前の人のみを見るのではなく，その人の背景や取り巻く環境にもぜひ目を向けていってほしい。

　看護職は人を支援する専門職である。人の支援に携わる以上，業務の対象となる「人」を総合的に理解する必要がある。現代社会において，人が生活をする社会環境は多様化し，そこで暮らす人の価値観も多様であるが，どの価値観も尊重すべきである。専門職者は自分の価値観で判断をするのではなく，専門職の価値や倫理を基盤に判断ができるプロフェッショナルであるべきである。すべての人のウェルビーイング向上のために，特定の視点のみにとらわれず，様々な視点で物事をとらえてほしい。そのためには，基本的な概念である健康についても，どのように理解をすべきか熟考し，幅広い視野で考えられる力が大切である。　　　　　［田中結香］

文　　献

1）日本 WHO 協会．世界保健機関（WHO）とは．https://japan-who.or.jp/about/who-what/charter/
2）厚生労働省．雇用政策研究会報告書—人口減少・社会構造の変化の中で，ウェル・ビーイングの向上と生産性向上の好循環，多様な活躍に向けて．https://www.mhlw.go.jp/content/11601000/000532355.pdf
3）小田切陽一ほか．生活健康科学　第2版．三共出版．2022．

2-3 国際生活機能分類 (ICF) とノーマライゼーション

Summary

- 国際生活機能分類 (ICF) は，人々のもつストレングス (強みや能力) というプラスの面に焦点をあて，支援をしていくという視点であり，障がいのある人たちの生活条件をできるだけノーマルにしていく環境を作り出すノーマライゼーションの理念と関連している。
- ノーマライゼーションの理念は，誰もが平等に社会参加でき，地域でともに生活ができる状態を目指す共生社会の実現につながっている。

1. 国際生活機能分類 (ICF) とは

WHO は 1970 年代より障がいに関する分類法の検討をはじめ，1980 年に国際疾病分類 (ICD) の補助として国際障害分類 (International Classification of Impairments, Disabilities and Handicaps, ICIDH) を発表した (**図2.2**)。ICIDH では，障がいを「機能障害 (impairment)」「能力障害 (disability)」「社会的不利 (handicap)」の 3 階層に分けた。障がい関連の事業に大きな影響を与えた一方で，病気や障がいといったマイナス面に焦点があてられたり，病気や障がいによる影響が一方向へしか向かわないという認識があったりしたことから，大幅な見直しにより，プラス面に着目した内容へと改訂された。これが，2001 年に WHO 総会で採択された**国際生活機能分類** (International Classification of Functioning, Disability and Health, **ICF**) である。ICF は世界各国の障がいに関係する人々の共通言語として理解され，多職種における円滑な連携にも寄与している。

ICF を理解するうえでの重要な概念が「**生活機能**」である。生活機能とは，人間が生活する際に活用するすべての機能である。生活機能は，「心身機能・身体構造 (body function & structure)」「活動 (activity)」「参加 (participation)」の 3 つの構成要素からなる。これらはそれぞれ独立しておらず，相互に影響し関連し合う位置づけとなっている。さらに，個人の意識や価値観等の「個人因子 (personal factors)」や「環境因子 (environmental factors)」といった「背景因子」も重視した構成要素となっている (**図2.3**)。

ICF の考え方の特徴は，病気や障がいというマイナス面でとらえるのではなく，人々のもつストレングス (強みや能力) というプラスの面に焦点をあて，支援をしていくという視点である。ICIDH では，病気や障がいといった医学的診断をもとにした医学モデルの考え方が基本であった。医学モデルでは，病気や障がいによって，「○○ができない」との表現となることが多い。しかし ICF では，本人の取り巻く社会環境にも着目し，人と環境の相互作用から生じる課題に着目をする生活モデルの視点を重視している。そのため，残存能力等の状態に焦点をあて，「△△はできる」という表現となる。ここでは脳梗塞による右片麻痺の患者を 1 つの例にあげてみる。ICIDH では，「疾病または変調」が〈脳梗塞〉であり，脳梗塞という疾患による「機能障害」が〈右片麻痺〉となる。そして右片麻痺による「能力障害」として〈歩いて移動ができ

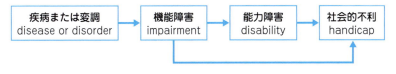

図2.2 国際障害分類（ICIDH）
（文献3）より筆者が一部改変）

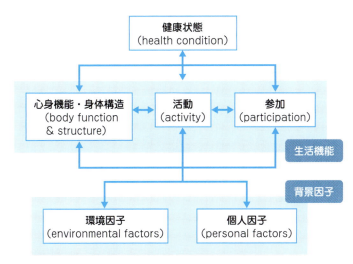

図2.3 国際生活機能分類（ICF）
（文献3）より筆者が一部改変）

ない〉という状態になり，これにより「社会的不利」として〈散歩が楽しめない〉という状態に至る，と考える。一方で同じ事例をICFで考えてみる。「健康状態」は同じように〈脳梗塞〉であるが，「心身機能」は〈左側の筋力はあり，座位は保てる〉とすれば，「活動」は〈車いすで移動できる〉となり，「参加」では〈趣味のサークルに継続して参加できる〉となる。そしてICFではさらに，「個人因子」として〈趣味活動に参加する意欲がある〉，「環境因子」として〈自宅の周辺はバリアフリーの道路が多い〉といった背景因子があるとすれば，脳梗塞で右片麻痺の状態であっても，日常生活を有意義に過ごすことが可能になる（図2.4）。このように，ICFはプラスの考え方をもとに環境面も重視しており，マイナスをなくしたり減らしたりするよりもプラスを増やすという大きな転換をしているといえる。

　ICIDHからICFへの改訂に伴い，再確認したい社会福祉の基本理念の一つとして，ノーマライゼーションがある。**ノーマライゼーション**（normalization）は，障がいのある人たちをノーマルにする（普通にする）との誤解も生まれているがそうではない。障がいのある人たちの生活条件をできるだけノーマルにしていく環境を作り出すことである。つまりは障がいを障がいのある人自身の問題と理解するのではなく，障がいのある人たちがおかれている生活環境や生活条件等の環境要因や課題から考える視点が重要である。

　ノーマライゼーションという言葉の起源は，1946年のスウェーデンにおける社会庁報告書に見出すことができるとされている。その後1959年にデンマークの法律のなかにも示された。この法律の制定に影響を与えた人物がバンク-ミケルセン（Bank-Mikkelsen NE）である。当時のデンマークでは，知的障がいのある人たちは施設で生活することが当たり前のような状況で

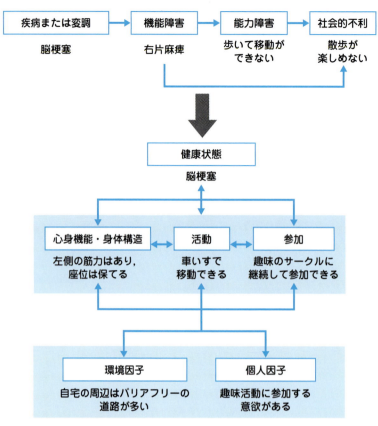

図2.4 国際障害分類（ICIDH）と国際生活機能分類（ICF）の考え方の比較
（文献3）より筆者が一部改変）

あった。彼はこのような知的障がいのある人たちの生活実態を知り，もっと普通の暮らしができるようにしてほしいと願う親の会との活動を行っていた。そこで，障がいのある人々の生活をより人間的なものに改革する必要性について発信してきたことが，法律の制定に影響を及ぼし，法律のなかにノーマライゼーションという言葉が記されることとなったのである。その後，バンク-ミケルセンの影響を受けたスウェーデンのニィリエ（Nirje B）もノーマライゼーションの原理を発展させ，多様な人々にも関連する概念へと拡大する契機ともなった。

　前述のとおり，ノーマライゼーションは「できるだけノーマルにする」という視点であり，障がい者をノーマルにすることではない。変わるべきは，障がい者を取り巻く周りの環境であり社会である。例えば車いすで移動をしている障がい者が道路の段差を越えられずに困っている場面において，もちろん道路がバリアフリーであれば問題なく移動はできるのだが，それだけが解決法のすべてではない。たとえ道路に段差があったとしても，その周囲にいる人々が段差を昇降できるよう車いすを介助すれば移動はできるのである。周囲の人々がお互いに多様性を認め合い，相互に助け合う心の温かさも含めて環境や社会ととらえ，ともに生きる社会を目指してよりよく変化していかなくてはならない。

2．共生社会の実現に向けて

　ノーマライゼーションは当初は障がい者の分野からはじまったが，その後は他の領域へも拡大され，対人援助を行う看護職には欠かせない共通理念の一つとなっている。そのため，ノーマライゼーションの原理は障がいのある人たちだけに向けたものではなく，生活のしづらさや生きにくさ等を感じる多様な人々を含む，共生社会に重要な考え方に拡大してきている。

　人々の健康生活支援を担う看護職として大切なことは，ICF やノーマライゼーションの考えのもと，障がいや疾病の有無にかかわらず誰もが平等に社会参加ができ，地域でともに生活ができる状態を目指すという考え方を基盤に据えることではないだろうか。十人十色ということわざがあるように，人は一人ひとりが違い，健康状態も生活状況も様々である。病気や障がいがあろうとなかろうと，誰もが当たり前にありのままに生活をすることは，すべての人が願うことである。地域で暮らす人々は多様であるということを理解し，目の前の一人ひとりとしっかりと向き合いながら，どのような支援が必要なのかを見極める知識と技術を培っていってほしい。

[田中結香]

文　　　献

1) 河東田博. ノーマライゼーション原理とは何か―人権と共生の原理の探求. 現代書館；2009.
2) 上田　敏. ICF のキー概念としての「生活機能」. 生活教育. 2003；47：7-13.
3) 厚生労働省. ICF（国際生活機能分類）―「生きることの全体像」についての「共通言語」―. https://www.mhlw.go.jp/stf/shingi/2r9852000002ksqi-att/2r9852000002kswh.pdf

2-4　プライマリヘルスケア（PHC）

Summary

- プライマリヘルスケア（PHC）は，現代の保健医療福祉行政における重要な基盤である。
- PHC は，「住民の主体性」と「地域性」を重視する。
- PHC は，ヘルスプロモーションの前提となる理念である。

1．プライマリヘルスケア（PHC）の意義

　プライマリヘルスケア（primary health care，**PHC**）は，すべての人の「健康」を基本的人権として認め，健康になるために地域住民が主体的に参加して自己決定を行う権利を保障した方法論のことで，基本的な健康課題を住民自らの力で解決していくアプローチである。「プライマリ」は，「最初の」「最重要の」「根本的な」といった意味で，PHC においては「住民たちにとって最も身近な」といった意味合いを含んでいる。PHC は 1978 年にロシアのアルマ・アタ（現在のカザフスタン共和国・アルマトイ）で開催された WHO とユニセフの主催会議において，"Health for All by the Year 2000"（2000 年までにすべての人に健康を）を達成するための戦略としてアルマ・アタ宣言が採択された。このなかには，①健康の定義，②健康は基本的人

権であること，③可能な限り最高レベルの健康水準を目指すこと，④③を社会的な目標にすること[1] が記され，「健康を獲得することは人々の権利である」という流れがここからはじまった。この時期，1978（昭和53）年の日本では，生涯を通じた健康づくりの推進策として，ちょうど第1次国民健康づくり対策が進められている頃である。これ以前の日本では，健康ではない人々を非難するような考え方も存在し，例えば1940（昭和15）年の国民優生法に代表されるように，遺伝性精神障がい者の断種が法律で定められていたような社会であった。

　1980年代から障がい当事者団体のスローガンとして使われた "Nothing about us without us"（私たち抜きで，私たちのことを決めないで）という言葉は，筋萎縮症を患ったワーナー（Werner D）[2] が著書のタイトルで用いたことでさらに世に広まったが，これがPHCの理念そのものであり，2004（平成16）年の国際障害者デーの標語にも選ばれている。PHCは，21世紀に入ってから，ある意味失敗だったのではないかという厳しい評価を受けた[3]。しかしながら，2015年の国連サミットでは持続可能な開発目標（SDGs）における17の目標の一つとして「あらゆる年齢のすべての人々の健康的な生活を確保し，福祉を推進する」が掲げられたとともに，2017年に開催されたユニバーサル・ヘルス・カバレッジ（UHC）フォーラムでは「すべての人に健康を」がテーマとなったこと等から，改めてPHCの理念が現在まで根づいていることが理解できる。

2．PHCの原則

　PHCは基本的な健康上のニーズに対する保健サービスであり，その原点には基本的人権の思想がある。そして，地域住民を含めた保健スタッフチームが継続的に責任を負うという「住民の主体性重視」と，地域資源を有効に活用する「地域性の重視」という2つを大事にしている。1980年代は，当時の最新医療機器や技術を開発途上国に提供するような機会が多く，支援期間が過ぎると機器の修理もできずに無用の長物と化すことも少なくなかった。そこで，改めてPHCの原則を考えてみよう。わかりやすく4つの原則にまとめたのが，WHOのヨーロッパ地域事務局長カプリオ（Kaprio LA）である。

①ニーズ指向性（保健活動は変化するニーズに対応する）
②住民の主体的参加（住民が保健活動に主体的に参加する）
③地域資源の有効活用（資源は無限ではなく，効果的・効率的に活用する）
④協調と統合（保健活動は農業，教育，通信，建設などと協調し統合的に行う）

　また，この4原則は，各々が独立しているのではなく，相互に関係し合って効果を発揮する。これに「⑤適正技術の使用」を加え，5原則とすることもある。

3．PHCの基本的活動項目

　健康上のニーズは地域によって異なり，その時代によっても変化する。開発途上国で清潔な水や食べ物を十分に確保できなかったり，感染症が蔓延していたりすれば，これらに対応していくことになる。また，PHCの活動は保健システムのみならず地域全般の社会・経済開発など，その地域の実情やすべてのステージにおいて必須である。

　PHCの基本的活動項目には，次の8つがあげられている[4]。これらを推進することで，世界人口の8割にあたる人の健康が改善できるといわれている。

①健康教育

②食料確保と栄養改善

③安全な飲み水と環境衛生

④母子保健（家族計画を含む）

⑤予防接種

⑥地域での感染症対策

⑦一般的な病気やケガの治療

⑧必須医薬品の供給

アルマ・アタ宣言以降，PHC に各国が取り組む過程で，上記 8 項目にあわせて次のような重点項目を追加して掲げる国々も出てきた。

- 女性の健康（リプロダクティヴ・ヘルス）

- 障がい者の健康

- 精神保健

- 歯科保健

- 麻薬対策

- HIV・エイズ対策

- 交通事故対策

PHC は，本書で紹介されるヘルスプロモーションの前提にあり，例えば先進国における少子高齢化や障がい者への支援について考えるうえでも不可欠な理念であるといえる。

国民皆保険を実施している日本において次々と打ち出された医療費抑制政策も，結局のところ目に見える結果を出せないでいる。健康づくりに対する住民の積極的な参加という観点からいえば，生活習慣の改善や健診の受診勧奨などに，健康づくり推進員や食生活改善推進員，愛育班員に代表される住民組織活動が重要な役割を果たしてきた。住民組織の高齢化が進み，地域格差がさらに大きくなるにつれて，地域組織活動が徐々に衰退している地域も少なくないが，それでも，全市区町村の58.0％に健康づくり推進員などが配置され，食生活改善推進員は87.3％の市区町村で活躍している[3]。「住民の積極的な参加」の意義を改めて確認し，住民組織活動の活性化や支援に取り組むことが求められている。

[望月宗一郎]

文　献

1) 日本 WHO 協会．アルマ・アタ宣言．https://japan-who.or.jp/about/who-what/charter-2/alma-ata/
2) 日本障害者リハビリテーション協会 情報センター．デビッド・ワーナー（David Werner）．https://www.dinf.ne.jp/doc/japanese/glossary/David_Werner.html
3) 中村安秀．プライマリヘルスケアの 40 年の歩み．保健の科学．2018；60：364-368.
4) 標美奈子ほか．標準保健師講座〈1〉公衆衛生看護学概論　第 6 版．医学書院．2022. p.8.
5) 医療情報学研究所編．公衆衛生がみえる 2024-2025．メディックメディア．2024. pp.2-9.

2-5　ヘルスプロモーション

Summary
- ヘルスプロモーションは人々の豊かな人生を後押しするための考え方であり，プロセスでもある。
- ヘルスプロモーションにおける看護職の役割は，健康を支援する環境づくりである。

　1986年にカナダのオタワで開催されたWHOの国際会議でオタワ憲章が採択された。そのなかで，**ヘルスプロモーション**（health promotion）のことを「人々が自らの健康とその決定要因をコントロールし，改善することができるようにするプロセス」と定義した（下線部は，2005年のバンコク憲章で追加）。また，「健康は毎日の生活のための資源であって，それ自体が人生の目的ではない」とし，ヘルスプロモーションは「すべての人びとがあらゆる舞台（労働，学習，余暇そして愛の場）で健康を享受できる公正な社会の創造」を目指していることを強調している[1]。グリーン（Green LW）はヘルスプロモーションを「健康的な行動や生活習慣が実践できるように，教育的・環境的サポートを組み合わせること[2]」と定義している。

　オタワ憲章では，まず「健康」の前提条件として，平和，住居，教育，社会保障，社会関係，食料，収入，女性の力量形成，安定した生態系，持続可能な資源利用，社会正義，人権尊重，公正があげられ，特に「貧困」が健康への最大の脅威であるとしている。当初，ヘルスプロモーションの方法として，唱道（advocate），能力付与（enable），調停（mediate）が強調されたのち，その活動の意味するところとして次の5つの優先的行動戦略が掲げられ，1997年のジャカルタ宣言でも，これらが成功の鍵であるとされていた（**図2.5**）。

①健康的な公共政策づくり

②健康を支援する環境づくり

③地域活動の強化

④個人のスキルの向上

⑤保健サービスの方向転換

　特に「健康を支援する環境づくり」はヘルスプロモーションの理念を具現化した柱の一つといえ，グリーンも，従来の健康教育に加えてこれがヘルスプロモーションにおいて目指すべき重要な課題であることを示している。つまり，個人が慢性疾患や障がいと向き合いながらも，今の健康状態を維持して豊かな人生への坂道をのぼっていくプロセスにおいて，周囲の支援を十分に受けられること，環境を整えることで坂道の勾配を緩やかにすることが重要である。この勾配を構成する要因として，①一人ひとりの健康に対する優先度の高さ，②慣習や社会規範，③環境条件（外食産業の健康への配慮，受動喫煙対策の徹底等）をあげている[3]。

　21世紀におけるヘルスプロモーションの優先課題は次の5つ[4]といわれている。

①健康に関する公私に及ぶ社会的責任の促進

②健康のための多角的な投資の増加

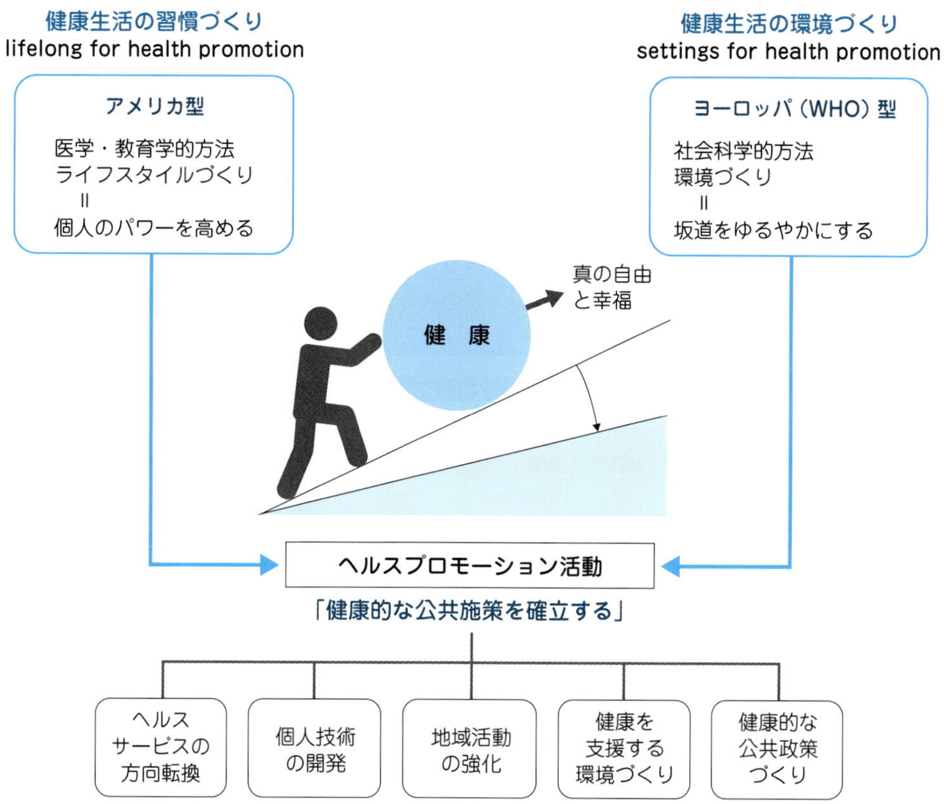

図2.5 ヘルスプロモーション活動の概念図

島内憲夫 1987年／島内憲夫・高村美奈子 2011年（改編）／島内憲夫・鈴木美奈子 2018・2019年（改編）
日本ヘルスプロモーション学会ホームページ（https://plaza.umin.ac.jp/~jshp-gakkai/intro.html）

③健康のためのパートナーシップの拡大・強化

④地域社会の能力増強と個人の力量形成

⑤ヘルスプロモーションのための社会基盤の確保

　ヘルスプロモーションは，日本で古くから行われてきた公衆衛生看護活動を思い起こさせる
ものである。日本ではヘルスプロモーションという言葉が使われていなかった 1960 年代から，
これに関する施策が取り組みはじめられたといわれている。1964（昭和 39）年に閣議決定され
た「国民の健康・体力増強対策について」は，同年開催の東京オリンピックが 1 つの契機となっ
ている。オタワ憲章後，日本でもヘルスプロモーションの考え方が徐々に浸透してきていたが，
2000（平成 12）年に「健康日本 21」が開始されて以降，その速度が加速した。　　　［望月宗一郎］

文　　献

1）WHO 著．島内憲夫編訳．ヘルスプロモーション—WHO：オタワ憲章．垣内出版．1990.
2）Green LW and Kreuter MW. Health promotion planning: an educational and environmental approach.
　　Mayfield Publishing Company. 1991.
3）藤内修二．健康を支援する環境に関する研究．日本公衆衛生雑誌．1996；55：2.
4）鳩野洋子・神庭純子編．公衆衛生看護学.jp　第 6 版．インターメディカル．2024.

2-6 持続可能な開発目標（SDGs）

> ## Summary
> - 持続可能な開発目標（SDGs）とは，持続可能でよりよい世界を目指す国際目標である。
> - 看護職は SDGs 達成に貢献できる存在であり，健康改善だけでなく，教育や貧困問題の解決にも関与すると考えられている。
> - 日本の看護職も，健康やジェンダー平等，経済成長に貢献できると考えられ，SDGs 達成に向けた取り組みが行われている。

持続可能な開発目標（Sustainable Development Goals，**SDGs**）とは，2030 年までに持続可能でよりよい世界を目指す国際目標であり，2001 年に策定されたミレニアム開発目標（MDGs）の後継として，2015 年 9 月の国連サミットで採択された「持続可能な開発のための 2030 アジェンダ」に記載された。17 のゴール・169 のターゲットから構成され，地球上の「誰一人取り残さない（leave no one behind）」ことを誓っている。SDGs は発展途上国のみならず，先進国も取り組むユニバーサル（普遍的）なものである[1]。

日本では，SDGs 推進委員会（のちの推進本部）を設置し，2016（平成 28）年 12 月に SDGs 実施指針を決定し 8 つの優先課題を掲げた。そのなかには，ジェンダー平等や健康・長寿の達成等が含まれている。2021（令和 3）年には 2 回目となる「自発的国家レビュー（Voluntary National Review，VNR）」を発表した[2]。VNR には各目標の達成状況や今後の課題が示されたほか，「ジャパン SDGs アワード」等の国内における SDGs の認知度向上等，一人ひとりが SDGs に取り組めるよう啓発する内容が示されている。また，SDGs 推進本部は，全府省庁による具体的な施策を盛り込んだ「SDGs アクションプラン」を毎年策定しており，最新の「SDGs アクションプラン 2023」では，すべての人が生きがいを感じられ，多様性のある包摂社会を目指し，「ウィズ・コロナの下での取組[3]」等を重点事項に掲げている。

看護における SDGs の動向として，2016 年にイギリスのグローバルヘルスに関する議員連盟（the All-Party Parliamentary Group on Global Health）による報告書であるトリプル・インパクト（Triple Impact: How developing nursing will improve health, promote gender equality and support economic growth）が発表された。この報告書では，「看護を発展させることで，健康の向上，ジェンダー平等の推進，及び経済成長の発展をもたらすことができる[4]」としている。また，国際看護師協会（ICN）は，2017 年の国際看護師の日に寄せた啓発文書において，看護職の仕事は健康のみならず，貧困や教育等の健康の社会的決定要因（social determinants of health，SDH）にかかる他の SDGs を遂行する際にも影響を与えることや，看護職は人々をケアする立場であるため，より健康で素晴らしい世界を目指すためには SDGs に注意を払う必要があることについて言及している[5]。

日本看護協会（JNA）は，海外の動きを受けて，2019（令和元）年〜2021（令和 3）年 6 月ま

で「Nursing Now キャンペーン」を実施した。これは，WHO と ICN が連携し展開されたキャンペーンである。「Nursing Now ニッポン宣言」において，看護職の活動・実践は，SDGs 達成の中心となるべきものとし，「目標 3. あらゆる年齢のすべての人々の健康的な生活を確保し，福祉を促進する」「目標 5. ジェンダー平等を達成し，すべての女性及び女児のエンパワーメントを図る」「目標 8. 包摂的かつ持続可能な経済成長及びすべての人々の安全かつ生産的な雇用と働きがいのある人間らしい雇用（ディーセント・ワーク）を促進する」の 3 目標に貢献するとしている[6]。Nursing Now キャンペーンが終了した現在においても，SDGs の実現目標年である 2030 年まで，重点政策をこれらの目標と関連づけて行うとしている[7]。

　SDGs が採択されて間もなく，看護職は SDGs の達成に貢献できる存在であり，SDGs の達成に向けて取り組むことが呼びかけられた。健康に関して，看護職はすでに貢献していることはいうまでもない。しかし，日本を顧みれば，感染症対策，母子保健のなかでも性と生殖に関する保健サービスや，たばこの規制等，未だ取り組まなければならない課題は多い。

　SDGs の達成目標期限である 2030 年まで残り数年となった現在，私たちはなにをすべきか。まずは，正しく知るべきところからはじめるのがよいだろう。英単語の sustainable が本来もつ意味は，「ある資源を利用するときに，環境に悪い影響を与えず，使いつくすことなく，継続的に利用できる」である。将来の世代が現在と同じように利用できるように，使いつくさないというだけでなく，新たに育てること，現在の悪い環境を改善することも含まれる[8]。SDGs は，どこかの誰かが取り組んでいることだと思っていたとしたら，その認識を，未来の自分自身あるいは家族，大切な人のために行動を起こさなければならないことだと考えよう。ここでいう資源は，環境資源だけでなく人的資源も含まれる。あなた自身が，よい未来を拓くために，世界に必要な存在なのである。

[河西美生・馬渕路子]

文　　献

1) 外務省. SDGs とは？ | JAPAN SDGs Action Platform | . https://www.mofa.go.jp/mofaj/gaiko/oda/sdgs/about/index.html
2) 外務省. 2030 アジェンダの履行に関する自発的国家レビュー 2021 〜ポスト・コロナ時代の SDGs 達成へ向けて〜. https://www.mofa.go.jp/mofaj/gaiko/oda/sdgs/pdf/vnr2021_00_full.pdf
3) 外務省. SDGs アクションプラン 2023 〜 SDGs 達成に向け，未来を切り拓く〜. https://www.mofa.go.jp/mofaj/gaiko/oda/sdgs/pdf/SDGs_Action_Plan_2023.pdf
4) 日本看護協会. G7 広島サミットおよび保健大臣会合に向けた提言〜よりよい UHC 実現のためのレジリエンスの高い保健医療提供体制の確立〜. https://www.nurse.or.jp/nursing/international/pdf/20220224_4g7_jp.pdf
5) 日本看護協会.「看護師：主導する声—持続可能な開発目標（SDGs）の達成」（抜粋和訳）. https://www.nurse.or.jp/nursing/international/icn/katsudo/pdf/2017.pdf
6) 日本看護協会. 日本看護協会の SDGs 達成に向けた取り組み | 国民の皆さまへ | . https://www.nurse.or.jp/home/about/jna_sdgs/index.html
7) 日本看護協会. Nursing Now キャンペーン | 国民の皆さまへ | . https://www.nurse.or.jp/home/about/jna_sdgs/nursing_now/index.html
8) 日本ユニセフ協会. 知っていますか？ SDGs—ユニセフとめざす 2030 年のゴール. さ・え・ら書房. 2018.

2-7 健康日本21とスマート・ライフ・プロジェクト

Summary

- 「健康日本21」は，一人ひとりが健康を実現するための国民健康づくり運動である。
- スマート・ライフ・プロジェクトは，健康寿命の延伸を目的とした取り組みであり，企業や団体が連携して社会全体としての国民運動へ発展させることを目指している。

1．国民健康づくり運動における健康日本21

「**健康日本21**」は，21世紀において一人ひとりが健康を実現するために展開している国民健康づくり運動である[1]。日本は，平均寿命が延びる一方で，高齢化や生活習慣の変化により，感染症から生活習慣病へと疾病構造の中心が変化していることから，厚生労働省は健康増進のために，健康づくり対策を総合的・計画的に推進している。これまでの国民健康づくりの動向を（**表2.1**）で示す。

健康日本21は，国民の健康寿命を延長して，活力ある持続可能な社会を築くことを目的として，2000（平成12）年に第3次国民健康づくり対策として策定された。生活習慣病やその原因となる生活習慣等，国民の保健医療対策上重要となる課題について，一次予防に重点をおき，国民全体の様々な健康課題に対して具体的な目標値を定め，計画的に取り組むことが推進された。

また，2003（平成15）年には，健康日本21を中心とする健康づくり施策を推進する法的基盤として健康増進法が制定され，健康日本21の基本方針等は，同法にもとづく「国民の健康

表2.1 国民健康づくり運動の動向と概要

1987年～	第1次国民健康づくり対策 ①生涯を通じる健康づくりの推進，②健康づくりの基盤整備，③健康づくりの普及啓発の3点を基本施策として取り組みを推進
1988年～	第2次国民健康づくり対策《アクティブ80ヘルスプラン》 ・運動習慣の普及啓発に重点 ・栄養・運動・休養のすべての面で均衡のとれた健康的な生活習慣の確立を目指し取り組みを推進
2000年～	第3次国民健康づくり対策《健康日本21》 ・健康増進や疾病の発症予防である一次予防に重点 ・壮年期死亡の減少，健康寿命の延伸，生活の質（QOL）の向上を目的とし，「栄養・食生活」「身体活動・運動」「休養・心の健康づくり」等の9分野についての具体的な目標の設定とその評価
2013年～	第4次国民健康づくり対策《健康日本21（第二次）》 ・健康寿命の延伸と健康格差の縮小を目標 ・生活習慣の改善および社会環境の改善を目指す
2024年～	第5次国民健康づくり対策《健康日本21（第三次）》 ・「全ての国民が健やかで心豊かに生活できる持続可能な社会の実現」のため，①健康寿命の延伸と健康格差の縮小，②個人の行動と健康状態の改善，③社会環境の質の向上，④ライフコースアプローチを踏まえた健康づくり，の4つを基本的な方向として取り組みを進める

（厚生労働省「健康日本21（第三次）推進のための説明資料」より作成）

30 第2章 健康生活支援の基盤

の増進のための総合的な推進を図るための基本的な方針」として位置づけられた[2]。

　健康日本21の最終評価において提起された課題等を踏まえて，2013（平成25）年に第4次国民健康づくり対策である「健康日本21（第二次）」が開始された。生活習慣および社会環境の改善を通じて，生活習慣病の発症予防，社会生活を営むために必要な機能の維持および向上等により健康寿命を延伸すること，また，あらゆる世代の健やかな暮らしを支える良好な社会環境の構築により，健康格差の縮小を実現することを最終目標とした。

　健康寿命とは「日常生活が制限されることなく生活できる期間」である。日本の高齢化が進むなか，個人の生活の質を維持し，社会保障制度を持続可能なものとするためには，平均寿命の延びを上回る健康寿命の延伸，すなわち，平均寿命と健康寿命の差を短縮することが重要であると考えられている[3]。

　2022（令和4）年に健康日本21（第二次）の最終評価がまとめられ，2024（令和6）年からは第5次国民健康づくり対策である「健康日本21（第三次）」が開始された。「全ての国民が健やかで心豊かに生活できる持続可能な社会の実現」というビジョンを実現するために，①健康寿命の延伸と健康格差の縮小，②個人の行動と健康状態の改善，③社会環境の質の向上，④ライフコースアプローチを踏まえた健康づくり，の4つを基本的な方向として国民健康づくり運動を進めている。また，社会の多様化に伴い健康課題も多様化していることを踏まえ，それぞれの健康課題に寄り添いつつ，誰一人取り残さず，より実効性のある取り組みを進めていくため，以下の5つの視点を新しく取り入れている。

　①女性の健康課題に着目し，性差や年齢等を加味した健康づくり
　②健康に関心が薄い者を含めた幅広い世代に対するアプローチ
　③行政だけでなく多様な主体による健康づくり
　④具体的な取り組みが示されたアクションプランの提示
　⑤より効果的・効率的に個人の行動変容を促すためのICTの利活用

2．スマート・ライフ・プロジェクトの取り組み

　厚生労働省は，健康日本21の目的である「健康寿命の延伸」を，社会全体としての国民運動へつなげるため，2011（平成23）年から「**スマート・ライフ・プロジェクト**（Smart Life Project）」を開始している（**図2.6**）。これは，「健康寿命をのばそう」をスローガンに，国民全体が人生の最後まで元気に楽しみながら健康な毎日を送ることを目標とした国民運動である[4]。スマート・ライフ・プロジェクト推進の背景には，高齢化の進展と生活習慣病の割合増加等の疾病構造の変化により，寿命が延びても医療や介護を必要とする人が増えている現状があることから，運動や食生活の改善等により，健康で自立した生活を送ることができる「健康寿命」を延ばすことを目的として開始された。

　プロジェクトに参画する企業・団体・自治体と協力・連携しながら，「運動」「食生活」「禁煙」「健診・検診の受診」の4テーマについて，具体的なアクションの呼びかけを行い，さらなる健康寿命の延伸を目指している（**図2.7**）。また，スマート・ライフ・プロジェクトの一環として，スポーツ庁とともに，プロジェクトが掲げる4つのテーマを中心として，健康増進や生活習慣病予防のために優れた取り組みを行っている企業・団体・自治体に厚生労働大臣賞等を授与する「健康寿命をのばそう！アワード」を毎年実施している[5]。

「スマート・ライフ・プロジェクト（Smart Life Project）」とは

健康寿命の延伸に向け，幅広い企業連携を主体とした取組として，平成23年2月に，「スマート・ライフ・プロジェクト（Smart Life Project）」を開始しました。

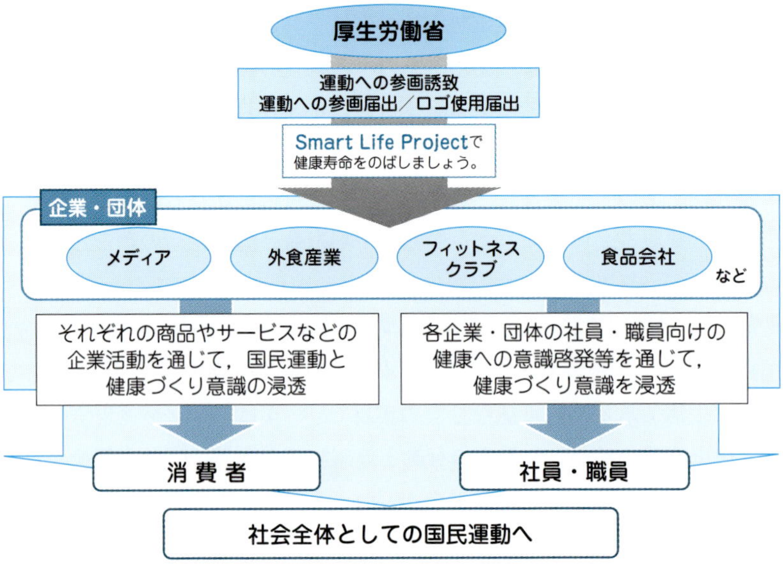

厚生労働省
運動への参画誘致
運動への参画届出／ロゴ使用届出
Smart Life Projectで
健康寿命をのばしましょう。
企業・団体
メディア
外食産業
フィットネスクラブ
食品会社
など
それぞれの商品やサービスなどの企業活動を通じて，国民運動と健康づくり意識の浸透
各企業・団体の社員・職員向けの健康への意識啓発等を通じて，健康づくり意識を浸透
消費者
社員・職員
社会全体としての国民運動へ

図 2.6　スマート・ライフ・プロジェクトとは[6)]

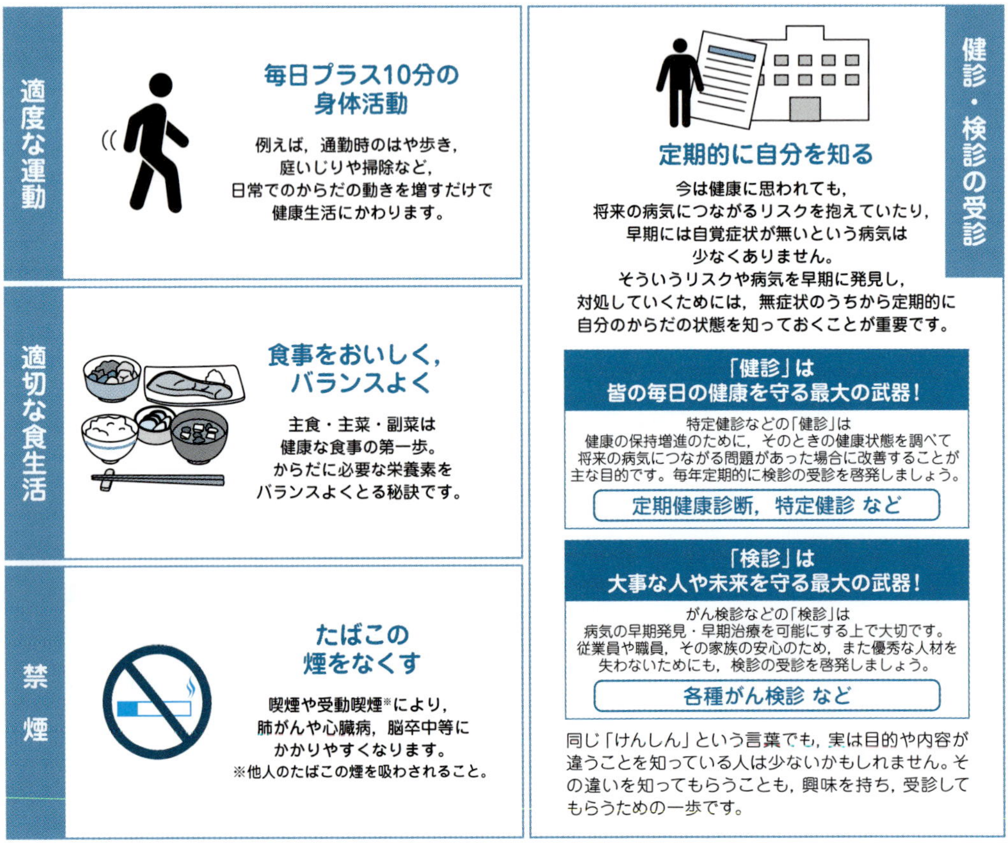

適度な運動
毎日プラス10分の身体活動
例えば，通勤時のはや歩き，庭いじりや掃除など，日常でのからだの動きを増すだけで健康生活にかわります。
適切な食生活
食事をおいしく，バランスよく
主食・主菜・副菜は健康な食事の第一歩。からだに必要な栄養素をバランスよくとる秘訣です。
禁煙
たばこの煙をなくす
喫煙や受動喫煙※により，肺がんや心臓病，脳卒中等にかかりやすくなります。
※他人のたばこの煙を吸わされること。
健診・検診の受診
定期的に自分を知る
今は健康に思われても，将来の病気につながるリスクを抱えていたり，早期には自覚症状が無いという病気は少なくありません。そういうリスクや病気を早期に発見し，対処していくためには，無症状のうちから定期的に自分のからだの状態を知っておくことが重要です。
「健診」は皆の毎日の健康を守る最大の武器！
特定健診などの「健診」は健康の保持増進のために，そのときの健康状態を調べて将来の病気につながる問題があった場合に改善することが主な目的です。毎年定期的に検診の受診を啓発しましょう。
定期健康診断，特定健診 など
「検診」は大事な人や未来を守る最大の武器！
がん検診などの「検診」は病気の早期発見・早期治療を可能にする上で大切です。従業員や職員，その家族の安心のため，また優秀な人材を失わないためにも，検診の受診を啓発しましょう。
各種がん検診 など
同じ「けんしん」という言葉でも，実は目的や内容が違うことを知っている人は少ないかもしれません。その違いを知ってもらうことも，興味を持ち，受診してもらうための一歩です。

図 2.7　スマート・ライフ・プロジェクトが提案する 4 つのアクション[7)]

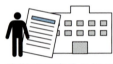

このような取り組みは，企業や団体それぞれの商品やサービス等の企業活動と，社員や職員向けの健康に対する意識啓発を通じて健康づくりの意識を浸透させ，社会全体としての国民運動へつなげることを目指している。

[馬渕路子・河西美生]

文　　献

1) 厚生労働省．健康日本 21（総論）．https://www.mhlw.go.jp/www1/topics/kenko21_11/s0.html
2) WAM NET. 健康日本 21 策定の趣旨とその動向．https://www.wam.go.jp/gyoseiShiryou-files/documents/2006/10626/shiryou3-1_1~2.pdf
3) e- ヘルスネット（厚生労働省）．平均寿命と健康寿命．https://www.e-healthnet.mhlw.go.jp/information/hale/h-01-002.html#:~:text=
4) 厚生労働省．第五次国民健康づくり（健康日本 21 第三次）．https://www.smartlife.mhlw.go.jp/event/kenkounippon21_3/
5) 厚生労働省．スマート・ライフ・プロジェクト「健康寿命をのばそう！アワード」とは．https://www.jstage.jst.go.jp/article/kenkokyoiku/28/1/28_48/_pdf/-char/ja
6) 厚生労働省健康局　がん対策健康増進課．スマート・ライフ・プロジェクト．https://www.mhlw.go.jp/file/05-Shingikai-11901000-Koyoukintoujidoukateikyoku-Soumuka/0000036187.pdf
7) 厚生労働省．健康寿命をのばそう！―企業・団体・自治体のみなさまへ「スマート・ライフ・プロジェクト」参画のお願い．https://www.mext.go.jp/sports/b_menu/shingi/018_index/shiryo/attach/__icsFiles/afieldfile/2017/10/30/1397207_002.pdf

第3章
社会環境と健康

3-1　健康の社会的決定要因（SDH）と健康格差

> ### Summary
>
> - 人々の健康は，個人レベルの要因のみならず，個人の努力では解決しえない社会レベルの要因からも影響を受ける。
> - 健康格差は貧富の程度による国家間の問題にとどまらず，すべての国において，社会階層の勾配に従って見られることがわかっている。健康格差の解決には，健康の社会的決定要因に取り組む必要がある。
> - 日本においても健康格差への注目が高まっており，国民健康づくり運動における基本的方向にも位置づけられている。

1．健康を決定づけるものはなにか

　　健康は様々な要因から影響を受ける。ダーグレン（Dahlgren G）とホワイトヘッド（Whitehead M）は，年齢や性別，遺伝子といった生物学的要因や，個人の生活習慣，個人を取り巻く社会や地域におけるネットワーク，衛生環境や教育，雇用，保健医療サービス等を含む生活・労働状況，より広範な社会経済的・文化的・環境的状況といった要因をあげ，これらの個人レベルから社会レベルにわたる要因が重層的に影響することを説明している[1]。生活習慣は，個人の選択や意思によるものとして自己責任ととらえられがちであるが，おかれている環境からの影響を大きく受ける。さらには，社会的不平等により，選択の余地がない状況にある人々もいる。地域や社会経済状況の違いによる集団間の健康状態の差を**健康格差**といい[2]，健康格差の解決には，原因である**健康の社会的決定要因**（social determinants of health，**SDH**）に取り組む必要がある[3]。

2．健康の社会的決定要因（SDH）

　　WHOヨーロッパ地域事務局は，SDHについて次の10のテーマを取り上げ概説している[4,5]。

　①**社会格差**：　どの社会でも下層部になるほど平均余命は短く，多くの疾病が見受けられる。これは，資産のなさ，青年期の教育程度の低さ，不安定な仕事，貧しい住環境等，社会的・経済的ストレスの多い状況に長くいることで受けるダメージによるものである。そのため，健康政策は健康の社会的・経済的決定要因について取り組まなければならない。

　②**ストレス**：　ストレスの多い環境は，人々を不安に陥らせ，立ち向かう気力をそぎ，健康

を損ない，ひいては死を早めることもある。慢性的なストレスの根本原因を減らすためには，学校，職場，その他の社会組織等における社会環境や安全対策が重要である。

③**幼少期**：　幼少期の発達や教育の健康に及ぼす影響は生涯続く。胎児期や乳幼児期に発育不良や愛情不足を経験すると，生涯を通じて病気がちになったり，成長後の体力や認識力の低下，情緒不安定を招いたりするおそれがある。妊娠前，妊娠中の母親や，幼少期の母子に対する健康と教育の取り組みが必要である。

④**社会的排除**：　貧困，社会的排除や差別は困窮，憤り等を引き起こし，命を縮める。絶対的貧困（生きていくうえでの基礎的なものが不足している状態）のみならず，相対的貧困（国民平均収入の60％以下で生活している状態）は，住環境，教育，交通等，人生を充実させるために不可欠な要素へのアクセスを妨げる。人種差別，蔑視，敵意，失業もまた，社会的排除の一因となる。貧困や社会的排除は離婚，別居，障がい，病気，薬物使用，社会的孤立の危険性も高め，さらなる貧困や社会的排除をもたらす悪循環を生み出す。

⑤**労働**：　職場でのストレスは疾病のリスクを高める。仕事に対してコントロールができる（仕事上の裁量の自由度と決定権が高い）人ほど，健康状態が良好である。要求度が高いがコントロール度の低い仕事には，特別なリスクが伴う。さらに，仕事上の努力に見合わない低い報酬（賃金や昇進，自分に対する満足感を含む）も，循環器疾患の危険との関連が深い。一方，職場内の社会的支援により人々を守ることができる可能性も示唆されている。

⑥**失業**：　雇用の安定は健康，福祉，仕事の満足度を高める。失業率が高まるほど病気にかかりやすく，早死をもたらす。健康に対する影響は，失業問題を意識し解雇されることに恐怖を感じたときから起こるが，これは，不安定な状況に対する不安感によるものである。満足感の得られない仕事や不安定な仕事は，失業状態と同様の影響があり，仕事の質も重要である。

⑦**社会的支援**：　友情，人間の良好な社会的関係，確立された支援ネットワークにより，家庭・職場・地域社会における健康が推進される。社会的，精神的な支えが期待できない場合，健康状態は悪化しやすい。社会的支援の量は社会的・経済的立場により変わり，貧困は人々を社会から排除させ孤立させる。

⑧**薬物依存**：　アルコール・薬物・たばこを習慣とし，健康を害してしまうのは個人の責任ではあるものの，常用に至るには様々な社会的環境も影響している。アルコール依存症，不法薬物の使用や喫煙はすべて社会的・経済的に不利な状況と密接に関わっている。飲酒，喫煙，不法薬物の使用は，主要な多国籍企業や犯罪組織による精力的な売買・宣伝により助長されており，若い世代の使用を食い止めようとする政策の大きな障害となっている。

⑨**食品**：　世界の市場は食料の供給に大きく関わっているため，健康的な食品の確保は政治的問題である。社会的・経済的状況により食事の質は左右され，社会の階層間における食事内容の格差は，主な栄養をなにからとっているかに起因する。多くの国では，貧困層は新鮮な食料品の代わりに安い加工食品を食べる傾向にあり，肥満は富裕層よりも貧困層に多くなった。若年者世帯，高齢者，失業者等の低所得者は，良質な食事をとることが大変困難である。

⑩**交通**：　健康を重視した交通システムとは，公共交通機関の整備により自動車の利用を減らし，徒歩や自転車の利用を推奨することを指している。これには健康上の4つの利点がある。すなわち，運動量の増加，死亡事故の減少，社会との結びつきの深まり，大気汚染の減少である。

WHO健康の社会的決定要因に関する委員会は，2008年に最終報告書[6]をまとめ，「一世代

のうちに健康格差をなくそう」と呼びかけた。健康格差は国の貧富の程度にかかわらず，国内間においても社会的不遇の程度によって存在する。すべての国において，健康と病は社会階層の勾配に従っており，社会経済的地位が低いほど健康状態も悪い。SDH は，社会の構造的な決定要因と日常生活環境の両方から成り立つものであり，国家間および国内間における健康の不公平の大半の原因となっている。健康の不公平を是正するための 3 つの行動原則として，次のように提言している。

①**日常生活の状況の改善**：　人々が生まれ，成長し，生活し，働き，老いていく環境を改善する。少女や女性のウェルビーイングと幼年期の発育発達，少年少女の教育に重点をおき，生活と労働の状況も改善する。最低限の健康的生活水準を維持できるよう，すべての人を対象とした包括的社会保護政策を確立，強化し，公平性，疾病予防，健康増進の原則にもとづいた保健医療システムを構築する。

②**権力，資金，資源の不公平な分配への対処**：　健康および日常生活における不公平に対処するためには，社会秩序のなかに存在する不公平（男女間にある不公平を含む）に対処する必要がある。そのためには，献身的で能力があり，十分な財源をもつ強力な公共部門が必要である。その達成には，政府を強化する以上に，市民社会，説明責任のある民間部門，そして社会全体の人々が公共の利益に同意し，行動することの価値に再投資するための正当性，空間，サポートを提供するといったガバナンスの強化が必要である。

③**問題の測定と理解，対策の影響の評価**：　問題の存在を認め，健康の公平性と SDH を日常的にモニタリングする地方・国・国際的レベルのサーベイランス・システムを構築する。社会的決定要因が集団の健康と健康の公平性にどのように影響するか，また，社会的決定要因に対する行動を通じて健康の不公平を低減する方策の有効性について，新たなエビデンスの創出と共有に投資する。また，政策立案者，利害関係者，現場の実践者に対する SDH に関する研修の提供と，社会の意識向上に投資する。

　最後に，上記に提言された健康の公平性への行動は，政府のみが責任を担うのではなく，むしろ，市民社会の参加と公共政策の立案という民主的なプロセスであり，地域・国際的なレベルでの支援，効果的な対策に関する研究，民間関係者の協力を得て，真の行動が可能となるとしている。

3．社会経済的背景と保健医療へのアクセスの多様性

　性別・ジェンダー，教育，職業，所得，民族性，居住場所のすべてが，人々の保健医療へのアクセス，利用経験，それによって受ける利益と緊密に関係する[6]。2015 年の国連サミットにて採択された持続可能な開発目標（SDGs）の理念は，「誰一人取り残されない」世界を目指すことであり，そのターゲットの一つとして**ユニバーサル・ヘルス・カバレッジ**（universal health coverage，**UHC**）の達成が位置づけられている。UHC とは，「全ての人が適切な予防，治療，リハビリテーション等の保健医療サービスを，支払い可能な費用で受けられる状態」と定義される。UHC の達成には，物理的アクセス，経済的アクセス，社会慣習的アクセスの 3 つのアクセスの改善 [注4] と，提供されるサービスの質が高まることが重要になる[7]。日本では，1961（昭和 36）年に国民皆保険制度が導入され，UHC を達成してきたとされるが，医療体制の地域格差や経済的困窮による受診抑制等，医療アクセスへの格差が指摘されている[8]。

4．日本における健康格差への取り組み

　日本においても健康格差への注目が高まっており，SDHと健康との関連についてのエビデンスが蓄積されてきている[9-11]。健康格差への対策が日本の公衆衛生施策にはじめて位置づけられたのは，2013（平成25）年に開始した「健康日本21（第二次）」からである。健康寿命の延伸と健康格差の縮小を基本的方向として，生活習慣に加え，社会環境の改善を目指した。2024（令和6）年度からは「全ての国民が健やかで心豊かに生活できる持続可能な社会の実現」をビジョンとした「健康日本21（第三次）」が開始された。「誰一人取り残さない健康づくり」の展開が取り組みの重点の一つにおかれ，性差や年齢，ライフコースを加味した取り組みの推進や，自然に健康になれる環境づくりの構築等が新たな視点として盛り込まれている。　　　[石﨑順子]

[注4] UHCの実現に向けて改善すべき3つのアクセス[7]：　物理的アクセス（近所に医療施設がない，医薬品や医療機器の不足，医師や看護師等の医療従事者がいない），経済的アクセス（医療費の自己負担や受診にかかる交通費が高い，病気に伴う収入の減少），社会慣習的アクセス（サービスの重要性・必要性を知らない，家族の許可が得られない，言葉が通じない，賄賂を要求される）。

文　　献

1) Dahlgren G and Whitehead M. Policies and strategies to promote social equity in health. Background document to WHO-Strategy paper for Europe (No. 2007: 14). Institute for Futures Studies. 1991.
2) 厚生労働省．国民の健康の増進の総合的な推進を図るための基本的な方針（厚生労働省告示第四百三十号）．https://www.mhlw.go.jp/web/t_doc?dataId=00012990 &dataType=0 &pageNo=1
3) マーモット M著．栗林寛幸監訳．野田浩夫訳者代表．健康格差―不平等な世界への挑戦．日本評論社．2017.
4) Wilkinson RG and Marmot M eds. Social determinants of health: the solid facts, 2nd ed. World Health Organization. 2003. https://iris.who.int/handle/10665/326568
5) ウィルキンソン R・マーモット M編．高野健人監修・監訳．健康の社会的決定要因―確かな事実の探求 第2版，特定非営利活動法人 健康都市推進会議，2004. https://www.tmd.ac.jp/med/hlth/whocc/pdf/solidfacts2nd.pdf
6) Commission on Social Determinants of Health. Closing the gap in a generation: health equity through action on the social determinants of health, Final report of the commission on social determinants of health. Executive Summary. World Health Organization. 2008. https://www.who.int/publications/i/item/WHO-IER-CSDH-08.1（日本語訳：http://sdh.umin.jp/translated/2008_csdh.pdf）
7) JICA 国際協力機構．ユニバーサル・ヘルス・カバレッジ（UHC）．https://www.jica.go.jp/about/organization/sdgs/UHC.html
8) 村田千代栄・近藤克則．健康の社会的決定要因（14）医療アクセスと健康格差．日本公衆衛生雑誌．2011；58：463-467.
9) 近藤克則編．検証「健康格差社会」―介護予防に向けた社会疫学的大規模調査．医学書院．2007.
10) 近藤克則．健康格差社会への処方箋．医学書院．2017.
11) 近藤克則．健康格差社会　第2版―何が心と健康を蝕むのか．医学書院．2022.

3-2 物理的環境と健康

Summary

- 人と環境は相互に影響しており，環境汚染は人々に大きな健康被害をもたらす。
- 人々の健康の保護や環境の保全に望ましい環境基準は，法令にもとづき定められている。
- 住まいの温熱環境や化学物質が，健康への影響や健康障害を引き起こす要因となる。

1．多様な環境条件下での健康への影響

1）環境と健康

　　私たちの健康は，太陽光や水，空気，気温，土壌等の様々な環境要因から影響を受けている。環境もまた，私たちの生活の営みから影響を受けている。日常生活上の環境因子である水と空気は，生きていくために必要不可欠なものであるが，それらが汚染され安全が保たれない場合には，健康被害が引き起こされる。日本では，1955（昭和30）年頃からの経済の飛躍的な成長に伴い，工場が排出するばい煙や汚水により環境汚染が進み，大気汚染や水質汚濁が深刻化した。とりわけ**公害**による健康被害は大きな社会問題となった。イタイイタイ病は，富山県神通川の上流にある鉱山から流れ出したカドミウムが川の水や流域を汚染し，この川水や汚染された農地に実った米等を通じて，人々に腎臓への健康障害が引き起こされた。また，水俣病は，熊本県水俣湾および新潟県阿賀野川流域において発生した。化学工場が排出したメチル水銀により汚染された魚介類を経口摂取することにより，神経への健康障害が引き起こされた。四日市ぜんそくは，三重県四日市市の石油化学コンビナートから排出された亜硫酸ガス等による大気汚染が原因となり，呼吸器への健康障害を引き起こした。

2）環境に関する法の整備

　　前述の公害問題に対応するため**環境関連法制**が整備された。1962（昭和37）年に最初の環境法令となる，ばい煙の排出の規制等に関する法律が成立した。1967（昭和42）年に公害対策基本法が制定された。その後，大気汚染防止法や公害に係る健康被害の救済に関する特別措置法等が制定され，政府に公害対策本部が設けられる等，環境関連法制の整備がなされた。1971（昭和46）年に環境庁が発足し，環境問題全般について，基本的な政策の企画・立案・推進を行うこととなった。環境庁は，2001（平成13）年に環境省となり，廃棄物行政やリサイクル対策を取り扱うようになった。近年では，地球温暖化対策や大気汚染等の地球規模の環境保全対策等の政策課題に取り組んでいる。1993（平成5）年には，公害対策基本法を発展的に継承し，環境に関する分野についての国の政策の基本的な方向を示す法律として，環境基本法が公布・施行された。

3）環境と感染症

　　人々の暮らしと生活において，水は飲料のみならず，トイレ用水にも使用され，生命の維持と生活に欠かすことができない存在であることから，水の安全性は健康の維持にとって重要で

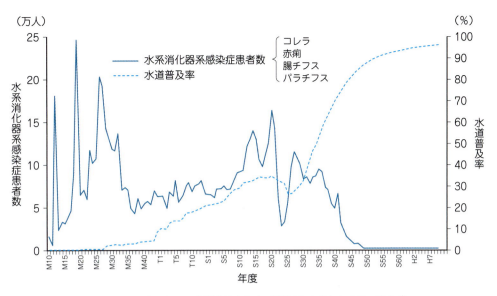

図 3.1 日本における水道普及率と水系消化器系感染症患者の推移[6]
「伝染病統計」（厚生労働省）が平成 11 年 3 月で廃止されたため，平成 10 年度が最終数値。

ある。このため，生活に使用されている水道水は，水道法により水質の品質規格である水質基準が定められている。水質汚濁に係る環境基準については，カドミウムや鉛等，人の健康の保護に関する環境基準や，河川や湖沼の水素イオン指数等の生活環境の保全に関する環境基準も設定されている。水道の普及率は，1950（昭和25）年では26.2％であったが，1980（昭和55）年には90％を超え（図3.1），2022（令和4）年には98.3％に達した。日本では，1879（明治12）年および1886（明治19）年には10万人以上がコレラによって亡くなっていたが，水道の普及に伴い，コレラや赤痢，腸チフス等の水系感染症の発生を激減させることができた。水系感染症は，汚染された水や食品に含まれる病原菌を摂取することで発症する急性の腸管感染症であり，主に安全な飲料水へのアクセス不足や不十分な衛生設備が原因となるため，その防止には，伝播経路のうちの一つである上下水道の整備が重要である。飲用に適する水として供給する上水道の基準については水道法で，汚れた水を衛生的に処理する下水道の基準については下水道法によって定められ，公衆衛生が確保されている。

4）公衆衛生の取り組み

　日本ではコレラは珍しい病気となったが，上水道が整備されず安全な水が得られない国や地域では現在でも流行しており，WHOは2030年までにコレラによる死亡の減少を掲げている。持続可能な開発目標（SDGs）では，目標6に「安全な水とトイレを世界中に」を掲げている。すべての人々に水と衛生へのアクセスと持続可能な管理を確保することや，安全に管理された飲料水サービスを利用する人口割合等，ターゲットとグローバル指標を示している。これは，公衆衛生の確保だけでなく，人間の安全保障に直結する重要な開発課題といえる。現代の国際社会において「持続可能な開発」という考え方への共通認識が生まれ，先進国と開発途上国が協力して地球規模の環境問題へ取り組むことが求められている。

2． 異なる地域やコミュニティでの住環境の影響

1）住まいへの関心の高まり

　日本の人口は，2010（平成22）年のおよそ1億2800万人をピークに減少に転じた。2016（平成28）年には出生数が100万人を，2022年には80万人を割り込み，少子化が進行している。総人口に占める65歳以上人口の割合を見ると，1950年（4.9％）以降一貫して上昇が続いており，2023（令和5）年には29.1％と過去最高となった。高齢化率はすべての都道府県で上昇しており，こうした傾向は大都市圏を含めて全国的な広がりを見せている。世帯構造別世帯数は，単独世帯総数が年々増加しており，65歳以上の単独世帯割合の増加も見込まれている。人口減少と高齢化が進むなか，医療・福祉・商業等の生活機能を確保し，高齢者が安心して暮らせるよう，生活に必要な機能と住宅を密集させたコンパクトなまちづくりが進められる等，人々が暮らす地域や住まいと健康への関心が高まっている。

2）住環境と健康

　生活環境のなかでも，住環境の保持は健康への影響があるため，環境衛生にとっても重要な課題である。WHOは，2018年に住宅に関わる健康リスクファクターを包括的に取りまとめた「**住宅と健康に関するガイドライン**」を作成した（**表3.1**）。健康な暮らしを守る住まいを目指して，「過剰な暑さや寒さ」「住居内の過密性」「住居内のアクセスのしやすさ」「傷害要因に対する安全性」の4項目に着目した新たなガイドラインとなっている。室温の低下により血圧の上昇が見られ，循環器疾患のリスクが高まることや，過剰な寒さにより慢性閉塞性肺疾患（COPD）や小児のぜんそくのリスクが上昇すること等の健康への影響を示している。寒さによる健康への影響を防ぐために，十分な室温を確保すること，具体的には温暖または寒冷な気候をもつ国では寒冷期の室温として「18℃以上」を勧奨することを勧告している。室内での過剰な暑さは，睡眠障害，循環器疾患，血圧上昇，死亡のリスクを高めるため，外気温が高い地域では，室内の高温を防ぐための対策をとることを勧告している。住居内の過密性では，インフルエンザ等の呼吸器感染症や精神的ストレス，睡眠障害のリスクが高まること，住居内のア

表3.1　WHO「住宅と健康に関するガイドライン」の要約 [5]

要因	勧告内容	勧告のレベル	健康影響等
過剰な寒さ	・寒冷による健康影響を防止するために十分な室温を確保する ・温暖または寒冷な気候の国では，寒冷期の室温として18℃以上を提案する	強	・呼吸器疾患の増悪（慢性閉塞性肺疾患[COPD]，小児のぜんそく） ・血圧上昇（循環器疾患）
	・寒冷期を有する地域では，効果的で安全な断熱手段を導入する	条件つき	
過剰な暑さ	・外気温が高い地域では，室内における過剰な暑さを防ぐための対策をとる	条件つき	睡眠障害，循環器疾患，血圧上昇，死亡（外気温）
住居内の過密性	・住居内の過密性を低減するための対策をとる	強	結核やインフルエンザ等の呼吸器感染症，下痢や胃腸炎，精神的ストレス，睡眠障害
住居内のアクセス	・身体障がい者や高齢者がアクセスしやすい住宅を適切な割合で確保する	強	落下や転倒等による傷害，生活の質（QOL）の悪化，心理的影響
傷害要因	・住宅に安全装置（煙や一酸化炭素の警報器，階段のゲート，窓の柵等）を設置し，不測の傷害をもたらす有害要因を低減する手段をとる	強	火傷，落下や転倒等による外傷

クセスでは，落下や転倒等による傷害や生活の質（QOL）の悪化等を指摘しており，健康障害を低減するための勧告がなされている。

　以上のように住環境は，温度，湿度，換気を適切に管理することで快適な生活空間を得ることができるが，温度変化や家屋の建築材料もまた健康への影響をもたらす。暖かい部屋から寒い部屋への移動等，急激な温度変化によって血圧が上下に大きく変動することをきっかけにして起こるヒートショックは，気温の下がる冬場や入浴時に多く発生している。特に，高齢者は血圧変化をきたしやすく，体温を維持する機能が低下しているため，ヒートショックを起こす危険性が高い。新築の家で起こりやすいシックハウス症候群は，塗装で使われたホルムアルデヒドを含む揮発性有機化合物が原因とされており，目やのどの痛み，頭痛や吐き気等の様々な症状を引き起こす。近年，熱中症による死亡リスクも高まっている。熱中症による救急要請の発生場所は，住宅等居住場所が最も多くなっている。

3）環境問題と健康

　人々の生活と健康は，地球規模の環境問題とも密接に関わっている。**地球温暖化**は，温室効果ガスの濃度が高まり，熱の吸収が増えたことが大きな原因となっている。水資源や食料生産への影響のほか，熱波による熱関連死亡の問題等の甚大な影響も出ている。近年，異常気象は激甚化，頻発化しており，大雨や土砂災害による自然災害による被害がもたらされている。気候変動は，国際の平和と安全にとって大きな脅威である。気候変動の影響は，土地や食料，水等の資源の獲得競争を激化させることで多くの避難民を発生させ，住む家や土地を失う人や国も存在している。

　地球温暖化に対する国際的な取り組みは，1972年の人間環境宣言（ストックホルム宣言）以降，様々なものが行われている。1992年の国際環境開発会議（地球サミット）では，気候変動に関する国際連合枠組条約（UNFCCC）が採択された。1995年以降はこの条約にもとづき，気候変動枠組条約締約国会議（COP）が毎年開催されている。日本では，1997年の京都議定書の採択を受けて，温室効果ガスの排出量の削減を目標に掲げている。海外では生活環境が悪いスラムのなかで，感染症や熱中症にかかる人が増加している。気候変動は，食料の安全保障の低下，熱ストレスや大気汚染等の影響をもたらし，特に低所得者の多い開発途上国において健康被害の増大をもたらすことが予想されている。

[関　美雪]

文　　献

1) 松浦賢長ほか編. コンパクト公衆衛生学　第7版. 朝倉書店. 2022.
2) 中村好一・佐伯圭吾編集. 公衆衛生マニュアル. 南山堂. 2023.
3) 厚生労働統計協会編. 厚生の指標増刊　国民衛生の動向 2023/2024. 2023.
4) プルス A ほか著. 国立保健医療科学院訳. 健康的な環境による疾病予防—環境リスクによる疾病負荷の国際評価. 2019.
5) 東　賢一. 世界保健機関（WHO）による「住宅と健康のガイドライン」. 公衆衛生. 2021；85：432-437.
6) 内閣官房水循環政策本部事務局. 令和6年版水循環白書. https://www.cas.go.jp/jp/seisaku/mizu_junkan/materials/materials/white_paper.html
7) 厚生労働省検疫所 FORTH. コレラ—世界の状況. https://www.forth.go.jp/topics/20230222_00001.html
8) 総務省消防庁. 令和5年版消防白書. https://www.fdma.go.jp/publication/hakusho/r5/66966.html
9) 環境再生保全機構. 日本の大気汚染の歴史. https://www.erca.go.jp/yobou/taiki/rekishi/index.html
10) 環境省. 環境省五十年史. https://www.env.go.jp/publication/history/50th/index.html
11) 内閣府. 令和5年版高齢社会白書. https://www8.cao.go.jp/kourei/whitepaper/w-2024/zenbun/06pdf_index.html

3-3 労働と健康

Summary

- 仕事や労働環境は人々の生活や健康に様々な影響を及ぼす。
- 職場の健康は労働者個人の努力だけでは達成しえず，事業者による組織的な取り組みが重要となる。
- 社会環境の変化に伴い，労働者の背景や働き方に対するニーズは多様化している。すべての労働者の特性や就業形態に応じた支援について考える必要がある。

1．仕事による健康への影響

働く目的は様々であるが，単に基本的な生活を営むために必要なお金を得るだけでなく，仕事は私たちに自己実現や成長をもたらす機会を提供しうる。仕事は人々の生活に対し，経済的，心理社会的，物理的な影響をもたらすものであり，これらの影響は健康の不公平の一因となる[1]。仕事と健康との関連は古くから指摘されており，産業医学の父と呼ばれるラマツィーニ（Ramazzini B）は『働く人の病[2]』において，働く人々の安全に注意を払い，自分が選んだ仕事を健康で長く続けられるような環境を整えることの必要性を説いている。

2．職場における健康と産業保健

職場における健康（職場の健康）とは，職場において労働者が健康で安心して働けることである[3]。職場の健康は労働者個人の努力だけでは達成しえず，事業者の取り組みが重要となる。

1）産業保健に関わる主な法令

労働基準法は労働条件の最低基準を示すことにより，労働者を保護することを目的とした法律であり，1947（昭和22）年に制定された。労働時間，休憩，休日の基準のほか，年少者や妊産婦等の就業制限を定めている。労働安全衛生法は，労働基準法の「安全及び衛生」に関する項目が独立分離する形で，1972（昭和47）年に制定された。労働者の安全と健康を確保するとともに，快適な職場環境の形成を促進することを目的とした法律である。危害防止基準の確立，責任体制の明確化，自主的活動の促進の措置を講じることにより，労働災害の防止に関する総合的・計画的な対策を推進することを掲げている。

2）労働安全衛生管理

事業者には，労働安全衛生法により事業場の労働安全衛生管理体制の整備が義務づけられている（第10条〜19条の3）。事業場の業種や規模に応じ必要となる職種を**表3.2**に示す[4]。常時50人以上の労働者を使用する事業場は，安全委員会・衛生委員会を設置し，労働者の危険または健康障害の防止，健康増進を図るための基本となるべき対策について調査審議を行い，事業者に対し意見を述べさせることで安全衛生管理を充実させることが求められている。

労働衛生管理の基本は①作業環境管理，②作業管理，③健康管理の3つであり，**労働衛生の3管理**と呼ばれる。これらの管理に加え，労働者への④労働安全衛生教育と①〜④が円滑かつ効率

表 3.2 事業場規模（常時使用する労働者数）別の統括安全衛生管理等選任表[3]

	業種1	業種2	業種3
統括安全衛生管理者	100人以上	300人以上	1000人以上
安全管理者	50人以上	50人以上	—
衛生管理者	50人以上	50人以上	50人以上
安全衛生推進者	10〜49人	10〜49人	—
衛生推進者	—	—	10〜49人
産業医	50人以上	50人以上	50人以上

業種1：林業，工業，建設業，運送業，清掃業

業種2：製造業（物の加工業を含む），電気業，ガス業，熱供給業，水道業，通信業，各種商品卸売業，
　　　　家具・建具・じゅう器等卸売業，各種商品小売業，家具・建具・じゅう器等小売業，燃料小
　　　　売業，旅館業，ゴルフ場業，自動車整備業，機械修理業

業種3：その他の業種

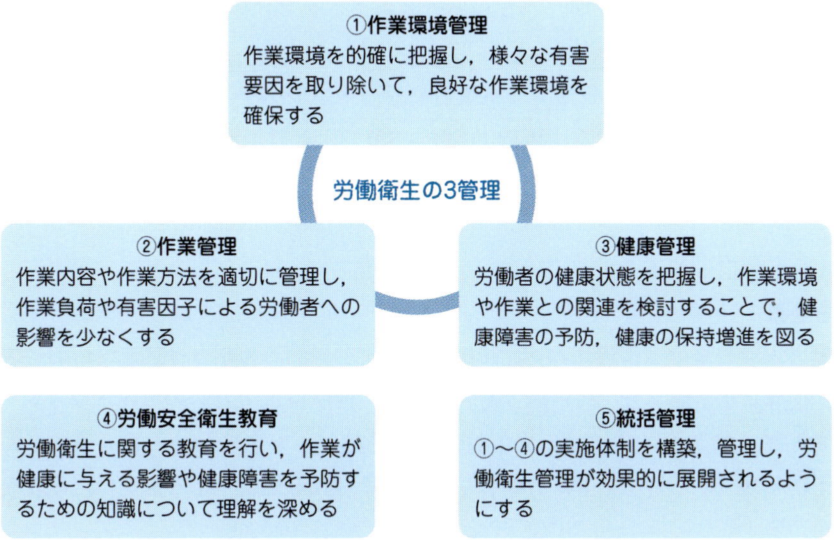

①作業環境管理
作業環境を的確に把握し，様々な有害要因を取り除いて，良好な作業環境を確保する

労働衛生の3管理

②作業管理
作業内容や作業方法を適切に管理し，作業負荷や有害因子による労働者への影響を少なくする

③健康管理
労働者の健康状態を把握し，作業環境や作業との関連を検討することで，健康障害の予防，健康の保持増進を図る

④労働安全衛生教育
労働衛生に関する教育を行い，作業が健康に与える影響や健康障害を予防するための知識について理解を深める

⑤統括管理
①〜④の実施体制を構築，管理し，労働衛生管理が効果的に展開されるようにする

図3.2 労働衛生の3管理／5管理[3,4]

的に行われるための**⑤統括管理**により労働衛生の推進が図られている（**5管理**）（**図3.2**）[3,4]。

3．労働環境と健康

1）職業性疾病

　　職業性疾病の要因には物理的・化学的な作業環境によるもの，作業方法等の作業条件によるものがある。粉じんによるじん肺，暑熱下の作業による熱中症，重量物の取り扱いによる職業性腰痛等があげられる。化学物質による健康障害防止に対しては，労働安全衛生法に定められた措置の実施が事業者に求められている。近年の急速なIT化の推進により，情報機器作業（VDT作業）に伴う健康障害の防止も課題となっている。

2）作業関連疾患

　　一般住民にも広く存在する疾患ではあるが，作業条件や作業環境によって発症率が高まったり増悪したりする疾患のことを**作業関連疾患**という（WHO，1976）。高血圧や虚血性心疾患等の循環器疾患，脳梗塞や脳出血等の脳血管疾患，慢性気管支炎やぜんそく等の慢性非特異性呼

吸器疾患，精神疾患を含むストレス関連疾患等があげられる[5]。

3）過重労働対策

　　長時間労働は，脳・心臓疾患との強い関連性を有する[6]。日本では 2002（平成 14）年に「過重労働による健康障害防止のための総合対策」が策定され，対策が進められてきた。2005（平成 17）年の労働安全衛生法改正（2006（平成 18）年 4 月施行）では，すべての事業所を対象に，長時間労働者への医師の面接指導が義務づけられた。長時間労働の抑制は仕事と生活の調和（ワーク・ライフ・バランス）の推進，働き方改革の観点からも重要である。

4）メンタルヘルス対策

　　「令和 4 年労働安全衛生調査」によると，仕事や職業生活に関する強い不安や悩み，ストレスがある労働者は 6 割を超えている。厚生労働省は，2006（平成 18）年に「労働者の心の健康の保持増進のための指針」を定め，4 つのケア（セルフケア，ラインによるケア，事業場内産業保健スタッフ等によるケア，事業場外資源によるケア）を重視した対策が推進されている。2014（平成 26）年の労働安全衛生法改正では，メンタルヘルス不調の未然防止を目的として，常時 50 人以上の労働者を使用する事業者に対しストレスチェックの実施が義務づけられた。労働者のストレスマネジメントの向上（セルフケア）と職場環境改善による一次予防の強化が図られている。

4．多様な背景やニーズをもつ労働者への健康支援

1）高年齢労働者

　　労働力人口の減少と高齢化の進展に伴い，高年齢労働者の割合は急速に増加している。2020（令和 2）年に公表された「高年齢労働者の安全と健康確保のためのガイドライン（エイジフレンドリーガイドライン）」には，高年齢労働者が安心・安全に働ける職場環境の実現や労働災害の予防の観点から，事業者，労働者双方に求められる健康づくり推進のための取り組みが示されている。

2）女性労働者

　　労働力総人口に占める女性労働者の割合は毎年上昇し，4 割を超えている[7]。しかし，国際的に見ると，日本の男女共同参画は未だ立ち遅れている。女性の活躍推進を図るには，仕事と家庭生活の両立が可能となる職場に加え，女性特有のライフイベントに応じた支援の充実が不可欠である。働く女性の母性健康管理に関しては，労働基準法のほか，雇用の分野における男女の均等な機会及び待遇の確保等に関する法律（男女雇用機会均等法），育児休業，介護休業等育児又は家族介護を行う労働者の福祉に関する法律（育児・介護休業法）に保護規定が設けられている。

3）外国人労働者

　　日本における外国人労働者数は 2010 年代半ば以降急増しており，少子高齢化に伴う深刻な人手不足を背景に，今後もさらなる増加が見込まれる。外国人労働者の健康支援においては，言語，文化，習慣，宗教への理解を深める必要がある[8]。例えば，必要な情報をわかりやすく伝えるコミュニケーションの工夫として，「やさしい日本語」の活用が進められている。また，文化や習慣の違いによっては，検査を拒否される場合や治療の受け入れが困難な場合もある。安心・安全に働くための健康管理の必要性を丁寧に説明し，理解を得ていく対応が必要である。

4）障がい者雇用

　　障がい者が働くことは，障がい者の自立や生きがい，社会参加のための重要な柱である。そのため，企業等における一般雇用や施設・作業所等における支援（福祉的就労）等，多様な働き方が促進されてきた。障がい者の雇用の促進等に関する法律（障害者雇用促進法）では，事業主に対し，障がい者に対する差別の禁止，合理的配慮の提供および法定雇用率に相当する障がい者の雇用を義務づけている。障がい者雇用の促進においては，単に障がい者雇用を増加させるだけでなく，安定的な就業と職場定着を見据えた支援が重要である。

5）雇用・就業形態

　　全雇用者における非正規雇用労働者の割合は 2010（平成 12）年以降増加しており，総務省の労働力調査によると，2023（令和 3）年度は 37.1 ％ と約 4 割に及ぶ。非正規雇用労働者は，正規雇用労働者に比べ柔軟な働き方が選択できる一方，賃金が低く，福利厚生をはじめとする様々なサービスの恩恵を受けづらいことも指摘されている。正規・非正規雇用間の格差の是正とともに，雇用形態にかかわらず，個人が自由度の高い働き方や暮らしを選択できるような取り組みの推進が求められている。

6）治療と仕事の両立

　　近年の診断技術や治療方法の進歩により，がん等の長期にわたり治療が必要となる疾病を抱えながら仕事を続ける労働者が増えている。治療と仕事の両立を図るための事業者の取り組みは，労働者の健康確保だけでなく，継続的な人材の確保や健康経営，組織としての社会的責任，労働者のワーク・ライフ・バランスの実現といった点からも重要である。厚生労働省は「事業場における治療と仕事の両立支援のためのガイドライン」を策定し，労働者が業務によって疾病を増悪させることがないよう，事業場において適切な就業上の措置と治療に対する配慮が行われるための具体的な取り組みをまとめている。

[石﨑順子]

文　　献

1) マーモット M 著．栗林寛幸監訳．健康格差—不平等な世界への挑戦．日本評論社．2017.
2) ラマツィーニ B 著．東　敏昭監訳．働く人の病．産業医学振興財団．2015.
3) 医療情報科学研究所編集．職場の健康がみえる—産業保健の基礎と健康経営　第 1 版．メディックメディア．2019.
4) 厚生労働統計協会編．厚生の指標増刊　国民衛生の動向 2024/2025.　2024.
5) 森　晃爾編．産業保健マニュアル　改訂 8 版．南山堂．2021.
6) Pega F et al. Global, regional, and national burdens of ischemic heart disease and stroke attributable to exposure to long working hours for 194 countries, 2000–2016: A systematic analysis from the WHO/ILO Joint Estimates of the Work-related Burden of Disease and Injury. Environ. Int. 2021; 154: 106595.
7) 厚生労働省．令和 4 年版働く女性の実情．https://www.mhlw.go.jp/bunya/koyoukintou/josei-jitsujo/dl/22-01.pdf
8) 厚生労働省．外国人労働者安全衛生管理の手引き．https://www.mhlw.go.jp/content/11300000/001124694.pdf

3-4　学校と健康

Summary

- 児童生徒の健康課題の把握のためには保健管理（健康診断等）を適正に行うことが必要である。
- 学校生活において健康行動や健康に関する知識・技術の獲得には，保健教育が重要である。
- 児童生徒の背景や環境に応じ，個々のニーズに応じた受け皿を整備することが求められている。

1．学校における児童生徒の健康課題の把握（保健管理）

　　保健管理としての健康診断は，各児童生徒が学校生活を送るにあたり，検診や検査等によってスクーリングし健康状態を把握する。また，各学校の健康課題を明らかにし，健康教育に活かす役割がある。学校における健康診断に関わる主な法令は**表3.3**のとおりである。

　　文部科学省の示した「2030年の社会と子供の未来」において，2030年には，日本の少子高齢化がさらに進むことが懸念されている。そのため，グローバル化，情報化や技術革新等の変化が子どもたちの生き方に影響を与えることを念頭に入れた教育のあり方を検討している。これからの子どもたちは，急激に変化する社会のなかで，主体的に判断し，自ら問いを立てて解決すること，そして周りと協働しながら，新たな価値を生み出すことが求められている[2]。このためには，まず各幼児児童生徒の心身の健康状況を可視化することの視点が不可欠である。Society 5.0 の時代を迎えて，児童生徒等の健康診断およびその結果情報については，個人情報保護や情報セキュリティに配慮しつつ，迅速に電子化する方向で進んでいる。それら健康診断の結果は，他の健康診断情報とつなげることができる。このことは，人が誕生してから学校，職場等，生涯にわたる個々の健康情報を電子記録として活用でき，本人や家族が正確に健康情報を把握するための仕組みの一環となる。そのことにより，生涯にわたって自身の健康づくりや医療機関受診時の情報共有に活用できる基盤となるものである。また，心身の健康状況の変化に早期に気づくことができ，継続的な保健管理を期待できる。

表3.3 健康診断に関わる法令

学校教育法	第12条	健康診断
学校保健安全法	第 1 条 第13条 第14条	学校保健法の目的 児童生徒等の健康診断 健康診断の事後措置
学校保健安全法施行規則	第 5 条 第 6 条 第 7 条 第 8 条 第10条 第11条	時期（毎学年6月30日までに実施） 検査の項目 方法及び技術的基準 健康診断票（作成，送付，保存） 臨時の健康診断 保健調査

2. 学校における健康に関する学習内容（保健教育）

　保健教育は，関連教科等における教育実践と集団および個別の保健指導によって構成されている。子どもたちが心身の健康を保持増進するための資質や能力を育成することを目指し，学習指導要領にもとづいた，体育科・保健体育科や特別活動をはじめ，学校教育活動全体を通じた体系的な保健教育の充実が求められている。特に，小学校の体育科保健領域，中学校の保健体育科保健分野，高等学校の保健体育科科目保健は全国共通であり，全児童生徒に実施される（図3.3）。一方，集団および個別の保健指導は，各学校の児童生徒の健康課題解決のために，学校保健計画に位置づけて計画的に実施される。具体的な保健指導としては，薬物乱用防止教育，がん教育，歯科保健教育，依存症（行動嗜癖）に関する教育，生命（いのち）の安全教育，SOSの出し方に関する教育を包む自殺予防教育等に取り組んでいる。

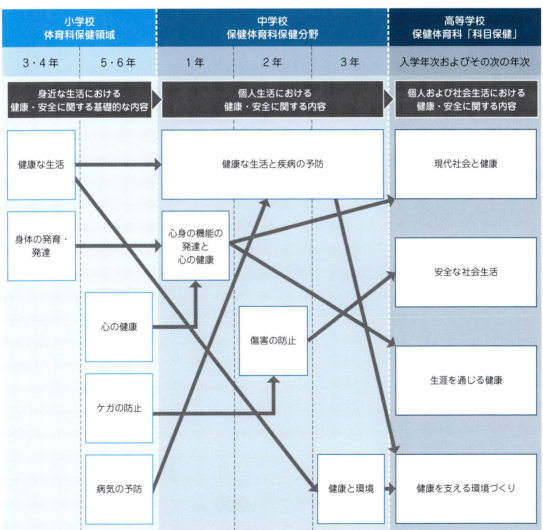

図3.3　保健教育における内容の系統性[1]

3．学校における多様な学び

　文部科学省では，**共生社会**とは，誰もが相互に人格と個性を尊重し支え合い，人々の多様なあり方を相互に認める全員参加型の社会であると説明している。また，共生社会に向けて，障がい者の権利に関する条約にもとづくインクルーシブ教育システムの理論が重要であるという。その構築のためには，特別支援教育をさらに進める必要がある。現代の共生社会においては，「多様性 (diversity)」を認め，それらに対応していくことが求められている。児童生徒がともに生活する学校において多様性を認め，教育活動を実践しているのは，学習権の保障という考えが存在しているからである。障がいの有無や国籍，家庭環境，個性，能力等の様々な多様性を保障する教育は，国内外を問わず，制度化され，様々な形で施策が進められている。

1）ダイバーシティ教育

　学校では，「ダイバーシティ」や「ダイバーシティ教育」と表現していない場合でも，実際には子どもたちの背景や環境に対応するための多様性に配慮した教育活動を日常的に行っている。例えば，小・中学校では，共生社会を目指し子どもの多様性を尊重した以下のような実践例がある。

　①**障がい者スポーツ体験：**　ブラインドサッカーや車いすバスケットボール等がある。ブラインドサッカーでは，視覚を遮断した状態でスポーツを体験することで，障がい者理解やコミュニケーション方法等の実際を学ぶことができる。実際の体験を通じて，子どもたち自身の気づきが得られるとともに，障がい等への想像力の育成が期待できる。

　②**多様性をテーマにした全校講演会の開催：**　LGBTQ や障がい者といった社会的マイノリティの当事者を講師に招き，講演を聞くことで，当事者への理解が期待できる。また，講師自身の体験談を通じて，多様性の考え方やマイノリティへの配慮等を知ることができる。

　③**日本語教室の設置：**　日本語が母国語でない外国籍の子どもたちのために，日本語の教室を設置している学校も報告されている。

2）インクルーシブ教育

　一人ひとりの子どもの個性を尊重し，多様性を互いに受け入れ合う教育である。障がいの有無にかかわらず，すべての児童生徒がともに学ぶことができる。ダイバーシティ教育では障がいを多様性の一つととらえていることから，インクルーシブ教育と関連することもある。

3）特別支援教育

　個別の教育ニーズのある幼児児童生徒に対して，個々に最も適した多様で柔軟な仕組みを整備することが重要である。例えば，LD（学習障害），ADHD（注意欠陥・多動性障害），高機能自閉症等の児童生徒には通常の学校での指導，通級による指導，特別支援学級，特別支援学校等，多様な学びの場がある。特別支援教育は，共生社会の形成に向けて，インクルーシブ教育システム構築のために必要不可欠なものである。

4．学校内外の教育活動の場

　「令和4年度児童生徒の問題行動・不登校等生徒指導上の諸課題に関する調査結果[3]」によると，小・中学校における長期欠席者数46万648人（前年度41万3750人）のうち，不登校児童生徒数29万9048人（前年度24万4940人），在籍児童生徒に占める不登校児童生徒の割合が3.2%（前年度2.6%）であった。このように小・中・高等学校の不登校が約30万人に急増している。また90日以上の不登校であるにもかかわらず，学校内外の専門機関等で相談や指

導を受けられていない小・中学生は 4.6 万人にのぼることが報告されている。

　その現状を，誰一人取り残されない学びの保障に向けた不登校対策「learning COCOLO プラン [4]」では，

1. 不登校の児童生徒全ての学びの場を確保し，学びたいと思った時に学べる環境を整える
2. 心の小さな SOS を見逃さず，「チーム学校」で支援する
3. 学校の風土の「見える化」を通じて，学校を「みんなが安心して学べる」場所にする

ことにより，学びの保障を社会全体で実現するとしている。小・中・高等学校を通じて，学びたいと思ったときに多様な学びにつなげることができるよう，個々のニーズに応じた受け皿を整備することが求められている。例をあげると，すべての都道府県・指定都市に不登校児童生徒を対象とする特別の教育課程を編成して教育を実施する不登校特例校や，落ち着いた空間で学習や生活ができる環境として学校内への教育支援センター（スペシャルサポートルーム等）の設置があげられている。学校外においても教育支援センターの機能を強化する必要があり，NPO やフリースクール等に業務委託を通して，求めに応じた連携を図る方法がある。

　COVID-19 対応後の現在，ICT 等を活用した学習活動やオンラインによる授業方法の工夫もなされている。さらに，他の児童生徒と遊んだり，学習したりできるインターネット上の仮想空間であるメタバースに集まって，不登校の子どもたちの新たな居場所としての活用についても，実践事例を踏まえた研究が今後求められると考える。また，高等学校の不登校の生徒も学びを続けて卒業ができるように柔軟で質の高い学びを保障する必要がある。他にも多様な学びの場，居場所の確保のために，学校や教育委員会と NPO，フリースクール等のさらなる連携の強化が必要である。夜間中学や，公民館・図書館等も学びの居場所として活用し，自宅での学習を成績に反映できるような対策も必要である。　　　　　　　　　　　　　［上原美子］

文　　献

1) 松浦賢長ほか編. コンパクト公衆衛生学　第 7 版. 朝倉書店. 2022.
2) 文部科学省. 2030 年の社会と子供たちの未来. https://www.mext.go.jp/b_menu/shingi/chukyo/chukyo3/siryo/attach/1364310.htm
3) 文部科学省. 令和 4 年度児童生徒の問題行動・不登校等生徒指導上の諸課題に関する調査結果及びこれを踏まえた緊急対策等について. https://www.mext.go.jp/a_menu/shotou/seitoshidou/1422178_00004.htm
4) 文部科学省. 誰一人取り残されない学びの保障に向けた不登校対策について（通知）. https://www.mext.go.jp/content/20230418-mxt_jidou02-000028870-aa.pdf

もっと詳しく知りたい人のための文献

- 文部科学省. 生徒指導提要（改訂版）. https://www.mext.go.jp/a_menu/shotou/seitoshidou/1404008_00001.htm
- 文部科学省. 共生社会の形成に向けて. https://www.mext.go.jp/b_menu/shingi/chukyo/chukyo3/siryo/attach/1325884.htm
- 文部科学省. 教育課程企画特別部会　論点整理. https://www.mext.go.jp/component/b_menu/shingi/toushin/__icsFiles/afieldfile/2015/12/11/1361110.pdf
- 伊藤武彦ほか編著. 健康教育の理論と実践—我が国と外国の事例をもとに. 日本学校保健会. 2018.

3-5　食と健康

> ### Summary
>
> - 伝統的な食文化や宗教・思想は，人々の食生活に大きな影響を与える。
> - 適切な栄養管理は，食の多様性を考慮して行うことで，より効果的に実践できる。
> - 栄養・食生活は，健康格差を縮小するための重要な要素である。
> - 不健康な食行動は個人だけの問題ではなく，社会全体の課題としてとらえる必要がある。
> - 社会全体がすべての人々の健康的な食を支えるためには，食品へのアクセスと情報へのアクセスの両方を相互に関連させた「食環境づくり」が求められている。

1．文化的食習慣と健康

1）食文化や宗教・思想にもとづく食の選択

　日本で日常的に食べられているものが，世界中で同じように食べられているとは限らない。国や地域ごとに独自の食文化が存在し，伝統的な食文化や宗教・思想は，人々の食生活に大きな影響を与える。例えば，キリスト教，イスラム教，仏教の三大宗教やヒンドゥー教，ユダヤ教等でも，それぞれの教義や戒律にもとづき，特定の食べ物や食べ方の制限はしばしば見られる。菜食はその一例である。

　一般的に**ベジタリアン**（菜食主義者）は，動物性食品を避け，野菜，果物，いも類，豆類等の植物性食品を中心に摂取する。ベジタリアンはインドに多いとされているが，これは，ジャイナ教やヒンドゥー教等の複数の宗教的背景から菜食が広く実践されているためである。ベジタリアンの分類は様々であるが，代表的なものを**表3.4**に示す。ヴィーガンは，動物性食品を一切食べない。このほか，植物性食品を中心に牛乳や乳製品を摂取するラクト・ベジタリアン，植物性食品に加えて卵や卵製品を食べるオボ・ベジタリアン，植物性食品と乳・卵を食べるラクト・オボ・ベジタリアン，植物性食品と乳・卵・魚を食べるペスコ・ベジタリアンや植物性食品と乳・卵・魚・鶏肉を食べるポーヨー・ベジタリアンがある[1]。このように，ベジタリアンと一口にいっても，摂取できない食品は様々である。また，動物性食品を避ける理由も，

表3.4　ベジタリアンのタイプ

タイプ	レッドミート（牛，豚，羊等）	鶏肉	魚介類	卵・卵製品	牛乳・乳製品
ヴィーガン	食べない	食べない	食べない	食べない	食べない
ラクト・ベジタリアン	食べない	食べない	食べない	食べない	食べる
オボ・ベジタリアン	食べない	食べない	食べない	食べる	食べない
ラクト・オボ・ベジタリアン	食べない	食べない	食べない	食べる	食べる
ペスコ・ベジタリアン	食べない	食べない	食べる	食べる	食べる
ポーヨー・ベジタリアン	食べない	食べる	食べる	食べる	食べる

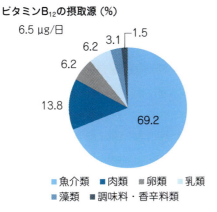
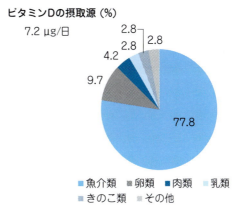

図3.4 ビタミンB_{12}およびビタミンDの摂取源となる食品群の割合（総数，20歳以上，男女計）
（文献3）よりデータを抽出し作図）

宗教上の信念だけでなく，動物愛護等の倫理観や健康のため等，多岐にわたる。

2）菜食の栄養管理

米国（アメリカ）栄養食料アカデミー（Academy of Nutrition and Dietetics）は，2016年の見解書で，「適切に準備された菜食（完全菜食も含む）は，健康的で栄養的にも十分であり，特定の疾患の予防と治療に有益」と述べている[1,2]。しかし，その効果は食事全体の栄養バランスに依存するため，適切な栄養管理が必要である。

例えば，図3.4に示す厚生労働省「令和元年国民健康・栄養調査[3]」の結果からわかるように，ビタミンB_{12}やビタミンDは魚介類，肉類，卵類，乳類の動物性食品から偏って摂取している。具体的には，魚介類はビタミンB_{12}の69.2％，ビタミンDの77.8％を占める。そのため，ベジタリアン，特に動物由来の食品を一切口にしないヴィーガンは，これらの栄養素への配慮が必要である。ビタミンB_{12}が欠乏すると，巨赤芽球性貧血，脊髄および脳の白質障害，末梢神経障害が起こる。ビタミンDが欠乏すると，小児ではくる病，成人では骨軟化症が引き起こされる。また，ビタミンDは欠乏までいかずとも，軽度の不足でも腸管からのカルシウム吸収の低下，腎臓でのカルシウム再吸収低下により低カルシウム血症となる。一方，ビタミンDの過剰摂取により，高カルシウム血症，腎障害，軟組織の石灰化等が起こる[4]。そのため，サプリメント等からビタミンDを補給する場合には，過剰症にも注意が必要である。

食は単に栄養素を摂取するための手段だけではなく，多面的な要素によって成り立っている。そのため，適切な栄養管理は，**食の多様性**を考慮して行うことで，より効果的に実践できる。

2．異なる経済的背景にもとづく栄養と食のアクセス

1）経済的背景と栄養格差

近年，経済格差が健康に与える影響が明らかとなっており，栄養・食生活は，健康格差を縮小するための重要な要素である。「国民健康・栄養調査」では，2010（平成22）年に「所得」の質問項目がはじめて追加され，2018（平成30）年には，世帯所得を200万円未満，200万円以上400万円未満，400万円以上600万円未満，600万円以上の4つのグループに分け，男女別に分析している[5]。その結果から，600万円以上と200万円未満では次のように対比される。

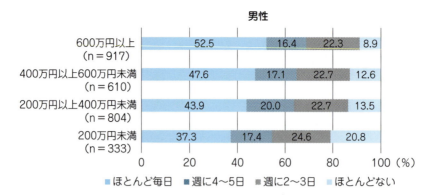

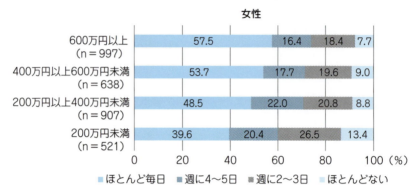

図 3.5　世帯の年間収入別，バランスのよい食事を 1 日 2 回以上とる頻度（20 歳以上，男女別）
（文献 5）よりデータを抽出し作図）

①主食・主菜・副菜を組み合わせたバランスのよい食事を 1 日 2 回以上とる頻度（図 3.5）
「ほとんど毎日」と回答した割合：　600 万円以上が最も高い（男性 52.5％，女性 57.5％）
「ほとんどない」と回答した割合：　200 万円未満が最も高い（男性 20.8％，女性 13.4％）
②主食・主菜・副菜を組み合わせた食事の頻度が週 5 日以下と回答した者において，主食・主菜・副菜を組み合わせて食べることがバランスのよい食事であることを知っている割合（20 歳以上，男女別）
600 万円以上：　男性 88.2％（n＝497），女性 87.7％（n＝471）
200 万円未満：　男性 81.8％（n＝211），女性 93.2％（n＝307）
③主食・主菜・副菜を組み合わせた食事の頻度が週 5 日以下と回答した者において，主食・主菜・副菜を組み合わせて食べることができない理由として「食費の余裕がない」と回答した割合（20 歳以上，男女別）
600 万円以上：　男性 7.6％（n＝458），女性 5.3％（n＝458）
200 万円未満：　男性 22.1％（n＝177），女性 28.9％（n＝281）

①の結果は「ほとんどない」の回答率が 200 万円未満で最も高いにもかかわらず，女性では②の結果が 600 万円以上よりも 200 万円未満で高くなっている。一方，③の結果は，200 万円未満が 600 万円以上に比べて男女とも顕著に高くなっている。

これらの結果を鑑みると，食に対する知識があったとしても，経済状況が栄養の質に影響し，経済的な理由でバランスのよい食事をとることが難しい現実が浮かびあがる。つまり，不健康

な食行動は個人だけの問題ではなく，そのような食行動を作り出す社会全体の課題としてとらえるべきである。

2）栄養格差の縮小に向けた食環境整備

栄養格差を縮小するためには，いつでも，どこでも，手ごろな価格で健康的な食品を入手できる食環境を整備する必要がある。特に経済的に余裕のない人にとって，主食・主菜・副菜を揃えた食事は経済的負担が大きいことがある。そのため，食品の生産者，流通業者，小売業者が連携し，コストを抑えつつ健康的な食品を提供するフードシステムを構築することが重要である。また，誰もが正しい情報を的確に得られるような環境を整えることも大切である。社会全体がすべての人々の健康的な食を支えるためには，食品へのアクセスと情報へのアクセスの両方を相互に関連させた「**食環境づくり**」が求められている[6]。

厚生労働省は，2021（令和3）年に「自然に健康になれる持続可能な食環境づくりの推進に向けた検討会[6]」を実施し，「**経済格差に伴う栄養格差**」を重要な課題と位置づけた。さらに，2022（令和4）年に産学官を含めた多様な業種からなる「健康的で持続可能な食環境戦略イニシアチブ[7]」を立ち上げ，「健康日本21（第三次）[8]」において，全都道府県のイニチアチブ登録を目標値として掲げている。これにより，経済格差に伴う栄養格差の縮小は国の重要な栄養政策として位置づけられ，総合的な取り組みが進められている。

3）子どもの栄養格差と学校給食

近年，子どもの栄養格差が深刻な社会問題となっている。子どもの成長には適切な栄養管理が欠かせないが，経済的に厳しい状況下では栄養バランスのとれた食事を摂取することが難しい場合がある。学校給食は，主食・主菜・副菜が揃った食事が無料または低価格で提供され，「生きた教材」として食育に活用されている。学校給食は，その教育的役割に加え，経済的に困難な家庭の子どもの栄養格差を改善し，社会全体で子どもの健康を支える対策として有効といえる。

［内山真理］

文　献

1) 垣本　充ほか．まるごと解説ベジタリアン＆ヴィーガンの世界．福音社．2024.
2) Melina V et al. Position of the Academy of Nutrition and Dietetics: Vegetarian Diets. J Acad Nutr Diet. 2016 ; 116 : 1970-1980.
3) 政府統計の窓口 e-Stat. 令和元年国民健康・栄養調査 . https://www.e-stat.go.jp/stat-search/files?tclass= 000001136902 &cycle=7 &year=20190
4) 伊藤貞嘉・佐々木敏．日本人の食事摂取基準　厚生労働省「日本人の食事摂取基準」策定検討会報告書 2020 年版．第一出版．2020.
5) 政府統計の窓口 e-Stat．平成 30 年国民健康・栄養調査. https://www.e-stat.go.jp/stat-search/database?t class=000001105001 &cycle=7 &year=20180
6) 厚生労働省．「自然に健康になれる持続可能な食環境づくりの推進に向けた検討会」報告書. https://www. mhlw.go.jp/content/10900000/000836820.pdf
7) 厚生労働省．健康的で持続可能な食環境戦略イニシアチブ. https://sustainable-nutrition.mhlw.go.jp
8) 厚生労働省．健康日本21（第三次）. https://www.mhlw.go.jp/stf/seisakunitsuite/bunya/kenkou_iryou/ kenkou/kenkounippon21_00006.html

3-6　テクノロジーと健康

Summary

- テクノロジーは生活を快適に過ごすために必要なものであり，日々進歩して私たちの生活に様々な恩恵と生活の変化をもたらしてくれる。
- 人と会うのは対面だけではなく，オンライン上でも可能となり，膨大なデータ処理も瞬時に行うことができるようになった。
- テクノロジーは人間が使いこなすことで効果を発揮するため，テクノロジーの発展とともに私たちも変化していかなければならない。

1．テクノロジーの発展と生活への影響

　　近年では，テクノロジーの発展により，様々な機器や技術が登場している。テクノロジーの発展は人々の生活を豊かにすることにつながり，その豊かさは生活の質の向上に寄与し，生活の幅を広げていく。生活の幅が広がることにより，様々な生活スタイルが生まれ，人々の生活に多様性が生まれていく。また，テクノロジーは健康行動にも影響を及ぼす。手軽な健康アプリやゲーム等の個人の生活に密着したものから，オンライン診療等の治療に関するものまで様々なことに影響を及ぼしている。

2．テクノロジーの発展と健康

1）診療・医療とテクノロジー

　　医療を行ううえで，診察等を行うことは欠かせない。しかし，へき地や離島等で生活をしている人にとって，病院受診は，移動の困難さ等の負担が強いられることがある。そういった人々に対して，現在はオンライン診療が実施可能となった。オンライン診療は頻繁な移動が難しい場合，通院に伴う負担を軽減するほか，長期にわたり繰り返しの通院が必要な慢性疾患（難病等を含む）の治療について，定期的な直接の対面診療の一部をオンライン診療に代替した。医師および患者の利便性の向上や，医学管理の継続性，服薬コンプライアンス等の向上を容易にすることが目的とされている[1]。オンライン診療によって，場所を選ばず受診することができるようになり，住む場所にかかわらず適切な診療を受けることも可能になる。

　　診療だけではなく，保健指導においても遠隔面談が可能となった。特定保健指導では，従来は直接面談が必須だったが，同等の質の確保を前提としてICTを用いた遠隔面談が可能となった。実施環境として，①指導者と対象者とが相互に表情，声，しぐさ等を確認できること，②映像と音声の送受信が常時安定しかつ円滑であること，③特段の操作を要さずとも対象者が遠隔面接を利用できること，④情報セキュリティが確保されることが定められている[2]。遠隔面談での保健指導における効果は，対面での保健指導と比べ，効果は劣らないと考えられている[3]。これまでは実施が困難だった地域においても保健指導が可能となり，今後，遠隔面談の活用が

活発になっていくことが考えられる。

2）セルフケアとテクノロジー

セルフケアといえば，体重計や血圧計，歩数計等が思い浮かぶのではないだろうか。近年ではスマホやウェアラブル端末の普及が目覚ましく，セルフケアを行うための端末として活躍している。さらに，これまではセルフケアを行うことが困難だった心電図といった項目に関しても，測定が可能となった。また，従来は測定した結果は手帳等に記録し，受診等の際に必要であれば持参することが必要だったが，スマホ等との連携により，1つの端末ですべての情報を管理することが可能となった。デバイスが活用されることにより，これまでは「手間」になっていたことでも簡単に行うことができ，個人の健康管理がより容易になってきた。健康管理の手軽さは，ライフスタイルのなかに健康を取り入れるハードルを下げ，生き方に多様性を生む役割があると考えられる。

3）AI の進歩

AI（artificial intelligence，人工知能）を活用した健康増進も進歩している。AI の活用は，これまでは人間により行われていた作業を支援することや，膨大なデータ処理にかかる時間を大きく短縮すること等も可能となった。その一端としてあげられるのが，画像診断技術に関するものである。これまでは X 線や MRI 等で撮影した画像を読影医が 1 枚ずつ見て，病変がないかを判断していたが，そこに AI が参加することにより読影の効率が上昇するといった効果が得られている。また，健康管理の分野でも AI は活躍している。スマホのアプリを活用することで，生活習慣病の発症予測に加えて，生活習慣の改善や体重の変化による発症確率のシミュレーションを行うことができる。

AI の活用により，従来行っていた膨大な計算や情報の整理を一瞬で遂行できるようになり，診断技術の向上や健康維持・向上，ひいては人々の生活内容の変化につながっていくと考えられる。

4）遺伝子操作

現在，**遺伝子操作**は人の生殖細胞に対する実施が禁止されている。しかし，2018 年に中国で HIV の父子感染を回避する目的で受精卵を遺伝子改変し，子どもが誕生したことがある。これは倫理的課題が十分に議論されていないなかでの実施だったため，世界中から批判や懸念の声があげられた。生命に対する遺伝子操作はたとえ，安全に実施できたとしても，その目的により技術の利用が受け入れられるとは限らない。現在でも，様々な団体から人の遺伝子操作を禁止する声明が出されている。

遺伝子操作には**遺伝子治療**も含まれる。これは生殖細胞に対してではなく，体細胞に対して行われるものを指し，現在ではすでに実施されている。生殖細胞の遺伝子操作は，次世代への影響が懸念される。一方，遺伝子治療では，次世代への影響はないものの，その費用が非常に高額であることや，治療法の確立がまだ研究段階にあることが問題である。遺伝子治療には未だ不明点も多く，安全性や効果が保証できるものではないものの，将来的にがんや難病の治療に寄与し，人々の健康を守る役割を担うことが考えられる。

3．ゲームと健康

ゲームは従来，頭が悪くなる，目が悪くなる等，ネガティブな印象をもたれることが多かっ

た。しかし，有用性があることも明らかになってきている。

1）ゲームの心理的影響

①ポジティブな効果：　テレビゲームの心理的影響として，不快感情が減少し，活力や気力が上昇することが明らかになっている。また，オンラインゲーム上で自己の表出が促進されると考えられており，社会性やソーシャルスキルの向上，孤独感の軽減をもたらす可能性がある。

外科医においては，ビデオゲームをプレイしてきた人は腹腔鏡手術の技術評価が高いといわれており，ゲームを行うことが治療技術の向上に役に立つこともある。

②ネガティブな効果：　ゲームに依存・没頭してしまうと，ストレスフルな状況を悪化させてしまい，敵意的認知や孤独感の増大を及ぼすことが明らかになっている。また，国際疾病分類第11回改訂版（ICD-11）より，新たな病態として「ゲーム障害」の診断基準が設けられるようになり，現在は治療の対象となっている[4]。アメリカ精神医学会の精神疾患の診断分類第5版（DSM-5）では「インターネットゲーム障害」とされており，有病率は4.7％と推定されている[5]。これらの疾患は，男性が発症することが多く，思春期や成人期で認められることが多い。ゲーム障害に陥ることで，日常の活動よりもゲーム行動が優先され，学業の成績低下や家族間の対立，健康への悪影響等を引き起こす。

2）治療ツールとしてのゲーム

近年では，ゲームと治療効果に関しての研究も進められている。これまで，家庭用ゲームはコントローラーを使用したものが一般的だったが，現在ではコントローラーにジャイロセンサーが組み込まれ，傾きや速度等を活用したものや，専用のヘッドマウントディスプレイを着用するものも販売され，様々な方法・形態でプレイをすることが可能となっている。そのなかで，ヘッドマウントディスプレイを使用したVR（virtual reality，仮想現実）では，近視の視力回復を行う研究が行われている。さらに，フィットネスゲームには脳卒中患者の機能回復としての効果がある。メンタルヘルスの問題に対処するため，ゲームベースでの介入も行われ，実際に改善効果が認められている。回復だけでなく予防にも効果があり，認知症の予防としてゲームを使った脳トレーニング等も行われている。

3）健康増進を目的としたゲーム

家庭用ゲーム機からも健康増進を目的としたゲームが発売されている。任天堂，ソニー等からはフィットネスゲームが発売されており，トレーニングをゲーム感覚で行うことができる。このなかでは，運動時間の表示やトレーニングの回数だけでなく，消費エネルギーの表示もあり，実施者の意欲向上や継続のための工夫が凝らされている。また，家庭用ゲーム機だけでなく，スマホアプリを使用することで，トレーニング動画の視聴やアプリ内の記録が可能になるほか，手軽に実施し，モチベーションの維持ができる。現在は様々な機器によって，モチベーションの向上や健康増進行動の継続を図ることができる。

4）VR，ゲーム内の多様性

近年では，テクノロジーの進歩によりVR機器が一般的に販売されるようになった。専用のヘッドマウントディスプレイを装着し，視界を360度覆うことで現実に近い世界に没入することができる。従来のゲームでは三人称視点が多かったものの，VRは一人称視点となるため，様々な物語や他者の体験をリアルに感じることができる。そこには，現実世界では味わうことのできない体験もあり，これまで自分の人生では味わうことのできなかった体験が可能となった。

オンラインゲームも発展しており，場所を問わず，リアルタイムに様々な人と交流をもつことが可能となった。こういったオンラインゲームは，孤独感の解消や，帰属感，友情等を感じることも可能となる。リアルな世界でのつながりだけでなく，顔も見たことがないオンライン上の友人をもつことができる。

これまで，ゲームといえば，1人または1か所に人が集まって行われるものであったが，オンラインゲームやVRの発展により，場所や人を選ばず楽しむことができるようになり，多様な遊び方ができるようになった。

4．テクノロジーの未来

VRの技術だけでなく，AR（augmented reality，拡張現実）やMR（mixed reality，複合現実）といった技術の進化も止まらない。仮想現実だけでなく，現実に仮想をかけ合わせることで，さらなる技術の発展につながっている。これらの技術は医療ともつながっており，VRを利用した幻肢痛やPTSD，不安障害の治療が行われている。VR技術はまだ成熟しきっておらず，これからも成長を続けることが考えられる。ARにおいては，現実と仮想を結ぶことから携帯性も重要になるが，未だスマホのように持ち運ぶことはできない。今後，これらの技術が進むにつれ，リアリティが増した機器が日常生活に溶け込むかもしれない。それにより，医療分野では，ARによる手術支援や，カルテをスマートグラスで確認する等の看護の日常業務支援を行う未来がくるかもしれない。

しかし，これらの技術を使用するには，利用者側の姿勢も重要となる。新しい技術が取り入れられるためには使う側が必要性を理解し，その使い方を把握する必要がある。テクノロジーの発展は新たな生き方や多様性を生むことにつながるが，常にその発展が続いていることを念頭に，自分自身も変化することを意識していかなければならない。　　　　　　　　　　［名村駿佑］

文　　献

1）厚生労働省．オンライン診療の適切な実施に関する指針．https://www.mhlw.go.jp/content/10800000/001233212.pdf
2）厚生労働省．ICTを活用した特定保健指導の実施の手引き．https://www.mhlw.go.jp/bunya/shakaihosho/iryouseido01/dl/info03j-130822_04.pdf
3）Kanamori S et al. Comparison of BMI changes in Japanese adults receiving face-to-face versus online counseling for specific health guidance: a noninferiority prospective observational study. J Occup Health. 2024; 66: uiae026.
4）WHO. ICD-11. https://icd.who.int/browse/2024-01/mms/en#1448597234
5）高橋三郎ほか．DSM-5-TR 精神疾患の診断・統計マニュアル．医学書院．2023.

3-7 コミュニティ／公共空間の健康─人々を健康にするまちづくり

> ### *Summary*
> - 人々は家庭や地域社会，学校や職場等のコミュニティのなかで日々の生活を営んでおり，コミュニティのもつ特性は，人々の健康や生活に大きな影響を及ぼす。
> - ソーシャル・キャピタルの醸成が人々の健康づくりにつながる。
> - 社会環境の改善や ICT の活用による健康になれるまちづくりが進められている。

1．異なるコミュニティのニーズにあわせた健康促進

1）コミュニティとは

　　人々が生まれ育ち，教育を受け，生産活動を営み，やがて老いていくというライフコースを送る場が**コミュニティ**である。それは単に，同じ地域で暮らしているという地理的な意味だけでなく，同属意識や同じような状況，共通する目的をもったつながり等も含まれる。地理的な関係性によるコミュニティは，都道府県，市町村等の行政区域や，医療圏，通学区域，地縁組織といった限定された一定の区域でとらえる。これとは別に，同属意識やつながりを中心とするコミュニティには職場や学校，特定の健康課題を抱える集団，介護や子育て中の家族，趣味サークル等がある。さらに，電子メールや SNS 等のインターネット上で共通の関心をもちつながるコミュニティもある。このように，コミュニティとは，なんらかの共通性をもつ集団であるととらえることができる。

　　コミュニティは，個人，家族，集団，組織等で構成され，健康な人や，病気や障がいをもつ人まであらゆる健康レベルにある人，子どもから高齢者まですべての人々を含んでいる。そして，人々が日々の生活を営む場であるコミュニティには，歴史や文化，価値観，生活習慣，生活環境，制度，交流といった特徴があり，人々の生活や健康に大きな影響を及ぼしている。

2）コミュニティの変化とソーシャル・キャピタル（社会関係資本）

　　単身世帯の増加や働き方の多様化，インターネットの普及といった社会構造の変化により，家族やコミュニティにおける人とのつながりが希薄になり，誰もが孤独・孤立状態に陥りやすくなっている。特に，子ども虐待や孤立死，災害といった近年の社会課題の予防や早期対応のために，物理的な距離が近い近隣住民どうしがお互いに見守り，支え合うことが重要とされ，人と人とのつながりを実感できるコミュニティづくりが求められている。

　　コミュニティにおける，人とのつながりや信頼関係を意味するものとして，**ソーシャル・キャピタル**（social capital，社会関係資本）が注目されている。内閣府の報告書では，ソーシャル・キャピタルは，「人々の協調行動を活発にすることによって社会の効率性を高めることのできる信頼・規範・ネットワークといった社会組織の特徴[1]」と定義されている。ソーシャル・キャピタルが豊かな地域で暮らす人ほど主観的健康観が高く[2]，死亡率が低い[3]等，より健康水準が高く，災害が起きたときに地域で効果的に対応できることがわかっている。周りの人々を信

58　第 3 章　社会環境と健康

頼することができ，困ったときには相談したり助け合ったりできる地域で暮らすほうが心理的ストレスは少ない。また，人とのつながりが豊かであると，様々な人々と交流する機会や社会活動に参加するきっかけがあることから，健康状態がよいとされている。さらに，お互いに助け合う雰囲気があるコミュニティでは，困りごとが生じても一緒に解決するための行動につながりやすい。ソーシャル・キャピタルの醸成には時間を要するが，信頼関係やお互いに助け合う意識を高めるようなコミュニティづくりを行うことは，健康や生活上の課題を解決する能力を高め，その結果，人々の健康増進につながっていく。そして，ソーシャル・キャピタルが豊かになれば，希薄化したコミュニティの再構築や安定化が図られる。

２．多様な住民の声を反映した公共空間の健康促進

1）誰もが健康になれるまちづくり

　そこで暮らしているだけで誰もが健康になれるまちづくりを目指す取り組みとして，**ゼロ次予防**（primordial prevention）が着目されている。2024（令和6）年度から開始された「健康日本21（第三次）」においても，健康への関心が薄い者を含む幅広い対象にアプローチできるよう，自然に健康になれる環境づくりを進めている。これまでは，生活習慣の改善を一次予防，疾病の早期発見・早期治療を二次予防，発症後のリハビリテーションや重症化予防を三次予防として，健康に影響を与える原因に着目した取り組みが行われてきた。それに対し，病気の発症やリスクファクターにつながる社会的，経済的，文化的な環境因子に着目し，それらを改善することで集団における病気の発生自体を大きく減らそうという考え方がゼロ次予防であり[4]，あらゆる健康レベルにある，幅広い世代を対象とした取り組みにおいて基盤となる考え方である。

　ゼロ次予防の取り組みは，栄養・食生活，身体活動・運動，喫煙をはじめとする分野ですでに行われている。例えば，減塩食品の普及や歩きやすい歩道づくり，禁煙スペースの拡大等があげられ，環境が変わることにより，そこで暮らす人々の行動が変わり，その結果，健康にもよい影響が見られている。また，社会参加のしやすさにおいても，近くに参加しやすい場や仲間がいるという環境因子があるほうが実際の参加につながりやすく，心身の健康への影響が期待される。社会環境の改善や質の向上を図るゼロ次予防のさらなる推進により，暮らしているだけで健康になれるまちづくりの可能性は広がっていく。

2）ICT を活用したまちづくり

　近年の情報科学の発達により，コミュニティという概念が，地域や地縁を越えた広がりを見せているなか，日々進化する ICT（情報通信技術）を活用して，誰もが安心して生活できるまちづくりを目指して，コンパクトシティ[5]やスマートシティ[6]の取り組みが行われている。

　コンパクトシティとは，住宅や商業施設，公共施設等の都市機能を集約させ，医療や福祉サービスへのアクセスを確保することで，生活の利便性の向上，および，高齢者や子育て世代等すべての人々が安心して生活できることを目指している。一方，**スマートシティ**は，多様化する価値観に柔軟に対応するために ICT 等の新技術を活用して，医療や福祉，行政サービスを効率化したり，災害や感染症拡大等の非常事態にも対応できるよう，都市の管理や運営を効率化したりして，安心・安全な生活を送れることを目指している。

　コンパクトシティは都市空間を対象とし，実際の土地を起点として効率化を図るのに対し，スマートシティは情報技術を中心とするが，どちらも生活の質の向上を目指す点は同じである。

双方の利点を活かすことにより，多様な住民のニーズに応えることができるまちづくりが可能となる。さらに，年齢や性別，障がいの有無，国籍等にかかわらず，誰もが暮らしやすい，多様で寛容な社会の実現にも貢献できることが期待される。　　　　　　　　　　　　　　　　［柴田亜希］

文　　献

1) 内閣府．ソーシャル・キャピタルの豊かさを生かした地域活性化．https://www.esri.cao.go.jp/jp/esri/prj/hou/hou075/hou075.html
2) Kawachi I et al. Social capital and self-rated health: a contextual analysis. Am J Public Health. 1999; 89: 1187-1193.
3) Kawachi I et al. Social capital, income inequality, and mortality. Am J Pubric Health. 1997; 87: 1491-1498.
4) WHO 著，木原雅子ほか訳．WHO の標準疫学　第2版．三煌社．2008.
5) 国土交通省．コンパクトシティ政策について．https://www.mlit.go.jp/common/001273984.pdf
6) 内閣府・総務省・経済産業省・国土交通省・スマートシティ官民連携プラットフォーム事務局．スマートシティガイドブック　第2版．https://sbircao02-my.sharepoint.com/:b:/g/personal/kagisoukatsu1_sbircao02_onmicrosoft_com/EQS83cyjo_RMrdgIvxZ5_gEBPP5tTmL3MHF1LosQ0dVGGg?e=oB0GNr

3-8　地域包括ケアシステム

Summary

- 地域包括ケアシステムは，地域での自立した生活を支えるためのシステムである。
- 地域特性を反映した，住民参画と関係機関との協働によるシステムづくりが大切である。

1．地域の多様性を考慮した包括的ケアの提供

1）地域包括ケアシステムとは

　　日本では，諸外国に例を見ないスピードで高齢化が進行しており，65 歳以上の人口は，現在の約 3500 万人から，2043 年には 3953 万人でピークを迎えることが予測されている[1]。高齢者人口の増加により，医療や介護ニーズが増大する一方，少子化の影響による介護の担い手不足が懸念されている。さらに，認知症高齢者や 65 歳以上の単独・高齢者のみ世帯の増加等により，医療，介護，日常生活支援のニーズは多様化しており，地域での生活を支えるための支援やサービスが切れ目なく提供されることが求められている。こうした背景を受けて，2012（平成 24）年の介護保険法の改正により，高齢者の尊厳の保持と自立生活支援の目的のもとで，介護が必要になっても住み慣れた地域で自分らしい生活を人生の最期まで送ることができるよう，地域の包括的な支援・サービス提供体制（地域包括ケアシステム）の構築を推進している。

　　地域包括ケアシステム（community-based integrated care system）とは，持続可能な社会保障制度の確立を図るための改革の推進に関する法律において「地域の実情に応じて，高齢者が，可能な限り，住み慣れた地域でその有する能力に応じた日常生活を営むことができるよう，医療，介護，介護予防，住まい及び自立した日常生活の支援が包括的に確保される体制」と定

60　第 3 章　社会環境と健康

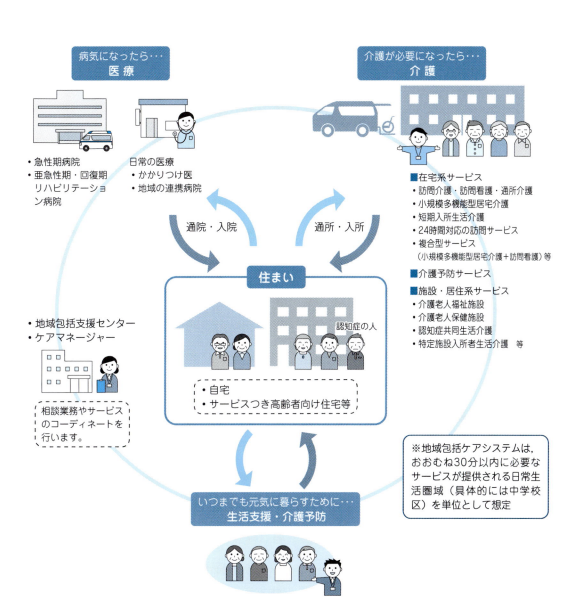

図 3.6 地域包括ケアシステムの姿
(文献 2) より一部改変)

義されている(図 3.6)。

具体的には,中学校区を基本とした,高齢者の日常生活圏域(おおむね 30 分以内)において,医療,介護,見守り・配食・買い物等の生活支援と介護予防,住まい,という 5 つの視点で,包括的かつ継続的に支援が行われることをいう。

地域包括ケアシステムを構成する要素として,植木鉢に例えられた模式図が示されており(図 3.7),それぞれの構成要素が一体的に提供されることを目指している。地域における生活の基盤となる「すまいとすまい方」という土台の上で,生活を構築するために必要なのが「介護予防・生活支援」である。その上に,専門職による個人のニーズに応じた「医療・看護」「介護・リハビリテーション」「保健・福祉」といったサービスが提供されることで,生活を支える仕組

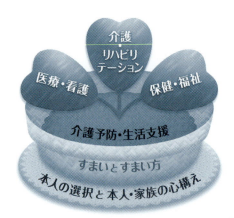

図3.7　地域包括ケアシステムにおける構成要素[2]

みを構成している。そして，これらの前提条件として，介護が必要になった場合にどのような生活を送りたいのかを自ら選択し，家族も含めて，そのための心構え（本人の選択と本人・家族の心構え）をもつことが重要となる。この植木鉢の絵は，ある1人の住民の地域生活を支える地域包括ケアシステムの構成要素を示しているが，地域のなかにはそこで暮らす住民の数だけ植木鉢が存在している。それぞれの住民のニーズにあわせて，多様な支援やサービスが一体的に提供される体制が重要となる。その際，地域により高齢化の進展状況，医療や介護資源は異なるため，目指すべき地域包括ケアシステムも異なる。そのため，保険者である市区町村や都道府県が，地域の実情を把握し，その特性に応じて作り上げていくことが必要とされている。

2）自助・互助・共助・公助

　　地域包括ケアシステムが効果的に機能するために，自助・互助・共助・公助の4つの助けが重要となる。**自助**とは，自分の意思決定により，自分自身の生活や健康を守ることであり，自らの健康を管理するためにセルフケアに努め，必要なサービスを購入して利用することがあげられる。**互助**とは，友人や知人，近隣の人々が自発的に助け合うことであり，自治会等の地縁組織活動やボランティア活動も含まれる。**共助**とは，医療保険制度や介護保険制度のような公的な社会保険制度であり，被保険者による相互の負担にもとづき医療や介護サービスを受けることができる。**公助**とは，自助・互助・共助では解決できない場合の社会福祉制度であり，生活保護や人権擁護，虐待対策等があげられる。これらの4つの助けが機能し合うことが重要となるが，共助や公助による支援は全国一律となりやすく，また，少子高齢化やそれに伴う財政状況から，大幅な拡充を期待することは難しい。そのため，自助や互助の果たす役割が大きくなることを意識した取り組みが必要となる。地域のもつ力を活かして，行政や専門職だけでなく，住民自らが介護予防や健康づくりに取り組み，生活するうえでの小さな困りごとにも対応できる助け合う関係性を築くことが重要である。

3）地域包括支援センターと地域ケア会議

　　地域包括ケアシステムの中心的役割を担うのが**地域包括支援センター**である。地域の高齢者の総合相談，権利擁護，地域の支援体制づくり，介護予防に必要な援助等を行い，高齢者の保健医療の向上や福祉の増進を包括的に支援することを目的として，市町村が設置している[3]。保健師，社会福祉士，主任介護支援専門員（主任ケアマネージャー）の3職種が配置され，保健・

医療・福祉・介護等の様々な面から総合的に健康の保持と生活の安定を支援するための拠点となっている。

地域包括ケアシステムを実現するための方法の一つに**地域ケア会議**がある。高齢者個人に対する支援の充実と，それを支える社会基盤の整備を進めるために，地域包括支援センターや市町村が設置する。参加者は，地域包括支援センターや行政の職員，介護サービス事業者，保健医療関係者，民生委員，住民組織等のなかから必要に応じて調整される。会議では，個別ケースの支援内容の検討を積み重ねることにより共通する課題を見出し，課題解決に向けて多職種間で協議し，地域で高齢者を支えるネットワークを強化するとともに，高齢者の自立を支援するための具体的な地域課題やニーズを行政に吸い上げ，社会基盤整備につなげることを目指す[4]。地域ケア会議で生まれる多職種連携により，高齢者への支援の充実が実現されるうえ，多くの専門職の視点が加わることで，潜在的な住民のニーズや地域特有の課題を把握することができる。地域の実情に応じて，不足する社会資源や人材の開発，新たな介護サービスの仕組みづくりに向けた政策形成を行うことが，安心して生活することができる地域づくりにつながる。

2．異なる文化的・社会的背景をもつ人々へのアクセスとサービス

1）多様な地域包括ケアシステム

これまで，高齢者，障がい者，児童等の対象者ごとに専門的な福祉サービスの充実を図ってきたが，家族や地域社会の変容に伴い，ニーズの多様化や困りごとの複合化，必要な支援の複雑化が生じ，単独の機関だけでは十分な支援ができないことが懸念されることから，分野横断的な対応が求められている。地域包括ケアシステムは，団塊の世代が75歳以上となる2025（令和7）年を目途に，高齢者を対象として各地域での構築を目指していたが，現在では，子どもや障がい者を含むすべての地域住民のための仕組みとして取り組みが進められている。母子保健法の改正により2017（平成29）年より法定化された母子健康包括支援センター（子育て世代包括支援センター）は，妊娠期から，母子保健サービスと子育て支援サービスを一体的に切れ目なく提供している。精神障がい者にも対応した地域包括ケアシステムは，医療，障がい福祉・介護，社会参加，住まい，地域の助け合い，教育を包括的に確保し，障がいの有無や程度にかかわらず，誰もが安心して自分らしく暮らせる地域づくりを進めている[5]。これらの地域包括ケアシステムは，より多くの職種との連携や，より広い地域でのシステム構築が必要となる。また，外国人は，言語や文化等の障壁により，行政情報や保健・医療・福祉サービスへのアクセス困難を生じやすい。言語や価値観，年齢，性別，職業，社会的地位等の異なる文化的・社会的背景をもつ人々に対しても，外国人支援に関わる組織や住民等の多職種・多機関による連携により，地域における生活を支援することが求められる。

2）地域共生社会の実現へ

地域共生社会とは，これまでの制度・分野ごとの縦割りや，支える側・支えられる側という関係のみならず，地域住民を中心としたすべての関係者が我が事として関わり，人と人，人と資源が世代や分野を越えてつながることで，住民一人ひとりの暮らしと生きがい，地域をともに創っていく社会を指している[6]。これにより，高齢者や子ども，障がい者，生活困窮者を含む様々な人々が，自分らしく活躍できる社会の実現を目指している。

地域包括ケアシステムは地域共生社会を実現するための1つの方法でもある。今後，私たち

が迎える社会は，多様な家族のありようとすまい方のなかで，健康問題や経済的不安，家庭や人間関係の問題等の多様な課題を抱えながら生活する社会であり，個人や家族の抱える課題は複雑化していく。地域で安心してその人らしい生活を送るために，地域での支え合いや保健医療福祉の切れ目のない支援体制づくりを通して，地域共生社会の実現を推進することが求められる。

[柴田亜希]

文　　献

1) 国立社会保障・人口問題研究所. 日本の将来推計人口（令和5年推計）. https://www.ipss.go.jp/pp-zenkoku/j/zenkoku2023/pp2023_ReportALLc.pdf
2) 厚生労働省. 地域包括ケアシステムと地域マネジメント. https://www.mhlw.go.jp/file/06-Seisakujouhou-12400000-Hokenkyoku/0000126435.pdf
3) 厚生労働省. 地域包括支援センターの手引き. https://www.mhlw.go.jp/topics/2007/03/tp0313-1.html
4) 厚生労働省. 地域ケア会議について. https://www.mhlw.go.jp/seisakunitsuite/bunya/hukushi_kaigo/kaigo_koureisha/chiiki-houkatsu/dl/link3-1.pdf
5) 厚生労働統計協会編. 厚生の指標増刊　国民衛生の動向 2024/2025. 2024.
6) 厚生労働省. 地域共生社会の実現に向けて. https://www.mhlw.go.jp/stf/newpage_00506.html

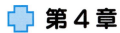 第4章
健康生活支援に必要な健康行動を引き出す力

4-1 ヘルスリテラシー

> **Summary**
> - ヘルスリテラシーは，生涯を通じて健康に対して自ら意思決定するために必要な力である。
> - 健康的なライフスタイルを続けるのが難しい環境こそ，高レベルのヘルスリテラシーが求められる。
> - ヘルスリテラシーは，地域住民や療養者だけでなく，看護職にも必要な力である。

1. ヘルスリテラシーの定義と必要性

　ヘルスリテラシー（health literacy）は「健康に対する自らの意思決定に必要な力」であり，保健領域のエンパワーメントの実現において決定的に重要な要素である[1]。リテラシーという言葉は日本では「読み書き能力」と訳され，江戸時代の「読み書きそろばん」に通じるところがある。健康は自身の意思と行動によって左右される部分が大きいが，その根拠となる情報を的確にキャッチする力が重要となる。ヘルスリテラシーについては，先駆者であるナットビーム（Nutbeam D）が 2000 年に「良い健康状態を推進して維持させられるような情報を入手し，理解し，活用するための個人の意欲と能力を決める認知的社会的スキル[2]」と定義したのち，2012 年にヨーロッパ 8 か国が集まったヘルスリテラシープロジェクトにおいて「評価する力」が追加され，現代社会によりマッチした内容となった。ソーシャルメディアにおいては，興味をもった発信情報を視聴するとその使用状況からアルゴリズムが構築され似たような情報に導かれるが，必ずしも根拠が明確であるとは限らない。また，SNS 等で自分の興味関心をもつユーザーが集まる場では，「エコーチェンバー現象」と呼ばれる特定の意見や思想が増幅する状態となりがちである[3]。そのような状況で，信頼できる健康情報だけをセレクトするというのは至難の業である。

2. ヘルスリテラシーの背景

　ヘルスリテラシーはヘルスプロモーションの背景に深く関係している。ヘルスリテラシーがどのように浸透してきたかを考えていきたい。1960 年代〜1970 年代の欧米において，健康の維持増進のためにライフスタイルを見直そうというキャンペーンがあったが，これを理解し行動に移したのは教育レベルの高い人や経済的に余裕のある人が主で，十分な成果を得られなかった。その後 1980 年代に入ってからは，本人の健康行動は周囲の人との人間関係に影響を受けていることが理解されはじめ，環境そのものを変えていく必要性にたどりつき，1986 年

のオタワ憲章が採択された。ヘルスリテラシーに注目が集まったのは1990年代後半であり，2000年以降は，アメリカ・EUをはじめとする各国政府が国民のヘルスリテラシーを向上させようと，国家戦略として目標を設定しはじめた。2021年のヘルスプロモーション世界会議においてジュネーブ・ウェルビーイング憲章が採択されたところで，ヘルスリテラシーの向上が高い優先順位にあることが改めて示された。翌2022年に開催された第75回WHO総会（World Health Assembly）でも「健康情報に基づいた判断と健康を求める行動の能力を備えるためには，個人が適切なレベルのヘルスリテラシーを身につけている必要があること[4]」が改めて強調されたとともに，「個や集団，地域の健康アウトカムを改善する際には，革新的なアプローチ，コミュニケーションの手段，テクノロジーの活用を考慮したうえで，特に社会科学や行動科学に由来する根拠のもとに導かれるものでなければならない[4]」ということが確認されている。

3．ヘルスリテラシーの3つのレベル

中山[5]は，ナットビームの論文をもとに，ヘルスリテラシーの3つのレベルについてわかりやすく解説している。

1）レベル1： 機能的（functional）ヘルスリテラシー

健康情報を理解できる力を指す。日常生活場面で役立つリテラシーで，個人が適切な健康情報を入手し，その知識を自身の生活に適用する基本レベルのスキルである。例えば，「内服薬の説明書に書いてある内容が理解できる」など，健康関連用語が理解できるかどうかを指すことが多い。現在でも「ヘルスリテラシー」というとこの機能的ヘルスリテラシーを意味することが多いが，ナットビームは，これだけでは健康になれないと指摘している。

2）レベル2： 相互作用的（interactive）ヘルスリテラシー

実際に行動に移すために周囲のサポートを得られる力を指す。例えば，「糖尿病のために食事に気をつけなければいけないとき，妻にヘルシーメニューに協力してもらえるよう説明する」というような力である。これにより周囲とともに健康に向かう場合もあるが，必ずしもうまくいくとは限らない。

3）レベル3： 批判的（critical）ヘルスリテラシー

健康行動をとれない状況を打破するために，周囲の人や環境を変えられる力を指す。言い換えれば，個人の利益だけでなく集団の利益にも結びつくもので，個人の力にとどまらず集団やコミュニティの力を必要とする。最も高度なリテラシースキルとされており，コミュニティエンパワーメントにも大きく寄与する。例えば，「ネット上の根拠のない健康情報を見極め，周囲に注意を呼びかける」「健康格差の解消を政策に掲げている政治家を応援する」といった力である。自分の目的を実現させる際に，例えば社会環境がそれを阻んでいるとしたら，その原因を分析してどう行動したら環境を変えることができるのかを判断できる能力ともいえる。

4．看護職にとってのヘルスリテラシー

ヘルスリテラシーは，看護職をはじめとする保健医療福祉の専門職にとっても重要である。住民や療養者にあったわかりやすい情報が提供でき，本人や家族がうまく意思決定できないような場合に正しく選択・決定するための支援を行える能力も，ヘルスリテラシーと呼ぶことができる。

また，対象のヘルスリテラシーを把握し向上させることは，例えば退院時指導の際の目標になりうるし，地域を対象ととらえた場合には健康教育の評価指標として位置づけてもよい。様々な段階にある対象にとって，モアベターな選択ができるよう支援することは，看護職にとってとても大切な役割である。

[望月宗一郎]

文　献

1) WHO. Health Promotion Glossary. 1998.
2) Nutbeam D. Health literacy as a population strategy for health promotion. 日本健康教育学会誌. 2017；25（3）：210-222.
3) 総務省. 第3節　インターネット上での偽・誤情報の拡散等（令和5年版情報通信白書）. https://www.soumu.go.jp/johotsusintokei/whitepaper/ja/r05/pdf/n2300000.pdf
4) WHO. SEVENTY-FIFTH WORLD HEALTH ASSEMBLY. http://apps.who.int/gb/e/e_wha75.html
5) 中山和弘. これからのヘルスリテラシー健康を決める力. 講談社. 2024.
6) ナットビーム D・キックブッシュ I 著. 島内憲夫編訳. 大久保菜穂子・鈴木美奈子訳. ヘルスリテラシーとは何か？―21世紀のグローバル・チャレンジ. 垣内出版. 2017.
7) 福田　洋・江口泰正編著. ヘルスリテラシー―健康教育の新しいキーワード. 大修館書店. 2023.

4-2　レジリエンス

Summary

- レジリエンスは，困難や逆境を乗り越え，しなやかに適応する力として注目されている。看護においては対象者の回復力を支えるケアとして取り入れられ，災害や慢性疾患対応にも重要な役割を果たしている。
- レジリエンスの発揮には，個人の内的要因だけでなく，環境や社会的な要因も密接に関わっている。

1．心理学分野でのレジリエンスの初期研究

　　レジリエンス（resilience）は逆境において人が柔軟に適応しながら行動する能力や自己破壊的な影響から素早く立ち直る能力，およびその過程という意味をもつ。「立ち直る」とは，日常の生活に戻るということであり[1,2]，適応的機能の維持と素早い立ち直りの2つの意味をもつ[3]。

　　このようなレジリエンスの概念は，1970年代頃の発達心理学分野の研究から広まった。アメリカの心理学者ガルムジー（Garmezy N）[4]が，逆境下で適応力を発揮する子どもに焦点をあて，神経症や統合失調症の子どもたちの脆弱性と保護要因の関係を検討したのがはじまりである。ガルムジーの研究ではレジリエンスという言葉は使われていないが，「なぜ一部の子どもは困難を乗り越えられるのか」という視点はこの研究により生まれたと考えられる。このような背景を受け，ワーナー（Werner EE）[5,6]らはハワイのカウアイ島で生まれた子どもを対象とした追跡研究を行い，社会的・家庭的な逆境にあっても健やかに成長する子どもたちがいることを明らかにし，レジリエンスの概念を強調した。ラター（Rutter M）[7,8]はストレスや

逆境に対する保護要因に焦点をあてた研究を行い，レジリエンスが内的要因と環境要因の相互作用で形成される動的プロセスであること，良好な親子関係や社会的なつながり，自己効力感などの要因はストレスの影響を緩和し，適応力を強化するなどの視点から，レジリエンスの理論的基盤を構築した。

2．保健・医療・福祉領域への展開

　看護の領域では，ナイチンゲール（Nightingale F）の「自然治癒力」や，ベナー（Benner P）の理論に示される患者の適応・変容のプロセスを含め，多くの看護論のなかにレジリエンスと類示する概念が古くから存在していた。1980年代後半からヒューマンケア［注5］が重視されるなかで患者や対象者の人間的側面に焦点をあてるアプローチが進み，1990年代からはレジリエンスの概念が徐々に広がり，看護実践に取り入れられてきた。特に，逆境やストレス状況下にある対象者の回復力や適応力を支えるケアとして重要な概念となっている。

　ワグニル（Wagnild GM）とヤング（Young HM）は，看護分野ではじめて**レジリエンス尺度**を開発した[9]。本尺度は，810人の地域在住高齢者を対象として，ストレスや逆境に対する回復力を定量的に測定するものである。個人的能力（personal competence）と自己と生活の受容（acceptance of self and life）の2因子25項目で構成され，内的一貫性による信頼性，身体的健康，士気，生活満足度との正の相関と，うつ病との負の相関による併存的妥当性が確認されている。レジリエンスを定量的な評価項目とした根拠にもとづく実践が開始された。

　2000年代に入ると，レジリエンスは個人の回復力のみならず，家族やコミュニティの回復力としての考え方が広がった。ウンガー（Ungar M）[10]は，レジリエンスは個人の特性だけでなく，家族やコミュニティの資源によっても形成されるとし，社会文化的要因が重要であることを示した。ワルシュ（Walsh F）[11]は，レジリエンスは個人だけでなく，家族システム全体に存在しており，家族が一体となって困難に対応し，適応する力としてとらえた。そして，家族は柔軟に変化に適応しながら危機やストレスを乗り越えること，困難を経験しながらも，それを成長や関係強化の機会とする側面も含まれることを基本概念として示した。家族レジリエンスを構成する3つの主要要素は，信念体系（belief system），組織パターン（organizational pattern），コミュニケーション／問題解決（communication/problem-solving）と考えられ，これら3要素にもとづき，家族が危機に適応し，成長する力が発揮される。家族全体の協力や外部リソースの活用を通じて，より強い家族システムの構築を目指すものである。ペイトン（Paton D）ら[12]は，コミュニティ全体のレジリエンスに焦点をあて，災害対応や地域支援の重要性を論じている。災害時に地域看護や社会福祉が担う役割として，地域支援ネットワークの構築，レジリエンスの啓発，コミュニティリーダーシップ支援，危機時の心理的・社会的サポート，包括的な脆弱性評価（アセスメント）などが示されている。ノリス（Norris FH）[13]らは，コミュニティレジリエンスを災害や危機に直面した際に地域社会が機能を維持・回復し，適応する能力と定義し，コミュニティレジリエンス能力として，経済資源の確保，社会資本の強化，情報とコミュニケーション，地域組織と支援サービスの4つの概念を示した。

　［注5］ヒューマンケア：　身体的な治療や支援にとどまらず，人間の尊厳，価値観，生活背景，精神的・社会的側面を含めた包括的な視点で支えること。あらゆる場面で「人間の尊厳を守り，思いやりをもって支える」という根本的な理念にもとづく概念である。特に多様性や包括性が求められる現代において，その重要性はますます高まっている。

このようにレジリエンスの対象を「個人」「家族」「コミュニティ」へと拡張し，支援の枠組みや社会的役割の重要性が示されてきたのである。

3．災害や危機におけるレジリエンス

レジリエンスは単なる「耐える力」ではなく，逆境をしなやかに受け止め，適応しながら成長していく力である[14]。喪失やトラウマを経験した際の悲嘆や適応度合いには個人差があり，一部の人は深い悲嘆を経験しても，速やかに回復する[15]。特に災害時には，個人のレジリエンスだけでなく，家族，地域，社会全体のレジリエンスが重要となる[13]。災害や危機下でのレジリエンスの構成要素は，表4.1のように整理できる[11,13]。

レジリエンスは個人の内的要因だけでなく，家族や地域，社会全体の相互作用によって支えられ，危機に対して真の強さを発揮する。災害や危機下では，個々のつながりや社会的支援が相乗効果を生み，より大きな回復力を生み出すことが示されている。今後，災害や危機に備えた社会全体のレジリエンス強化が求められ，看護職者もその一翼を担う必要がある。

表4.1 災害や危機下におけるレジリエンスの構成要素

個人レベル	家族レベル	社会的・制度的レベル
健康状態（心身の健康），ハーディネス，自己肯定感，抑圧的対処，ポジティブ感情とユーモア，防衛機制	意味を見出す力，希望，楽観主義，スピリチュアリティ，柔軟性，つながり，社会的サポートの活用，明確なコミュニケーション，感情の共有と支え合い，共同の問題解決	医療・看護支援体制，政策・制度の柔軟性，社会的インフラの強化，地域社会のサポートシステム

4．保健・医療・福祉領域におけるレジリエンスの発展

2010年以降，レジリエンスは保健，医療，福祉，教育などの分野でさらに注目され，多くの研究や実践への活用が進んでいる。慢性疾患を抱える患者の心理的健康やセルフケア支援，医療者や医療機関をターゲットとした研究，高齢者の介護予防や健康長寿に焦点をあてた研究，子どもや若者を対象とした研究，子育て支援への適応のための研究などテーマも多様である。今後さらに科学的・経験的根拠が集積されていくことが求められている。

5．レジリエンスの保護要因

レジリエンスの発揮には，個人の内的要因だけでなく，環境的・社会的要因も密接に関わっている。最後に，レジリエンスを支える保護要因を個人要因，家庭環境要因，社会的要因，文化的・環境的要因に分けて表4.2に整理した[2,14-18]。今後の研究の動向も踏まえ，足りない部分は読者であるみなさんに補っていただきたい。　　　　　　　　　　　　　　　　　　[渡邉多恵子]

表 4.2 レジリエンスの保護要因

個人要因	家庭環境要因
• 自己効力感，自己肯定感 • 適応的なコーピングスキル • 楽観主義，柔軟な思考と適応力，統制力 • 対人関係スキル，自己制御，感情調整能力 • 個人的な強み，問題解決能力 • ストレス対処能力，社交性，行動力 • 問題解決思考，自己理解，他者理解	• 安定した愛着 • 親子関係の質 • 家庭や環境の安定性 • 親の保護的役割 • 愛情深い関係性 • 家族の支援
社会的要因	文化的・環境的要因
• 友人関係 • 友人や同僚からのサポート • 学校や職場等のサポートシステム • 地域社会との結びつき，つながり	• 健全な社会的価値観 • 社会参加 • 文化や価値観 • 社会制度，政策

文　　献

1) 日本思春期学会. 思春期学基本用語集. 講談社. 2021.

2) Masten AS. Ordinary magic: resilience processes in development. Am Psychol. 2001; 56: 227-238.

3) Michael R. Implications of resilience concepts for scientific understanding. Ann N Y Acad Sci. 2006; 1094: 1-12.

4) Garmezy N. Vulnerability research and the issue of primary prevention. Am J Orthopsychiatry.1971; 41: 101-116.

5) Werner EE and Smith RS. Vulnerable but invincible: a study of resilient children. McGraw-Hill. 1982.

6) Werner EE and Smith RS. Overcoming the odds: high risk children from birth to adulthood. Cornell University Press. 1992.

7) Rutter M. Protective factors in children's responses to stress and disadvantage. Ann Acad Med Singap. 1979; 8: 324-338.

8) Rutter M. Psychosocial resilience and protective mechanisms. Am J Orthopsychiatry.1987; 57: 316-331.

9) Wagnild G and Young H. Development and psychometric evaluation of the resilience scale. J Nurs Meas.1993; 1: 165-178.

10) Ungar M. Resilience across cultures. Br J Soc Work. 2003; 33: 231-247.

11) Walsh F. Family resilience: a framework for clinical practice. Fam Process. 2003; 42: 1-18.

12) Paton D and Johnston D. Disasters and communities: vulnerability, resilience and preparedness. Disaster Prevention and Management: An International Journal. 2001; 10: 270-277.

13) Norris FH et al. Community resilience as a metaphor, theory, set of capacities, and strategy for disaster readiness. Am J Community Psychol. 2008; 41: 127-150.

14) Luthar SS et al. The construct of resilience: a critical evaluation and guidelines for future work. Child Development. 2000; 71: 543-562.

15) Olsson CA et al. Adolescent resilience: a concept analysis. J Adolesc. 2023; 26: 1-11.

16) Bonanno GA. Loss, trauma, and human resilience: have we underestimated the human capacity to thrive after extremely aversive events? Am Psychol. 2004; 59: 20-28.

17) Suomi SJ. Risk, resilience, and gene × environment interactions in rhesus monkeys. Ann N Y Acad Sci. 2006; 1994: 52-62.

18) 平野真理. レジリエンスの資質的要因・獲得的要因の分類の試み―二次元レジリエンス要因尺度 (BRS) の作成. パーソナリティ研究. 2010；19：94-106.

4-3 首尾一貫感覚（SOC）

> ### *Summary*
> - 首尾一貫感覚（SOC）は，健康の維持や回復のために最も重要な構成概念の一つである。
> - SOC は，非常にストレスフルな状況に陥った際，周囲に支えられながら，社会的支援やネットワーク等の資源を活用しながら乗り越えていく概念である。

1. ストレス環境下での健康の維持・回復に関わる理論

1）健康生成論の提唱

　　医療社会学者のアントノフスキー（Antonovsky A）は，非常にストレスフルな環境下において生活を余儀なくされている人々を観察してきた。彼は 1960 年代の建国後間もないイスラエルにおいて，ユダヤ人女性を対象とした更年期障害の調査を実施した。第二次大戦中に強制収容経験があった人は，その経験がなかった人よりも心身症状を呈している人の割合が高く，これはストレス理論の考え方からすれば，強制収容経験というストレッサーによってなんらかのストレス反応が生じ，現在でも心身に問題を抱えているという説明ができる。しかし，アントノフスキーが着眼したのは，収容所経験がありながらも症状もなく健康状態が良好である人が存在しているという事実であった。過酷な状況で多くの人が心身に支障をきたし体調を崩す一方で，ごくわずかながら心身ともに健康を維持できている人もいる。多くの研究者は人々にとってストレスとなる状況や環境を問題視して，いわゆるリスクファクター（risk factor，危険因子）を除去する方向で取り組みを考えた。これをパソジェネシス（pathogenesis，疾病生成論あるいは病因論）と呼ぶのに対し，アントノフスキーは，ストレッサーに曝されながらも，その経験を人間的な成長につなげ，周囲の支援を受けながら明るく前向きに生きている人に共通する特性はなにかを調べ，心身の健康を回復させ増進させる要因，つまりサルタリーファクター（salutary factor，健康要因）に着目した考え方を主張したのである。この健康を作り上げるという新たな考え方をサルトジェネシス（salutogenesis，**健康生成論**）と呼ぶ[1]。健康生成論はその後，オタワ憲章にはじまる WHO のヘルスプロモーション（第 2 章参照）における哲学的基礎の一つとされた[2]ほか，EU 各国における保健施策の基礎となっている[3]。

2）首尾一貫感覚（SOC）とは

　　アントノフスキーは，健康の維持や回復のために最も重要な構成概念として，**首尾一貫感覚**（sense of coherence，**SOC**）を主張し，「人に浸みわたったダイナミックかつ持続的な確信であり，自分の内的・外的環境を予測できうまくいくという確信によって表現される志向性[1]」と定義している。つまり，その人にとって非常にストレスフルな状況に陥った際，「自分のおかれている状況を受け止め，意味を見出し（周囲の助けを得ながらも）乗り越えられるという持続的な確信」といえる。健康を増進するような強さは，その人がもつ様々な身体的・社会的要素の一貫性が十全で尺度化可能なものであり，彼とその共同研究者たちは SOC を質問紙法により尺度化するこ

とに成功した。SOC は，ストレスを対処する能力で，柔軟性と楽観性をもちつつも考え方に一貫性がある概念で，次の3つの構成要素からなる。

①**把握可能感（わかる！ 理解できる！）**： 自分の日常生活や人生において直面する問題がなにに由来するのかということや，今なにが起きているのかということについて，理解できるという感覚。

②**処理可能感（できる！ なんとかなる！）**： 自分には，今起きている状況を乗り越えるだけの十分な力や支え，資源があって，それに頼ることができるという感覚。

③**有意義感（やりがいがある！ 受け止められる！）**： 課題解決に向けて行動することに困難が伴っても，それをネガティブにとらえるのではなく「やりがい」として受け止めることのできる感覚。これまでのこともこれからのことも前向きに受け止め，自分にとって「意味がある」と感じることができる。

SOC は 2000 年以降研究が特に盛んに行われてきた。現在ではヘルスプロモーションに関する研究に応用され，実践のキーワードとなってきている。上述した SOC の評価尺度には，アントノフスキーが作成した 29 項目版，13 項目版が広く知られているが，日本国内では東京大学で開発された3項目版 SOC スケールが有名である[4]。次に示す3項目に対し，「よくあてはまる」を 1,「まったくあてはまらない」を 7 とする 7 件法で答える。数値は逆転させ3項目の合計を出す。この得点が高いほど，SOC が備わっていると見なす。ちなみに，日本人の平均±標準偏差は 14.95 ± 3.53 である。

> **問** あなたの人生に対する感じ方についてうかがいます。次の (A) 〜 (C) のそれぞれについて，あなたの感じ方をよく表している<u>数字1つ</u>に○をつけてください。
>
> 1. 私は，日常生じる困難や問題の解決策を見つけることができると思う。
> 2. 私は，人生で生じる困難や問題のいくつかは，向き合い，取り組む価値があると思う。
> 3. 私は，日常生じる困難や問題を理解したり予測したりできると思う。
>
> 3 項目版 SOC スケール (東大健康社会学版 3 項目 SOC スケール)[4]

2. 看護における SOC

1) SOC 獲得のために

SOC は生まれながらにして備わっているものだろうか。ストレス対処の程度は人それぞれ異なり，その人の得手不得手もある。しかし，良質な人生経験を享受することで SOC が形成されるとされ，具体的には次に示すような経験があげられる[5]。

まず，ほどよいバランスの負荷がかかる経験である。全く対処できないような負荷ではなく，努力によって対応可能な負担を乗り越える経験が望ましい。その人自身のもつ力に限らず，社会的支援やネットワーク等の多様な資源を活用しながら，時に周囲を頼りながら乗り越えていくことが重要である。次に，自身の今後を左右するような場面に居合わせ，その重要性に気づけることである。例えば，属する人間関係や地域組織のなかにおける役割分担やルール決めを行う場面で「得意な役割を引き受けることで苦手なことを回避できた」あるいは「役割を引き受けたことで新たな発見があった」等を認識できることが，これにあたる。最後に，決まりごとや社会規範，ルールがきちんとあるなかで，理不尽な対応を受けていないと認識できることである。

親が子育てにあたり家庭環境を整える場面でも，SOC のことを認識しているとよい。一貫

性のある心理社会的環境のなかで生活する経験は，子どもが SOC を培うのに非常に重要といわれている。

2）地域看護への SOC の応用

　　対処すべきストレスと自身が認識した場合には，ストレッサーによる緊張状態を緩和するために自身の様々なネットワークや社会資源を駆使して対応する。これによってストレスフルな状態をうまく乗り越えた場合，健康の維持・増進が進む。このように SOC はストレス対処を成功させ健康を導く機能があることから，**ストレス対処力**と呼ばれている。ストレス対処力は個人の特性であるため，これを育み高めていく際に個人に対するはたらきかけがどうしても強調される。地域・在宅看護活動の場でも，対象となる療養者のストレス対処力が低いと難しい課題を乗り越えるのは容易ではないため，看護職が継続的に関わり伴走しながら，直接的な支援やアドバイスをすることが必要になる。この際，SOC をアセスメントの一環として把握しておくことは，非常に有益である。地域組織活動を検討するような場面において，健康生成論に関する考え方を踏まえられると SOC が育まれる環境が地域に備わり，本人が良質な人生経験を享受できる機会が生まれる可能性も高まる。　　　　　　　　　　　　　　　［望月宗一郎］

文　　献

1）Antonovsky A. Health, stress, and coping. Jossey-Bass Inc Pub. 1979.
2）Eriksson M and Lindström B. A salutogenic interpretation of the Ottawa Charter. Health Promot Int. 2008; 23: 190-199.
3）Maass R et al. The application of salutogenesis in politics and public policy-making. In Mittelmark MB et al. eds. The handbook of salutogenesis 2nd ed. 2022. pp.239-248.
4）戸ヶ里泰典. SOC スケールの使い方. 山崎喜比古監修. 戸ヶ里泰典編. 健康生成力 SOC と人生・社会―全国代表サンプル調査と分析. 有信堂高文社. 2007. pp.43-62.
5）アントノフスキー A 著. 山崎喜比古・吉井清子監訳. 健康の謎を解く―ストレス対処と健康保持のメカニズム. 有信堂高文社. 2001.

4-4　パラダイムシフト

Summary

- パラダイムシフトとは，固定観念や自身の価値観が変換されることである。
- 看護の対象となる療養者・地域住民を自分のパラダイムにあてはめないことが，多様性の理解につながる。
- パラダイムシフトに備えて，個人はもちろん組織全体が柔軟に変化に対応できる体制を整えることが重要である。

1．パラダイムシフトの意義

　　パラダイム（paradigm）は，特定の時代や分野において一般的に理解し共有される主要な思考や価値体系を指す。例えば，天体の動きに関する有名な学説では，「地動説」の前に「天動説」

4-4　パラダイムシフト　　**73**

が存在した。今となれば地球が自転していることは小中学生も知るところであるが，この地動説や天動説は，異なる時代のパラダイムである。ある一定の期間にわたって共有されていたパラダイムが，新たなパラダイムに置き換えられることはよくあることだ。

パラダイムとは，ギリシャ語で「規範」や「範例」を意味する「パラディグマ（paradeigma）」に由来した言葉で，学術的概念としては，アメリカの科学哲学者クーン（Kuhn TS）が1962年に発表した著書『科学革命の構造』で，科学的研究の土台となる「前提」のことをパラダイムと呼んだことにはじまる。彼はパラダイムという言葉を使って新しい科学的枠組みの形成と変化を説明した。

パラダイムシフト（paradigm shift）は，その時代の規範となる考え方や価値観等が大きく変わることをいい，「見方が変わる」「固定観念を破る」という意味で使われる。シフトする前のパラダイムを「旧パラダイム」とすると，これには常識，枠組み，固定観念といった意味合いが含まれ，場合によっては支配的な解釈，旧態依然とした考え方のことを指す場合がある。

ここで，『7つの習慣』[1]で紹介されている，コヴィー博士自身が体験したパラダイムシフトのエピソードを紹介する。

ある日曜日の朝，ニューヨークの地下鉄で体験した小さなパラダイムシフトを，私は今も覚えている。

乗客は皆黙って座っていた。新聞を読む人，物思いにふける人，目を閉じて休んでいる人，車内は静かで平和そのものだった。

そこに突然，一人の男性が子どもたちを連れて乗り込んできた。

子どもたちは大声で騒ぎだし，車内の平穏は一瞬にして破れた。男性は私の隣に座り，目を閉じていた。この状況にまったく気づいていないようだ。

子どもたちは大声で言い争い，物を投げ，あげくに乗客の新聞まで奪いとるありさまだ。迷惑この上ない子どもたちの振る舞いに，男性は何もしようとしない。

私は苛立ちを抑えようにも抑えられなかった。自分の子どもたちの傍若無人ぶりを放っておき，親として何の責任も取ろうとしない彼の態度が信じられなかった。

他の乗客たちもイライラしているようだった。

私は精一杯穏やかに，「お子さんたちが皆さんの迷惑になっていますよ。少しおとなしくさせていただけませんか」と忠告した。

男性は目を開け，子どもたちの様子に初めて気づいたかのような表情を浮かべ，そして，言った。

「ああ，そうですね。どうにかしないといけませんね… 病院の帰りなんです。一時間ほど前，あの子たちの母親が亡くなって… これからどうしたらいいのか… あの子たちも動揺しているんでしょう…」

その瞬間の私の気持ちが，想像できるだろうか。私のパラダイムは一瞬にして転換してしまった。突然，その状況を全く違う目で見ることができた。

違って見えたから違って考え，違って感じ，そして，違って行動した。今までのいらいらした気持ちは一瞬にして消え去った。

自分のとっていた行動や態度を無理に抑える必要はなくなった。

私の心にその男性の痛みがいっぱいに広がり，同情や哀れみの感情が自然にあふれ出たのである。

コヴィー SR 著『7つの習慣』

コヴィー博士が体験したように，パラダイムシフトは私たちのそれまでのものの見方や，自分や周囲の人のもつ可能性を大きく広げてくれるものである。自分と違うパラダイムの存在を想像せずに，自分のパラダイムに固執していれば，物事を正しく判断したり相手とわかり合おうとしたりすることからどんどん遠ざかってしまう。

私たちは，自分では物事をありのままに見ていると思いがちだが，実際には，自分のパラダイムを通じて物事を解釈している。そして，パラダイムシフトは，一人ひとりの人生に様々なタイミングで訪れ，私たちの内面を一瞬で変えてしまうほどの威力をもっている。

2．看護のパラダイムシフト

本節は，第4章「健康生活支援に必要な健康行動を引き出す力」のなかでも少々異質で，療養者や地域住民に必要な力というより，むしろ看護職が対象をとらえる際に非常に重要な考え方である。「看護のパラダイムシフト[2]」は，いわば「健康生活支援に必要な健康行動を引き出すために，看護職が備えておくべき力」であるといえる。

既存のパラダイムは時にエビデンスとして私たちのなかに存在し，安心感を与えてくれることもある。しかし，固執しすぎると新しい気づきを見逃し，時代の変化に対応できなくなるリスクがある。看護職はチームアプローチを基本とし，所属する機関の方針や医師の指示のもと行動するので，どうしても一定の固定化・定石化された考え方やルールに従わざるをえない場合も多い。「Aさんは足が悪くもう90歳近いから，温泉旅行なんて到底行けない」というように，看護職も家族も本人の行動に制限をかけてしまうことがある。また，「Bさんは子育ての経験があるから2人目の出産後も困らないだろう」「この集落は昔から結束力が強いから，Cさんは独居でも問題なく生活できるはず」と推察してケアの優先度を下げることもあるかもしれない。モニタリングが全く必要ないわけではないのだが，対象である療養者や住民，地域をアセスメントする際に，自身の既存のパラダイムが邪魔をして対象の本質を見抜けなくなってしまうということも，知らず知らずのうちに起こりうるのである。看護の対象となる療養者・地域住民を自分のパラダイムにあてはめず，療養者本人とその家族にしっかりと向き合いニーズを把握することが大事であり，この行動が多様性の理解につながると考えられる。看護職には常に新たな視点や考え方を取り入れることが求められ，時代や環境の変化に柔軟に対応し，新しいパラダイムを築くことが重要である。また，個人の属する組織全体や地域自体も同様に柔軟性をもたなければならない。

コヴィー博士は，「原則に沿ったパラダイムに変わることがカギ」と述べているが，この原則とはなにかをイメージできるエピソードを紹介する。

霧で視界が悪いある夜，船を進めている艦長がいた。船の進行方向に光が見えてきたので，衝突を避けるために艦長は光に向かって進路を変更するよう求めた。

しかし，相手は進路を変更するそぶりを見せないどころか，逆に進路変更を要求されてしまう。自分に進路の優先権があると確信する艦長は，「こちらは戦艦だ！進路を変えろ！」と怒りを込めて返信した。

すると，相手からは「こちらは灯台だ。そちらが進路を変えてくれ」と返信があった。前方の光が灯台だったと知った艦長は，慌てて船の進路を変えた。　　コヴィー SR著『7つの習慣』より一部改変

原則とは，この灯台のように，私たちが変えたり動かしたりすることのできない絶対的なものである。人間社会においても原則が存在し，例えば「相手を思いやる気持ち」「誠実さ」「公平さ」「礼節」等がこれにあたると考えられる。

3．パラダイムシフトに対応するために

パラダイムシフトは次のような方法を用いることで対応することが可能といわれている。

・**想像力を駆使する**：　既存の思考枠組みを打ち破ることを意味するパラダイムシフトのためには，想像力をはたらかせて新たなアイデアや解決策を考える必要がある。具体的には，ブレインストーミングやマインドマップの作成等が有効といわれている。

・**研究と情報収集**：　パラダイムシフトに関連するトピックや先駆者の研究を追究し，情報を収集することが重要である。書籍，論文，講演等の情報を常に追い，幅広い視野をもつことが求められる。

・**自己批判とフィードバック**：　パラダイムシフトを学ぶうえで，自己を批判（クリティーク）する視点は欠かすことができない。また，他者評価は時に気分を落ち込ませることもあるが，得られるものは大きい。自分の思考やアイデアを客観的に見つめ直し，改善することでよりよい結果を生み出せる。

・**学習の継続**：　常に新たな知識や情報にアクセスし，学習を継続することが重要である。

・**実践と挑戦**：　パラダイムシフトの学習において，理論だけでなく実践を伴うことが重要である。新たなアイデアや解決策を試行することで，自身の学びを深めることができる。また，困難や挫折に立ち向かうことも時に重要である。挑戦を恐れずに，失敗から学びながら成長することがパラダイムシフトの学習には欠かせない。

最後に，「アウフヘーベン（aufheben）」という哲学用語がある。日本語では「止揚」と書き，思想の対立を一旦止め，互いの考えの要素の一部を保持したままより高い次元へと引き上げ，新たな1つの概念にするという意味である。つまり，これまでのパラダイムを否定して別の新しいパラダイムにシフトする際，一度否定したパラダイムを全面的に捨て去るのではなく，すでにあるパラダイムがもつ優れた要素を別の新しいパラダイムに活かすという考え方である。看護職としてはこれをぜひ習慣づけておきたい。1つ例をあげてみよう。療養者本人は家で最期を迎えたいと考えているが，家族は本人の容態を案じ入院・入所を強く勧めている。本人の思いを最優先に考えていくが，家族の思いも汲んでいきたい。双方の思いを尊重した結果，地域医療・在宅看護を最大限に活用しながら，自宅で看取ることができた。というような形である。

［望月宗一郎］

文　　献
1）コヴィー SR 著．スキナー J・川西　茂訳．7つの習慣—成功には原則があった！　FCE パブリッシング．1996.
2）大谷泰夫．未来に向けた看護のパラダイムシフト〜「深化」と「拡張」〜．看護．2023；75：60-66.

第 II 部
人々の生涯に
寄り添う看護

- 第5章　ライフコースアプローチ

- 第6章　多様な健康上の課題への支援

第5章
ライフコースアプローチ

5-1　ライフコースアプローチとは

> **Summary**
> - ライフコースアプローチは，疾病の原因を生涯にわたって受けた曝露とそれらの相互関係から包括的にとらえる手法である。
> - ライフコースアプローチが着目されたことにより，生活習慣の背景にある要因にアプローチを行うゼロ次予防の重要性に対する認識が高まっている。

これまで日本の国民健康づくり運動は，脳卒中等の生活習慣病予防に向けて，喫煙，塩分摂取，運動不足といった高血圧や糖尿病等の生活習慣病のリスクファクターに対する取り組みに重点をおいてきた。2024（令和6）年から開始された「健康日本21（第三次）」においては，「健康寿命の延伸・健康格差の縮小」に向けた戦略として，従来から取り組んできた「個人の行動と健康状態の改善」「社会環境の質の向上」のほかに，新たに「ライフコースアプローチを踏まえた健康づくり」が加わった。**ライフコースアプローチ**（life-course approach）は，「胎児期，幼少期，思春期，青年期およびその後の成人期における物理的・社会的曝露による生活習慣病リスクへの長期的影響に関する学問[1]」であり，成人期における疾病の原因を，胎児期や幼少期，およびその後の人生をどのような環境で過ごし，どのような軌跡をたどってきたのかという視点から明らかにし[2]，その要因に対してアプローチを行う。ライフコースアプローチの新奇性は，以下の2点だといわれている。

ライフコースアプローチの新奇性[2]

1. 極めて「長期的」な影響を視野に入れている。
2. これまで個別に論じられてきた胎児期・幼少期における曝露（胎児期や幼少期における栄養状態，社会経済的地位等）をお互いの関係性を含めて包括的にとらえる。

クルヴィラ（Kuruvilla S）らは，WHOの「加齢と健康に関する世界報告書」にもとづいて開発した**ライフコースアプローチの概念枠組み**（**図5.1**）を提示している[3]。この図は，肺活量，筋力，心拍出量等の機能的能力（functional ability）と本質的な能力（intrinsic capacity）の生涯にわたる経過を示している。機能的能力と本質的な能力はどちらも，加齢とともに衰退するが，本質的な能力は機能的能力に比べて出生後の発達と高齢期の低下が著しく，機能的能力は本質的な能力よりも個人差が大きい。また，機能的能力と本質的な能力はどのライフステージにおいても，家族とコミュニティや，保健サービスとシステム，社会文化的規範等の，健康を

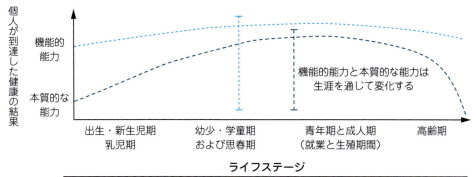

図 5.1 健康に向けたライフコースアプローチの概念枠組み
（文献 3）より一部改変）

決定する社会と環境の影響を受ける。ライフコースアプローチは生涯を通じて実践されるとともに，人権を基盤として，ジェンダーに配慮し，公平性を重視することを原則とする。

これまでの人生における経験が成人の健康を形づくるというライフコースアプローチの概念は，20世紀前半の公衆衛生の一般的なモデルであったが，当たり前すぎて重要視されてこなかった。近年，ライフコースアプローチが着目された背景には，①疾病のリスクを低下させるために行動変容を促すような，個人に対する介入の限界が認識されたこと（慢性疾患の生活様式モデルによるアプローチの限界）[4]，②病気と健康的なライフスタイルとの関係を明らかにするために若者の研究が行われ，早期介入の可能性が認識されたこと[4]，③拡大した社会経済格差が健康格差をも引き起こし，本人の努力だけではなく，社会のつながりやソーシャル・キャピタル等の社会環境の改善が重要であることが認識されたこと等がある。

日本では近藤らの研究により，子ども時代に貧困や虐待等の逆境体験に曝された人たちにおいて，高齢期になってからのうつや認知症発症リスク，要介護認定が高いことが明らかになっている[5]。心の健康や介護予防のためには，成人期や高齢期からではなく，子どもの頃からライフコースアプローチを踏まえて健康／不健康の原因となる生活習慣の背景にある要因，「原因の原因」に着目した健康づくりである**ゼロ次予防**[5]に取り組む必要がある。　　　［佐藤美由紀］

文　献

1) Kuh D and Ben-Shlomo Y eds. A life course approach to chronic disease epidemiology: tracing the origins of ill-health from early to adult life. Oxford University Press. 1997.
2) 藤原武男. 健康格差と保健政策〈3〉ライフコースアプローチによる胎児期・幼少期からの成人疾患の予防. 保健医療科学. 2007；56：90-98.
3) Kuruvilla S et al. A life-course approach to health: synergy with sustainable development goals. Bull World Health Organ. 2018; 96: 42-50.
4) Gita D et al. A life course approach to health behaviors: theory and methods. In: Steptoe A ed. Handbook of behavioral medicine: methods and applications. Springer. 2010: 525-539.
5) 近藤克則. 健康格差社会　第2版―何が心と健康を蝕むのか. 医学書院. 2022.

5-2　ライフコースアプローチの理論的背景

Summary

- 胎児期から高齢期までの異なる時期に受けた曝露による健康への影響に関して，4つの因果モデルが提唱されている。
- 人口の高齢化と非感染症の急増が予測されるなか，医療従事者の育成において，ライフコースアプローチの教育と訓練の導入が必要である。

　ライフコースアプローチの根底には成人病胎児起源仮説がある。成人病胎児起源仮説の一例として，子宮内胎児発育不全等で出生体重が低かった子は，成人時に肥満や2型糖尿病になりやすいことが報告されている。しかし，ライフコースアプローチは胎児期のみならず，妊娠期，小児期，青年期，若年成人期，および世代間の生物学的，環境的および社会的曝露による健康への影響までをも範囲としている[1]。曝露とは，健康に対してなんらかの影響を与える可能性のあるリスクに被曝することを意味する。例えば，リスクとして年齢，性別，遺伝的要因，空気汚染, 生活習慣 (喫煙習慣, 飲酒習慣), 貧困, 教育レベル等がある。私たちは生涯にわたり様々な曝露を受けており, ライフコースの異なる時期に作用する曝露による健康への影響に関して，4つの因果モデルが提案されている（**図5.2**）[1]。

　臨界期モデル（critical period model）は，人生における特定の発達段階（通常は発達の初期）での曝露が臓器，組織，身体システムの構造や機能に対して生涯にわたる影響を与えると仮定するモデルであり，成人病胎児起源仮説が代表例である。**後に影響が修飾される臨界期モデル**（critical period model with later effect modifiers）は，早期に受けたリスクの影響が後の人生の要因により修飾されるモデルである。例えば超低出生体重（< 800 g）で生まれた中高生の身体活動の低さは，早産が運動系に及ぼす作用と不活発なライフスタイルの相互作用が要因である可能性がある。**無関係なリスクの蓄積**（accumulation of risk independent and uncorrelated insults）は，ライフコースの異なるタイミングで受ける様々なリスクが独立して起こり，健康に長期的かつ段階的に影響を引き起こすモデルである。例えば，事件の被害者となる，子どもが亡くなる，職場でリストラされる等，個別的かつ相互に無関係な曝露（心的ダメージ）が累積すると，健康行動のパターンに影響を与える可能性が指摘されている。**関連するリスクの蓄積**［リスクのクラスター・連鎖・トリガー］（accumulation of risk with correlated insults［clustering, chains or trigger of risk］）は，環境的または行動的なリスクが関連して健康に影響を与えることを示している。例えばクラスターモデルでは，幼少期の社会経済的地位の低さが，低出生体重，教育機会の減少，家族のストレスの増加，不適切な食事，受動喫煙と関連し，それらが集積して健康に影響を与える。リスクの連鎖モデルでは，喫煙が肺機能の低下を引き起こし，肺機能の低下が不活発なライフスタイルをもたらして心疾患等の疾病を引き起こすように，リスクそれぞれが疾病の発症に作用することを示している。トリガーモデルも複数のリ

80　第5章　ライフコースアプローチ

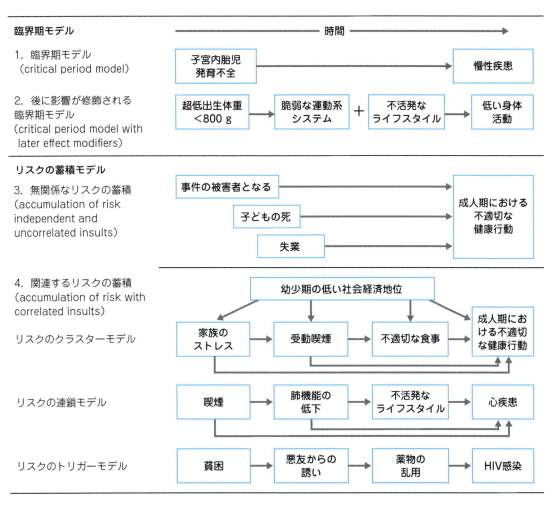

図 5.2 ライフコースの因果モデル
（文献 1) より一部改変）

スクが連鎖しているが，疾病発症の直接的要因は複数のリスクのうち最後のリスクのみであり，他のリスクは疾病発症には関連しないモデルである。例えば，貧困生活のなかで悪友と付き合うようになり，悪友から勧められて薬物を乱用して HIV に感染した場合は，HIV 感染の直接の要因は薬物乱用である。しかし，薬物乱用は貧困が引き金（トリガー）になっている。

ライフコースアプローチに着目すると，疾患の直接的な要因に加えてその背景にある環境的・社会的要因への対策をすることや，疾患を発症するライフステージに加えて疾患の発症に影響する曝露を受ける早期のライフステージで対策をすることの必要性が見えてくる。人口の高齢化と非感染症患者の急増が予測されるなか，WHO とイギリス国際長寿センターは，先進国と発展途上国の双方において，医療従事者の育成のなかにライフコースアプローチの教育と訓練を盛り込むことが重要であると強調している[2]。

［佐藤美由紀］

文　献
1) Kuh D et al. Life course epidemiology. J Epidemiol Community Health. 2003; 57: 778-783.
2) WHO. The implications for training of embracing: a life course approach to health. https://iris.who.int/bitstream/handle/10665/69400/WHO_NMH_HPS_00.2_eng.pdf

5-3 妊娠期から終末期までの各ライフステージの特徴
—多様性を踏まえて

> **Summary**
>
> • 新たな生命を宿した妊娠期から生命の終焉である終末期まで，各ライフステージの特徴および健康課題にあった支援を行うことが重要である。
>
> • ライフコースアプローチの視点からライフステージを連続的にとらえて，対象者や健康課題を理解する必要がある。

1. 妊娠期

　　妊娠期は妊娠〜出産までの期間であり，初期（〜13週6日）・中期（14週0日〜27週6日）・後期（28週〜出産）に区分される。妊娠・出産は大きなライフイベントであり，妊娠〜出産を通して女性は新たな役割を獲得していくことになる。

　　妊婦には，母親になるための心構えをもつこと，妊娠・出産・子育てに関する正しい知識を得ること，出産に向けた心身の準備，必要物品等の準備，働き方の検討等が求められる。妊娠期は精神的に不安定になりやすい時期でもあるため，すべてを1人で抱え込まずに，夫および家族からの支援を受けること，職場の理解を得ること，必要に応じて専門職による適切なサポートを受けることが望ましい。

　　また，妊婦の心身の健康状態は，胎児の順調な発育・発達に直接的な影響を及ぼす[1]ことから，全妊娠期間を通して妊婦が心身の変化を肯定的に受け止め，自己管理のもとで妊娠期を安全・安楽に過ごすことが重要である。さらに産後〜育児期の母親の健康状態も，子どもへ大きく影響を及ぼすと考えられる。したがって，本節では産後〜育児期における女性の健康を含めて述べる。

1）妊娠期の特徴と出産準備

　・妊娠初期の特徴：　妊娠初期は，ホルモンの変化と同時に妊娠の喜び，不安，目には見えないが自分以外の人間がお腹のなかにいるというほかにない感覚等が押し寄せ，精神的に不安定になりやすい。また，つわりによる吐き気や食欲不振，頭痛，下腹部痛，立ちくらみ等，マイナートラブルが起こりやすい時期である。つわりは個人差があるが，妊娠5〜6週目頃からはじまり，8〜10週目頃にピークに達し，12〜16週目頃におさまっていくことが多い。妊娠初期の流産は，染色体の異常等が原因であることが多い。

　・妊娠中期〜後期の特徴：　妊娠中期は心身ともに安定している時期であるが，個人差がある。妊娠後期は胎児の発育に伴い母体への負担が増大し，動悸・息切れや食欲不振，頻尿，静脈瘤等のマイナートラブルが起きやすい。また，妊娠中の異常（切迫早産，妊娠高血圧症候群等）の危険も高まる。妊娠中の体重増加については，医師や看護職の指導のもとで自己管理を行う必要がある。

　・出産・育児の準備：　出産・育児の準備は，妊婦自身が行うのはもちろんのこと，できる限り夫や家族の協力を得ながら進めていくことが望ましい。安全・安楽な出産を行うため，自治

82　第5章　ライフコースアプローチ

体や分娩を扱う医療機関では母親学級や両親学級を実施している。これらの学級に参加することで、妊婦自身や夫が正しい知識を得ることができるとともに、親どうしの交流や仲間づくりを行うことができる。

・**産後の生活**：　産後は正常分娩であれば5日程度で自宅に戻り、通常産後1か月の産婦健診までは外出することは少ない。産後は、母体の回復と、授乳や育児の技術獲得・愛着形成が順調に進むこと、母子とその家族が安全に家庭生活を送れることを目指す。また、閉ざされた空間のなかで、寝不足による慢性疲労や育児不安を抱える産婦は多いため、マタニティブルーズや子宮復古不全等についても注意が必要である。

家庭の経済状況が厳しい妊婦や、若年妊婦、不安が強い妊婦等には、特に個別のケースに応じた支援が必要であり、子の安全の確保が優先される。

2）安心して子どもを産み育てられる地域づくり

日本では、母親が次の世代を健やかに産み育て、母子とその家族が心身ともに安心して過ごすことを目的に、母子保健活動が行われている。母子保健活動には、産前・産後サポート事業、乳幼児全戸訪問事業等があげられる。日本の母子保健水準は世界でもトップクラスであり、2021（令和3）年の乳児死亡率は1.8、妊産婦死亡率は2.5と諸外国と比較しても低率である[2]。

しかし、出生率の低下や思春期における健康問題、育児不安を抱える親の増加、子ども虐待、発達障害等、課題も多くある。近年では社会の変化とともに若者の意識が変化し、結婚や子どもをもつことは当たり前ではなく、「選択肢の一つ」となりつつある。経済的な不安定さ、大学進学率の上昇、女性の社会進出等の影響から晩婚化・晩産化が進み、2023（令和5）年の女性の平均初婚年齢は29.7歳、第一子出生時の母親の平均年齢は31.0歳となっている。同2023年の合計特殊出生率は過去最低の1.20であり、出生数も統計開始以降過去最低の72万7277人となった[3]。出産後の継続就業率は上昇しており、約7割の女性が第一子出産後も就業を継続している（図5.3）。

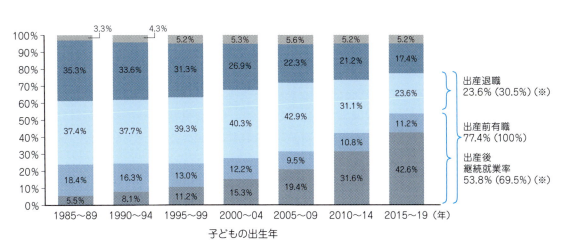

図5.3　第一子出生年別に見た，第一子出産前後の妻の就業変化

（※）（　）内は出産前有職者を100として，出産後の継続就業者の割合を算出。
（注1）就業変化は，妻の妊娠判明時と子ども1歳児の就業上の地位の変化を見たもの。
（注2）上記グラフは，対象期間（例：2015～2019）中に出産した女性の就業変化を表している。
（内閣官房子ども家庭庁設立準備室「こども・子育ての現状と若者・子育て当事者の声・意識」）

近年では，子育て家庭を取り巻く環境が大きく変化するなかで，個別の状況も複雑化していることから，本人・家族を中心とした，保健・医療・福祉・教育関係者・地域組織・民生委員等の多職種・多機関の連携，そして住民どうしの関係性の強化が欠かせない。妊産婦自身が地域でつながりをもち，同時期に子育てを行う親と交流する，地域の子育て経験者の助言を受ける等の機会にふれることは，孤立を予防することにつながる。また地域において，妊産婦やその家族がより豊かに安心して過ごすためには，妊娠期を迎える前の思春期から妊娠期，育児期，成熟期，更年期に至るまで，生涯を通じた女性の健康に関して，地域ぐるみで切れ目のない支援を行うシステムの構築が求められる。「健やか親子21」においても，すべての親が安心して子どもを産み，すべての子どもが健やかに成長することのできる地域社会の形成が目指されている。

2．幼少期

　人の一生において，幼少期は人間形成の基礎が培われる極めて重要な時期といえる。**幼少期**は大きく「乳幼児期」と「学童期」に分けられる。乳幼児期は心身の発育・発達が著しく，その個人差も大きい[4]。また乳幼児期は，日々のなかで日常生活習慣を獲得していく時期でもある。学童期は，心身の発育とともに集団生活のなかで社会性を獲得していく時期であり，自我および自立性も芽生えてくるため，心の健康にも注意が必要である。

　近年では，育児不安を抱える母親の増加，育児の孤立化，子ども虐待等が社会的な問題となっている。児童相談所における虐待相談対応件数は年々増加の一途をたどり，2022（令和4）年度には約22万件に達した。小児期に逆境的体験（暴力，ネグレクト等）が多いほど，人は社会的，情動的，認知的な問題を抱える可能性が高まると考えられている[5]。そのため，子育てに関して，当事者だけでなく地域全体が親や子どもの多様性を尊重し，見守り，子育てに協力することができるよう，社会の理解を深めていくことが重要である。

1）乳幼児期の特徴

　乳幼児期は，身体の発育だけでなく運動，微細運動，言語理解，発語，社会性等の発達も著しい。文部科学省が示す「子どもの発達段階ごとの特徴と重視すべき課題[6]」では，乳幼児期の重視すべき課題は「愛着の形成（人に対する基本的信頼感の獲得）」「基本的な生活習慣の形成」「道徳性や社会性の芽生えとなる遊び等を通じた子どもどうしの体験活動の充実」とされている。子は家庭環境，家族の関わり，園での関わり，生活習慣等，様々な影響を受けて成長していく。発達を評価する際は，一度の面談等で行わず，経過のなかで横断的・総合的に判断していく必要がある。

　子どもは成長・発達に伴い活動範囲を広げていくが，自分の力で安全を確保することができない。月齢にあわせて不慮の事故（転落，窒息等）にも注意する必要がある。乳幼児突然死症候群（SIDS）については，原因は明らかではないが，危険因子としてうつぶせ寝・非母乳栄養・父母の習慣的喫煙等があげられており，注意が必要である。

　乳幼児は免疫能力も未熟なため，感染を起こしやすい[7]。衛生管理，室温・湿度の管理等を周囲の大人が行い，感染予防に努めるとともに，予防接種により重症化を予防していく必要がある。

2）学童期の特徴

学童期は，生活の場が家庭や園から学校に移行し，対人関係や集団生活への適応が課題となる。近年の社会環境の変化により，生活習慣の乱れ，アレルギー疾患の増加，心の問題等の様々な心身の健康問題を抱える子どもたちもいる。また，入院期間の短縮や在宅医療の進歩に伴い，疾病や障がいをもつ子どもたち，医療的ケアを要する子どもたちが地域で社会生活を送ることがますます増えていくと予測される。

障がいの有無にかかわらず誰もがともに学び，個別の教育的ニーズのある児童に対しても自立と社会参加を見据え，「多様な学びの場」のなかで，相互に人格と個性を尊重し支え合う，共生社会[8]の推進が望まれる。

3．青年期

いわゆる思春期にあたる**青年期**では，「自分らしさ」に気づきはじめ，アイデンティティの確立が課題となる。青年期は進路選択を迫られ，社会的責任をとりはじめる時期にあたり，自分はどう生きるか，なにをすべきか，なにができるかという問題に直面する。アイデンティティは心身の変化，社会からの要請等を経て様々な葛藤を抱えながら確立されていくが，「青年期に完成するもの」ではなく，人生のなかで何度も吟味され，再構築されるものである。

青年期は子供から大人へ肉体的な変化が起こるのに伴い，異性への意識の高まり，性的な関心の高まりがあり，成熟した人間関係を学ぶ時期でもある。

1）青年前期の特徴（中学～高校頃）

体格や身体能力は，12歳頃までは女子が男子より勝っているが，12歳以降に男子が急激に発育し，女子を上回るようになる。女子の体力は14歳頃に最高水準に達し，男子の体力は17歳頃に最高水準に達する。男女とも第二次性徴によって，陰茎・陰嚢・卵巣といった生殖器が成熟し，生殖能力をもつようになる。

社会的には，大人との関係よりも友人関係に強い意味を見出し，仲間どうしの評価を気にしはじめる。親への反抗を繰り返し，親から情緒的に独立すると同時に，自分が社会の一員であることを自覚していく。親への依存的な関係が解消され，対等な関係に変化することを心理的離乳と呼ぶ。

不安や苛立ちから，精神的に不安定になりやすいこともこの時期の特徴といえる。

2）青年後期の特徴（高校卒業～20代前半頃）

青年後期の課題は，職業選択の準備，経済的な自立，結婚と家庭生活の準備，社会的に責任ある行動を目指すこと等があげられる。

文部科学省の「令和5年度学校基本調査」によると，大学進学率は57.7％，短期大学や専門学校を含む「高等教育機関」への進学率は84％となり過去最高を記録した[9]。日本では，このような進学率の向上や景気の後退，晩婚化・非婚化等に伴い，若い未婚者の親への長期依存化が課題となっており[10]，若年無業者（ニート），ひきこもり［注6］等の課題を抱える若者の増加が社会的な問題となっている。　　　　　　　　　　　　　　　　　　　　［山下優子］

［注6］
・若年無業者（ニート）：　15～34歳の非労働力人口のうち，家事も通学もしていない者。
・ひきこもり：　社会的参加をしない状態が6か月以上持続しており，おおむね家庭にとどまり続けている状態。

4．成人期

　成人期をどのようにとらえるのかについては様々な定義があり，ハヴィガースト（Havighurst RJ）の6段階では壮年期，中年期にあたり，エリクソン（Erikson EH）の8段階では前成人期および成人期にあたる。レビンソン（Levinson DJ）は，成人期を成人前期（17〜45歳）と中年期（40〜65歳）に分類し，成人前期に一歩を踏み出す「成人への過渡期（17〜22歳）」，成人前期に終わりを告げて中年期をスタートさせる「中年への過渡期（40〜45歳）」という一部重なり合った過渡期を経ながら次の段階に入っていくとしている（図5.4）。

　一般論としては，成人前期は，これまで家庭内で保護されていた子どもから，社会で職業や役割をもつ一人の大人へと変化し，生活を自立させていく時期である。また，結婚し子育てがはじまると，親としての役割や責任も増えてくる。成人後期になると，仕事等の社会での役割も次第に大きくなり，様々なストレスも生じやすい時期である。成人後期も後半になると子どもが成人を迎え子育てはひとつの区切りを迎えるのに代わって親の介護の問題が生じてくる。男女ともに加齢に伴う生理的な変化も生じやすく，それらの変化に適応することも求められる。定年退職後の生活を見据える等，続く老年期に入るための準備を行う時期でもある。

　しかし，ライフステージの様相は人によって様々であり，成人期も同様である。また，経験するライフイベントも人によって異なり，性差もある。早い段階で社会的に自立する者，結婚後は子育てを中心に家庭内での役割を担う者，成人後期になっても高齢の親に依存的な生活を送る者等，様々であり，離婚や失業，疾患への罹患，受傷といったライフイベントによる影響も受ける。舟島[1]はこの時期をどのように生きてきたかが，人間としての最終段階である老年期に大きな影響を及ぼすと述べている。

1）成人期の健康課題

　日本では，平均寿命が延びる一方で，生活習慣の変化により疾病構造も変化してきている。「食習慣・運動習慣・休養・喫煙・飲酒等の生活習慣が，その発症や進行に関与する疾患」と定義される生活習慣病には，高血圧や糖尿病，脂質異常症のほか，それらに起因した心臓病や脳卒中，またアルコール性肝疾患やがん，歯周病等も含まれる。成人期は生活習慣病の有病者数が増加する年代であり，50歳頃から男女ともに「糖尿病が強く疑われる者」の割合（図5.5）や高血圧有病者推計数（図5.6）等が増加する傾向が見られている。特に，血糖や血圧，脂質，

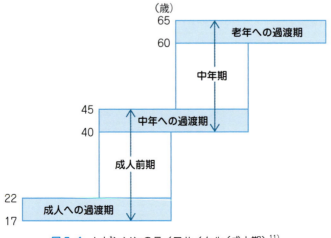

図5.4　レビンソンのライフサイクル（成人期）[11]

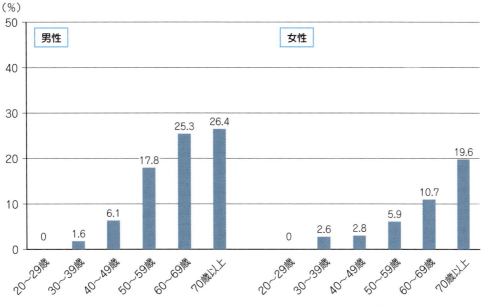

図5.5 「糖尿病が強く疑われる者」の割合（性・年齢階級別）[12]

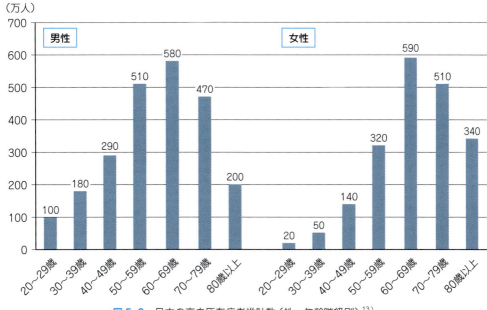

図5.6 日本の高血圧有病者推計数（性・年齢階級別）[13]

肥満のうち3個以上が合併した場合の動脈硬化性疾患発症の危険率がコントロール群の30倍以上にも達したという報告[14]があり，リスクが集積した病態としてメタボリックシンドロームが着目されている。

2）生活習慣病の予防

2008（平成20）年度から，メタボリックシンドロームに着目した健診として特定健康診査（以下，特定健診）・特定保健指導が開始された。高齢者の医療の確保に関する法律にもとづき，40～74歳の被保険者・被扶養者を対象とした健診と保健指導の実施が医療保険者に義務づけられた。特定健診・特定保健指導では，対象者自身が自らの生活習慣を振り返り，生活習慣の

改善に向け取り組み，セルフケアできるようになることを目指している。開始当初は特定健診と特定保健指導の実施率の低さが課題となっていたが，様々な取り組みにより少しずつ改善が見られ，2022（令和4）年度では保険者全体の特定健診実施率は58.1%，特定保健指導（終了者）の実施率は26.5%となっている[16]。

また，健康日本21（第三次）では，メンタル面の不調等は生活習慣病が原因となる場合もあるが，そうでない場合も含めてこれらを予防することが重要であること，すでにがん等の疾患を抱えている人も含め，「誰一人取り残さない」健康づくりの観点から，生活習慣病の発症予防および重症化予防だけではない健康づくりが重要であるとされている。

［成田太一］

5．高齢期

1）高齢期とは

WHOでは65歳以上を**高齢者**としているが[17]，高齢者とする年齢はその国の衛生状態，社会情勢，社会経済的状態，平均寿命等によって違い，世界的に明確な基準はない。日本においても法律の種類等により高齢者とする年齢は様々である。保健医療の分野では，高齢者の医療の確保に関する法律により，65〜74歳を前期高齢者，75歳以上を後期高齢者とすることが多い。

一方，日本では暮らしや生活水準の変化等により平均寿命が延伸し，高齢者の「若返り」が見られている。2017（平成29）年1月に日本老年学会と日本老年医学会が合同で高齢者の定義を見直し，65〜74歳を准高齢者，75歳以上を高齢者とする新たな定義が提案された[17]。

しかし，高齢期にある人の加齢による変化は，個体差があり，人によって多様であり一律とはいえない。例えば，80歳で寝たきりの人もいる一方で，いきいきと農作業等の仕事や社会活動をする人もいる。シュロック（Schrock MM）[18]は，高齢者の健康度の分布を示しているが，高齢者のうち5%が施設入所者，25%が虚弱高齢者と説明している（図5.7）。

2）高齢者の健康

時間が生物に及ぼす影響には，2つの側面があるといわれている。一つは，成長・発達であり，もう一つは老化である。私たちは青年期頃までは身体が大きくなる（成長）とともに，歩けるようになる，話せるようになる等，機能的に脳や心が成熟していく（発達）。成長・発達がピークを迎えると，それからは時間とともに生理機能や身体機能，心身機能の低下が生じていくこ

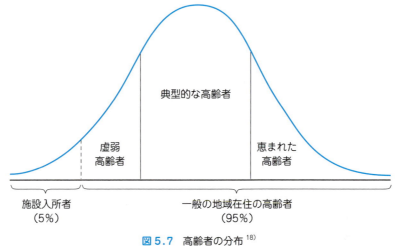

図5.7　高齢者の分布[18]

とを老化と呼んでいる[19]。

老化には生理的老化と病的老化があり（表5.1），**生理的老化**は，進行速度には個人差があるものの，加齢とともに普遍的に人々に生じるものである。一方，**病的老化**は疾病や栄養，運動，ストレス，大気汚染等の環境要因により遺伝子の損傷が発生し，生理的老化以上に進んでしまう老化のことを指す。このように，胎児期から高齢期に至るまでのライフスタイルが老化に大きく影響を及ぼすことから，ライフコースアプローチを踏まえた健康づくりが健康な高齢者を増やす鍵になると考えられる。高齢者の健康は，その人が生きてきた環境，生活習慣，時代背景，文化的・社会的背景，健康水準，遺伝的要因等によっても異なり，高齢者の多様性を理解したうえで高齢期をとらえていくことが重要である。

さらに，高齢者の健康を考えるための視点として，1984年にWHOは，単に疾病や虚弱ではないというだけではなく，生活機能の自律と自立の重要性を指摘している[19]。生活機能の理解にあたり，2001年にWHOが提唱した国際生活機能分類（ICF）のモデル（図5.8）を用いることが多い。このモデルでは，生活機能は「心身機能・身体構造」といった生命レベル，身の回りの行為，家事等の「活動」といった生活レベル，家庭内の役割，仕事，地域社会参加等の「参加」といった人生レベルの3つに分類され，それぞれが単独に存在するのではなく，相互に影響を与え合い，また「健康状態」「環境因子」「個人因子」からも影響を受けるものとさ

表5.1 高齢者の生理的老化と病的老化の例

生理的老化	加齢変化による生理的な機能の低下 ・骨量の低下 ・年齢相応の記憶力低下 ・水晶体の弾力低下や混濁 ・動脈壁の肥厚や弾性低下 ・温度変化に対する調節機能の低下 ・歩行速度・バランス能力の低下 ・耳の聞こえにくさ
病的老化	疾病やケガ等により生じ，合併症も引き起こす ・骨粗しょう症 ・アルツハイマー型等の認知症 ・白内障 ・アテローム状（粥状）動脈硬化 ・関節疾患

（文献17）より筆者が加筆）

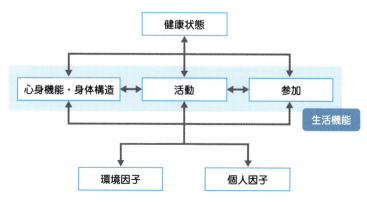

図5.8 ICFの生活機能モデル[20]

れている[20, 21]。

つまり，高齢者においては「心身機能・身体構造」「活動」「参加」の自律や自立が，いきいきと活動的に生活するための鍵となる。

[井上智代]

6. 終末期

健康に青年期や成人期を過ごしているときには，日常生活のなかで死を意識することはあまりない。しかし，事故，がん，老い等により，回復が見込まれず死が避けられない時期は必ず訪れる。このような時期を**終末期**としてとらえることができる。終末期医療において，終末期は「救急医療等における急性型終末期」「がん等の亜急性型終末期」「高齢者等の慢性型終末期」の3つのタイプに分けられている。日本人の場合は，年間死亡数の77%が75歳以上の後期高齢者であることから，本項では，多くの人が死を迎える高齢者の終末期について述べる。

日本老年医学会は，高齢者の終末期を「病状が不可逆的かつ進行性で，その時代に可能な最善の治療により病状の好転や進行の阻止が期待できなくなり，近い将来の死が不可避となった状態」と定義している。高齢者は終末期にあると判断されても，余命の予測が困難なことから，広井は終末期を広くとらえて，終末期ケアを「死期が近づいていることを予見したうえでの，死を安らかに迎えることへの準備を意識した，心身両面にわたるケア[22]」としている。

1）高齢者の死亡原因と死に至る経過

日本人の死因は，1位：悪性新生物，2位：心疾患，3位：老衰となっている。2021（令和3）年の高齢者における死因の構成割合（表5.2）は，65〜84歳までは「悪性新生物」「心疾患」「脳血管疾患」といった生活習慣病が上位を占めるが，85歳以上では「老衰」による死亡の構成割合が高くなる。

高齢者の死に至る経過には，疾患群別に「がん」「臓器機能不全」「認知症・老衰」の3つのパターンがある（図5.9）。がん疾患高齢者は，最後の2か月くらいで急速に機能が低下するが，比較的長い間機能が保たれ，予後予測が容易である。心肺疾患等の臓器不全がある場合は，悪化と回復を繰り返しながら，徐々に機能が低下し，最後は比較的急な経過をたどる。認知症や老衰等の場合は，長い期間にわたって徐々に機能が低下し，死を迎える。このような死への経過を考慮しながら，穏やかな死を迎える準備を進めていく必要がある。

表5.2 高齢者の年齢階級別死因構成割合

	1位		2位		3位	
総数	悪性新生物	26.5%	心疾患	14.9%	老衰	10.6%
65〜69歳	悪性新生物	45.9%	心疾患	12.1%	脳血管疾患	6.4%
70〜74歳	悪性新生物	44.0%	心疾患	12.0%	脳血管疾患	6.7%
75〜79歳	悪性新生物	37.8%	心疾患	12.8%	脳血管疾患	7.2%
80〜84歳	悪性新生物	29.9%	心疾患	14.0%	脳血管疾患	7.6%
85〜89歳	悪性新生物	22.1%	心疾患	15.9%	老衰	10.5%
90〜94歳	老衰	18.7%	心疾患	17.8%	悪性新生物	14.8%
95〜99歳	老衰	29.2%	心疾患	18.3%	悪性新生物	9.0%
100歳以上	老衰	45.1%	心疾患	15.6%	脳血管疾患	5.5%

死亡割合は各年齢階級の死亡総数に対する割合。
（厚生労働省「令和3年人口動態統計 上巻」第5-15表より作成）

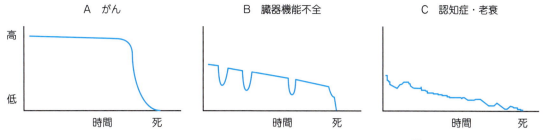

図 5.9　高齢者が死に至るまでの慢性疾患における機能の推移[23]

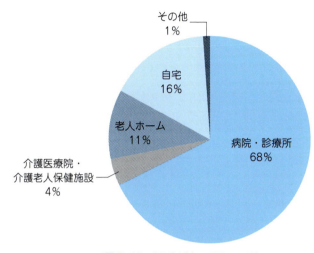

図 5.10　65 歳以上の看取りの場
（厚生労働省「令和 3 年人口動態統計　中巻 死亡」第 8 表）

2）看取りの場

　　高齢者の死亡場所（2021（令和 3）年）を見ると，病院・診療所が 68％ と一番多く，次いで自宅が 16％，老人ホームが 11％ であった（図 5.10）。日本財団が実施した「人生の最期の迎え方に関する全国調査[24]」では，67～81 歳の高齢者の「人生の最期を迎えたい場所」で一番望ましい場所として，約 60％ の人が「自宅」を，約 30％ の人が「医療施設」を，約 4％ の人が「介護施設」を選択した。つまり，看取りの場は高齢者の希望と実際とでは大きな乖離が見られる。また，同調査では，人生の最期の場を考える際に重視することとして，高齢者は 95.1％ が「家族の負担にならないこと」である一方，子世代は 85.7％ が「（親が）家族等との十分な時間を過ごせること」と回答しており[24]，親子の考えにもギャップが見られている。

3）アドバンス・ケア・プランニング（ACP）

　　厚生労働省は 2018 年に，**アドバンス・ケア・プランニング**（advance care planning, **ACP**）の概念を盛り込んだ「人生の最終段階における医療・ケアの決定プロセスに関するガイドライン」を示した。ACP とは，「将来の変化に備え，将来の医療及びケアについて，本人を主体に，その家族や近しい人，医療・ケアチームが，繰り返し話し合いを行い，本人による意思決定を支援する取り組み」である[23]。高齢者は意見が不安定で流動的である，自己表明しないことが多い，家族の意向がより重視されるといった特徴がある。本人が言語化したことは「気持ちのなんらかの表現」であり，本人の意向そのものではないことも多い[25]。したがって，病状や療

養環境等の変化に応じ，また高齢者の死に至る経過（図5.9）を踏まえながらACPを継続的に実施し，本人と家族，医療・ケア提供者が本人の価値観，死生観を共有し，本人の意思を可能な限り推定し尊重した共同意思決定をすることが重要である。

　近年，**QOD**（quality of death）という言葉を耳にするようになった。QODは本人にとっての安らかな死を指すだけでなく，死の直前にある者が個人として尊厳が守られ，同時に残された家族にも安らぎがもたされるような死の迎え方をも含んでいる。これまで本人が歩んできたライフコース（人生）を踏まえて終末期にある本人の尊厳を守り，残された人生のQOLとともにQODを高めることが重要である。

［佐藤美由紀］

文　　献

1) 舟島なをみ. 看護のための人間発達学. 医学書院. 2018.
2) 厚生労働省. 令和4年（2022）人口動態統計月報年計（概数）の概況. https://www.mhlw.go.jp/toukei/saikin/hw/jinkou/geppo/nengai22/dl/gaikyouR4.pdf
3) 厚生労働省. 令和5年（2023）人口動態統計月報（概数）の概況. https://www.mhlw.go.jp/toukei/saikin/hw/jinkou/geppo/nengai23/dl/gaikyouR5.pdf
4) 中谷芳美. 標準保健師講座〈3〉対象別地域看護活動　第5版. 医学書院. 2024.
5) 山崎知克. 逆境的小児期体験が子どものこころの健康に及ぼす影響に関する研究. https://mhlw-grants.niph.go.jp/system/files/2019/192011/201907005B_upload/201907005B0011.pdf
6) 文部科学省. 子どもの発達段階ごとの特徴と重視すべき課題. https://www.mext.go.jp/b_menu/shingi/chousa/shotou/053/shiryo/attach/1282789.htm
7) 奈良間美保. 小児看護学概論　小児臨床看護総論　第12版. 医学書院. 2012.
8) 文部科学省. 共生社会の形成に向けて. https://www.mext.go.jp/b_menu/shingi/chukyo/chukyo3/siryo/attach/1325884.htm
9) 文部科学省. 令和5年度学校基本統計結果の概要. https://www.mext.go.jp/content/20230823-mxt_chousa01-000031377_001.pdf
10) 藤崎宏子編. シリーズ家族はいま〈2〉親と子—交錯するライフコース. ミネルヴァ書房. 2000.
11) レビンソンR著. 南　博訳. ライフサイクルの心理学. 講談社. 1997.
12) 厚生労働省. 令和元年国民健康・栄養調査の結果. https://www.mhlw.go.jp/stf/newpage_14156.html
13) Miura K et al. Epidemiology of hypertension in Japan: where are we now? Circ J. 2013; 77: 2226-2231.
14) Arai H et al. Serum lipid survey and its recent trend in the general Japanese population in 2000. J Atheroscler Thromb. 2005; 12: 98-106.
15) Nakamura T et al. Magnitude of sustained multiple risk factors for ischemic heart disease in Japanese employees: a case-control study. Jpn Circ J. 2001; 65: 11-17.
16) 厚生労働省. 2022年度特定健康診査・特定保健指導の実施状況（概要）. https://www.mhlw.go.jp/content/12400000/001255672.pdf
17) 水谷信子ほか監修. 水野敏子ほか編. 最新 老年看護学　第3版（2021年版）. 日本看護協会出版会. 2021.
18) Schrock MM. Holistic assessment of the healthy aged. Wiley. 1980.
19) 生活・福祉環境づくり21・日本応用老年学会編著. ジェロントロジー入門—高齢社会の道案内. 社会保険出版社. 2013.
20) 厚生労働省. ICF（国際生活機能分類）—「生きることの全体像」についての「共通言語」—. https://www.mhlw.go.jp/stf/shingi/2r9852000002ksqi-att/2r9852000002kswh.pdf
21) 東京都健康長寿医療センター研究所・健康長寿新ガイドライン策定委員会編著. 健康長寿新ガイドライン エビデンスブック. 社会保険出版社. 2017.
22) 広井良典. ケアを問い直す—深層の時間と高齢化社会. ちくま新書. 1997.
23) Lynn J. Perspectives on care at the close of life. Serving patients who may die soon and their families: the role of hospice and other services. JAMA. 2001; 285: 925-932.
24) 日本財団. 人生の最期の迎え方に関する全国調査. https://www.nippon-foundation.or.jp/who/news/pr/2021/20210329-55543.html
25) 日本老年医学会. ACP推進に関する提言. https://jpn-geriat-soc.or.jp/press_seminar/pdf/ACP_proposal.pdf

5-4 ライフイベントと転換点

Summary

- ライフイベントとは，人生（ライフ）の節目となる出来事（イベント），生涯経験すると考えられる出来事のことを指す。
- ライフイベントではストレスを受けやすいことを念頭におき，そのような状況でもいかに健康的な生活習慣を維持していくことができるかが鍵になる。

　ライフイベント（life event）とは，人生（ライフ）の節目となる出来事（イベント），生涯経験すると考えられる出来事のことを指す。例えば，入学，卒業，就職や転職，結婚，妊娠・出産，育児・子育て，自宅の購入，体調の変化（病気になる），定年退職，介護・配偶者の死等があげられる。ライフイベントが起こる時期やその内容は，幼少期から学童期における義務教育に関連するイベントには大きな差はない。一方，兄弟の出産や婚姻等の家族関係，就職や転勤等の職業，入院等の健康に関するライフイベントは，その数や時期等の個人差が大きい。また，COVID-19や自然災害のような出来事は，本人の意思とは無関係に，不可抗力的に生じるものである。人生の出来事[1]であるので，その積み重ねが個人史を構成し，人間形成にも大きく影響を及ぼすといわれている。

　ライフイベントは人にとって転換点（トランジション）となる時期である。イベントにより新しい役割や責任が生じたり，そこで新たな知識や能力を獲得したり，改めてその先の人生についてビジョンを模索したりしていく時期となる。その一方で，急激に変化する環境等（ストレッサー）に適応していくことが求められる時期でもある。

　では，ライフイベントが生じることにより，人々は健康上どのような影響を受けるであろうか。ホームズ（Holmes TH）とレイ（Rahe RH）[2,3]は1967年に，ライフイベントで引き起こされた生活の変化に適応するための労力（ストレス）が，心身の健康状態に影響を及ぼすという考えにもとづき，**社会的再適応評定尺度**（social readjustment rating scale）を開発した。この尺度は43のライフイベントについて，結婚によるストレスを50とし，それぞれのライフイベントで生じるストレスを数値化したものである（**表5.3**）。ライフイベントが大きいほど強いストレスを受けるため，心身への影響も大きくなりやすいと考えられているが，大きなライフイベントではなくとも，ライフイベントが重なったり続いたりすることでも，心身への影響があると考えられている[4]。

　実際，ライフイベントと健康に関する研究を概観してみると，抑うつ等メンタルヘルスへの影響[5]や，食行動への影響[6]，衰弱（フレイル）等の身体的健康に関する影響[7]が報告されていることからも，ライフイベントによる健康への影響は大きいことが想定される。したがって，ライフイベントではストレスを受けやすいことを念頭におき，そのような状況でもいかに健康的な生活習慣を維持していくことができるかが鍵になるといえよう。

［井上智代］

表5.3 社会的再適応評定尺度（social readjustment rating scale）[2,3]

順位	ライフイベント	得点	順位	ライフイベント	得点
1	配偶者の死	100	23	息子や娘が家を離れる	29
2	離婚	73	24	親戚とのトラブル	29
3	夫婦別居生活	65	25	個人的な輝かしい成功	28
4	拘留	63	26	妻の就職や離職	26
5	親族の死	63	27	就学・卒業	26
6	個人のケガや病気	53	28	生活条件の変化	25
7	結婚	50	29	個人的習慣の修正	24
8	解雇・失業	47	30	上司とのトラブル	23
9	夫婦の和解・調停	45	31	労働条件の変化	20
10	退職	45	32	住居の変更	20
11	家族の健康上の大きな変化	44	33	学校を変わる	20
12	妊娠	40	34	レクリエーションの変化	19
13	性的障害	39	35	教会活動の変化	19
14	新たな家族構成員の増加	39	36	社会活動の変化	18
15	仕事の再調整	39	37	1万ドル以下の抵当（借金）	17
16	経済状態の大きな変化	38	38	睡眠習慣の変化	16
17	親友の死	37	39	団らんする家族の数の変化	15
18	転職	36	40	食習慣の変化	15
19	配偶者との口論の回数の大きな変化	35	41	休暇	13
20	1万ドル以上の抵当（借金）	31	42	クリスマス	12
21	担保・貸付金の損失	30	43	些細な違反行為	11
22	仕事上の責任の変化	29			

文　　献

1) 片瀬一男. ライフ・イベントの社会学. 世界思想社. 2003.
2) Holmes TH and Rahe RH. The social readjustment rating scale. J Psychosom Res. 1967; 11: 213-218.
3) 夏目　誠・村田　弘. ライフイベント法とストレス度測定. 公衆衛生研究. 1993；42：402-412.
4) 厚生労働省. こころの耳　用語解説「ライフイベント」. https://kokoro.mhlw.go.jp/glossaries/word-1702/
5) 秋山　剛.【ストレスとパーソナリティの相互作用がメンタルヘルスに及ぼす影響】TEMPS-A による気質とストレスの相互作用. ストレス科学. 2017；32：43-52.
6) 佐藤清香ほか. 地域在住高齢者の食行動に影響を与えるライフイベントの質的研究. 日本健康教育学会誌. 2023；31：201-209.
7) 篠原智行ほか. 新型コロナウイルス感染症対策の期間におけるフレイルの経時変化の要因は何か. 地域理学療法学. 2023；2：9-20.

5-5　文化と社会の影響

Summary

- 文化とは，人々（ある集団）のなかで共有される，思想・考え方や価値基準のことである。
- 社会の変化に伴い，これまで脈々と受け継がれてきた「文化」も変貌を遂げており，改めて「人と人とのきずな」について社会全体で考えていくことが求められる。

　文化とは，人々（ある集団）のなかで共有される，思想・考え方や価値基準のことである。2001（平成13）年の文化審議会の答申によれば，文化は，①人間が人間らしく生きるために極めて重要であり，②人間相互の連帯感を生み出し，ともに生きる社会の基盤を形成するものである。また，③より質の高い経済活動を実現するとともに，④科学技術や情報化の進展が，人類の真の発展に貢献するものとなるよう支えるものであり，⑤世界の多様性を維持し，世界平和の礎となると述べられている[1]。また，人間が自然との関わりや風土のなかで生まれ育ち身につけていく立ち居振る舞いや，衣食住をはじめとした暮らし，生活様式，価値観等，人間と人間の生活に関わることの総体を意味するものであると述べられている[1]。

　昨今の日本社会では，人口減少とともに超高齢化，少子化が進み，さらに人々の生活様式や価値観の多様化が進んでいる。このような社会情勢のなか，これまで培われてきた「人と人とのきずな」のあり方も変容してきている。昭和の初期は，世帯構成を見てみると大家族であり，三世代同居も多く，今より家族人員も多かった[2]。この時代では，多くの家庭が子育てや介護を家族どうしで支え合える家庭環境であったとともに，隣近所や親戚等との関係性も密で，地域で当たり前のように支え合い，協力し合う相互扶助の「文化」があちらこちらで存在した。そして，高度経済成長期になり，核家族化が進行していった。人々の家族についての考え方が変化するとともに，多くの人々が農山村から，より労働の場が多い都会に移動した。さらに「男性が働き，女性は家庭」の時代から「共働き」の時代へと変化し，女性の社会進出が当たり前になった（**図5.11**）。女性の社会進出は，「必ずしも結婚しなくてよい」という様々な生き方を認めるような社会を作った。このような背景から，単身者が増加し，多くの人々が個々の生活を重視する傾向が社会に広がっており，未婚，晩婚，両親宅の近居に住む等，暮らし方は多様化している。

　人々の文化（思想・考え方や価値基準）の変化により，地域によっては，脈々と受け継がれてきた神社の整備や祭り等の風習，およびその土地で育ってきた伝統野菜や郷土料理も継承する人々が少数となり，消滅した文化もある。また，こうした地域では，低所得，ジェンダー，障がいの有無等，社会格差についても社会問題になっている。

　以上の背景から，改めて人と人とが尊重し合い，色々な価値観を認め合いながら協働して行う地域づくりが注目されている。2000（平成12）年の厚生省「社会的な援護を要する人々に対する社会福祉のあり方に関する検討会」報告書では，「全ての人々を孤独や孤立，排除や摩擦

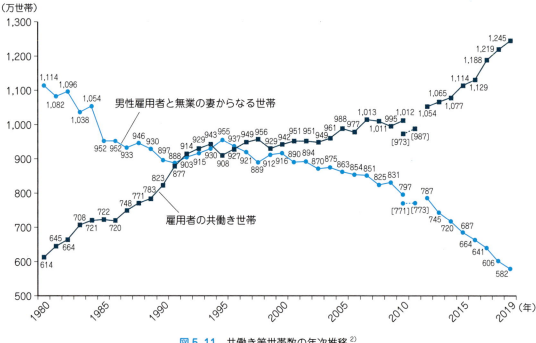

図5.11 共働き等世帯数の年次推移[2]

から援護し，健康で文化的な生活の実現につなげるよう，社会の構成員として包み支え合う」**ソーシャル・インクルージョン**（social inclusion）の実現を掲げている．その後，厚生労働省は2016（平成28）年に「地域共生社会」の実現をあげ，人生における様々な困難に直面した場合でも，誰もが役割をもち，お互いが配慮し存在を認め合い，そして時に支え合うことで，孤立せずにその人らしい生活を送ることができるような社会の構築の必要性が述べられている[4]．

社会環境が変化していくなか，「人と人とのきずな」のあり方をどうしていったらよいのか．人々が地域のなかでこれまで培ってきた文化を自分たちが参加・活用しやすいように工夫し，新たな文化としてバージョンアップしていくとともに，人々のもつ力を有効活用し，誰一人取り残されない安心・安全に生活できる持続可能な社会をいかに構築していくかを社会全体で考え，みんなで推し進めていくことが重要である． ［井上智代］

文　献

1) 文化審議会答申．文化を大切にする社会の構築について～一人一人が心豊かに生きる社会を目指して．文化庁．2001．https://www.mext.go.jp/b_menu/shingi/bunka/gijiroku/010/0206011.pdf
2) 厚生労働省．令和2年版厚生労働白書．https://www.mhlw.go.jp/content/000735866.pdf
3) 厚生省．「社会的な援護を要する人々に対する社会福祉のあり方に関する検討会」報告書．https://www.mhlw.go.jp/file/05-Shingikai-12201000-Shakaiengokyokushougaihokenfukushibu-Kikakuka/0000024650_1_2.pdf
4) 厚生労働省．「地域共生社会」の実現に向けて（当面の改革工程）．https://www.mhlw.go.jp/file/04-Houdouhappyou-12601000-Seisakutoukatsukan-Sanjikanshitsu_Shakaihoshoutantou/0000150632.pdf

5-6 ライフコースアプローチの実践的活用

II

人々の生涯に寄り添う看護

Summary

- 「健康日本21（第三次）」では，健康づくりにおいて胎児期から高齢期に至るまで人の生涯を経時的にとらえたライフコースアプローチの観点を取り入れることが推進されている。
- 幼少期の健康状態は成人期以降の健康状態にも大きく影響することから，小児生活習慣病予防健診等の取り組みが行われているほか，高齢者の低栄養の予防や，若年女性のやせや骨粗しょう症予防も重要な課題となっている。

　「健康日本21（第三次）」では，社会がより多様化することや，人生100年時代が本格的に到来することを踏まえ，集団・個人の特性をより重視しつつ健康づくりを行うことが重要であるとされ，胎児期から高齢期に至るまで人の生涯を経時的にとらえた**ライフコースアプローチ**の観点も取り入れることを推進している。特に，成長してからの健康状態にも大きく影響する「幼少期」，若年期からの取り組みが重要となる「高齢者」，ライフステージごとに女性ホルモンの変化の影響を受ける「女性」を取り上げ，取り組みの目標を設定している[1]。本節でも，「幼少期」「高齢者」「女性」に対するライフコースアプローチの実践的活用について紹介する。

1. 幼少期： 児童・生徒における肥満傾向児の減少に向けた取り組み

　これまでの研究で，小児期の肥満は，成人期の肥満や生活習慣病につながりやすいことや，成人してからの不安，うつ病，死亡率の上昇につながることが報告されている。WHOも，小児肥満を21世紀の最も深刻な公衆衛生の課題の一つとしてあげている[2]。2022（令和4）年度の学校保健統計調査では，肥満度20%以上の肥満傾向児の割合は，小学校1年生（6歳）で全国平均5.62%であった。最も高い都道府県は8%台である一方，最も低い都道府県は3%台と，都道府県による割合の差が大きい[3]。小児期の肥満は親の食生活等の生活環境による影響が大きいことから，児童・生徒だけではなく家族も含めた取り組みが必要となる。

　具体的な取り組みとしては，1980年代頃から保健所を中心として，3歳児健康診査で肥満傾向にある子とその保護者を対象に肥満予防教室が行われてきた。現在では，市町村教育委員会が主体となり，小学生や中学生を対象に生活習慣病健診を行っているほか，市町村が保育園や学校と連携しながら小児肥満予防対策を実施している。

実践例1

小中学校の児童・生徒を対象とした小児生活習慣病予防健診

　　目的：　適切な生活習慣を身につけ，将来発生リスクのある疾患を予防する

　　対象：　市内の学校に通学している小学校4年生，中学校1年生のうちの希望者

　　費用：　1000円

場所： 市内の保健センター

健診： 身長，体重，腹囲，血圧，脈拍，生活習慣調査，血液検査（血中脂質，貧血検査）

事後指導および再検査

実践例2

行政と幼稚園・保育所の連携で取り組む子どもの肥満予防指導—地域幼児肥満等連携システム

目的： 将来の生活習慣病ハイリスクの幼児の早期発見と保護者への効果的な保健指導の実施

対象： 3歳以上6歳未満の幼児とその保護者

運営主体： 保健所

実施・協力機関： 管内市町村，地域内の幼稚園および保育所

内容： 幼稚園，保育所は入所児の身長・体重の計測値から肥満度の判定を行い，対象児の保護者に情報提供や改善指導のはたらきかけを行う。市町村ははたらきかけが難しい対象児に必要に応じた支援を行う。保健所は，会議や研修会の開催，効果的な運用にかかる情報収集や提供を行う。

---

2. 高齢者： 低栄養傾向の高齢者の減少に向けた取り組み

　要支援・要介護の主な原因は脳血管疾患，心疾患，糖尿病といった生活習慣病に関連したものが約3割，認知症や骨折・転倒，高齢による衰弱（フレイル）等によるものが5割以上とされている[4,5]。骨折・転倒，フレイルは，高齢期の食生活や身体活動によって対策が可能なものであり，特に低栄養対策が重要となる。低栄養を放置することにより，筋肉量が減少しサルコペニアのリスクが増加するとともに，身体機能や基礎代謝が低下し，食欲や食事摂取量のさらなる低下を招く等，フレイルサイクルという悪循環を引き起こす。

　具体的な取り組みとしては，多くの市町村で介護予防普及啓発事業として，老人クラブや通いの場等で，地域に暮らす高齢者を広く対象とした低栄養予防に関する普及啓発が行われているほか，共食の頻度がほとんどない高齢者は体重減少のリスクが高いという研究報告から，共食も推進されている。また，介護予防把握事業として基本チェックリストを用いて低栄養状態にある高齢者を把握し，必要に応じて栄養改善等の支援を行っている。特にBMIが18.5未満もしくは20.0未満で条件に該当した者を低栄養のハイリスク者として抽出し，栄養士会と連携しながら管理栄養士等による訪問栄養指導を実施している市町村もある。

実践例3

地域における高齢者の共食の推進

目的： 高齢者の低栄養の予防や外出機会の拡大，生きがいづくり

対象： 地域に暮らす高齢者

内容： 地域にある様々な機会を活用し，高齢者の共食を推進する

- 地域の集会場，通いの場等で，食生活改善推進員の協力を得ながら，低栄養予防のための情報提供や共食の重要性に関する講話を実施する

- 地域の公民館等で，地域の飲食店のケータリング（出張）と，和食文化に関するミニ講義，できあがった料理を一緒に食べる等の食育，共食をテーマとした事業を開催する
- 子ども食堂に地域の高齢者の参加も促し，食育に関する学習をする，調理した料理を一緒に食べる等を通じて多世代での交流を行う

実践例 4

低栄養のハイリスク者を対象とした訪問栄養指導

目的： 低栄養リスクのある高齢者の栄養状態の改善と介護予防

対象： BMI 18.5 未満かつ 6 か月で 2 kg 以上の体重減少があった者，もしくは BMI 20.0 以下かつ食生活に関する質問に該当する後期高齢者

内容： 6 か月 1 クールで 3 回の訪問を実施

①初回： 身体測定，生活状況や食事内容の聞きとり，栄養改善計画の作成（目標設定）

②3 か月後： 訪問や電話による状況確認，栄養相談

③6 か月後： 目標に対する評価，継続支援の検討

評価： 食品多様性の点数，食事量の改善，体重の変化，食習慣の改善等

3．女性： 若年女性のやせや骨粗しょう症予防の取り組み

　女性はライフステージごとに女性ホルモン（エストロゲン）の分泌量が大きく変化するため，それに伴い様々な身体的な変化が生じる。若年女性のやせは将来的な女性ホルモンの分泌低下や骨量減少とも関係していること，女性ホルモンは骨の代謝を調整していることから，閉経すると一層骨量の減少が進行し骨粗鬆しょう症につながりやすくなる等の影響がある。そのため，各世代の特徴にあわせた取り組みが必要である。

　具体的な取り組みとしては，厚生労働省がスマート・ライフ・プロジェクトの一環として，骨粗しょう症の予防を目的としたウェブコンテンツを公開しているほか，市町村等でも従来から実施している骨粗しょう症予防検診の対象年齢を若年女性に拡大したり，女性を対象とした骨粗しょう症予防教室が開催されたりしている。これら若年女性を対象とした取り組みは，行政保健分野だけでなく，学校保健分野や産業保健分野との連携も重要である。産業保健分野でも健康経営の取り組みの一環として，女性労働者の骨粗しょう症検査や保健指導，健康教育が実施されている。

実践例 5

骨粗しょう症に関する普及啓発―厚生労働省「骨活のすすめ」

（ウェブコンテンツ： https://www.smartlife.mhlw.go.jp/event/honekatsu/）

目的： 骨粗しょう症の予防

対象： 10 代以上の女性

内容： 骨粗しょう症についての症状や基礎知識，予防対策を 5 つの動画で紹介

- 基礎編： 骨活はなぜ必要なの？
- 10 代編： 一生の土台が決まる大事な「骨の成長期」

- 20代～30代編：　過度なダイエットは骨密度を低下させる
- 40代～50代編：　「更年期」を「幸年期」にしよう
- 60代以上編：　骨密度をチェックし，転倒予防対策も実施

実践例6

若年期女性を対象とした骨粗しょう症予防教室
　目的：　骨粗しょう症リスクの早期発見と必要な健康教育の実施
　対象：　おおむね20歳以上の女性
　内容：　骨密度測定（超音波式），運動普及員による運動実技，栄養士による食生活に関する講話，骨粗しょう症予防のための健康相談（育児中の参加者のために保育を実施）

　これらのように，人々の健康はそれまでの生活習慣や環境因子の影響を受け，その後の健康状態にも影響を与えるため，一時点の健康状態のみに焦点をあてるのではなく，人の生涯を経時的にとらえた対策が必要となる。ライフコースアプローチを活用することで，今現在の人々の健康だけでなく，次世代の人々の健康にも寄与する可能性がある。　　　　　　　　　　[**成田太一**]

文　　献

1) 厚生労働省．健康日本21（第三次）推進のための説明資料．https://www.mhlw.go.jp/content/10904750/001222168.pdf
2) WHO. Noncommunicable diseases: Childhood overweight and obesity. http://www.who.int/dietphysicalactivity/childhood/en/
3) 文部科学省．令和4年度学校保健統計調査の結果公表について．https://www.mext.go.jp/b_menu/houdou/mext_01283.html
4) 厚生労働省．平成28年国民生活基礎調査の結果の概況．http://www.mhlw.go.jp/toukei/saikin/hw/k-tyosa/k-tyosa16/dl/16.pdf
5) 武見ゆかり・小岩井馨．高齢期における低栄養予防の必要性および今後の対策：地域高齢者等の健康支援のための配食事業と共食の場の充実．保健医療科学．2017；66：603-611.

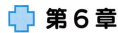# 第6章
多様な健康上の課題への支援

6-1 メンタルヘルス

> **Summary**
> - メンタルヘルスは，五大疾病のトップで支援対象が多い。特に若者を対象とした自殺対策，災害後のうつ病や心的外傷後ストレス症（PTSD）が課題となっている。
> - 学校教育におけるメンタルヘルスリテラシー教育の制度化は，まだ十分な年月が経っていないが，若者のメンタルヘルスの維持や自殺対策のためには，中高生等の早い段階からのメンタルヘルスリテラシー教育が求められる。

1．課題の現状

　　メンタルヘルスの課題として，精神疾患の予防があげられる。現状として精神疾患は2011（平成23）年に五大疾病の一つとなった。厚生労働省の「患者調査」によると，2020（令和2）年時点で精神疾患を有する患者数は615万人（外来患者586万人，入院患者29万人）であり，他の五大疾病の糖尿病579万人，悪性新生物366万人，脳血管疾患174万人，虚血性心疾患128万人を上回る患者数を維持しながら推移している。この精神疾患を有する患者が増加していることは注目すべき現状であり，実に国民の20人に1人の割合で精神疾患を患っていることになる。精神疾患の内訳は，双極性障害の増加が著しく，2020年には171万人に達している。次に神経症性障害，ストレス関連障害および身体表現性障害で124万人，続いてアルツハイマー型と血管性をあわせた認知症で100万人である。患者調査は，医療機関に受療している人数から割り出している。例えば「平成24年高齢者白書」によると65歳以上の認知症患者数は460万人と推定されているが，医療機関に受療している人数は100万人である。よって実際は，精神疾患を患っていても自覚できない，または病気を否認して医療機関を受診していない国民は615万人よりはるかに多いと想定される。精神医療は身体疾患よりも治療への敷居が高く，早期受診や早期治療につながりにくいことがあげられる。その背景には精神疾患を患っている人に対するスティグマ（stigma）が存在し，古くは「癲狂者」，そして近年まで「精神障害者」と呼ばれてきた経緯がある（精神疾患の診断基準DSM-5-TRから日本は障害という疾患名をなくしている）。人間は誰しも「害」呼ばわりされたくないのは当然であり，支援の手が当事者に届きにくく，支援の方法やアプローチが困難である。

　　メンタルヘルス分野のなかで重要な課題は自殺問題である。日本では1991（平成3）年のバブル経済崩壊後，1998（平成10）年の失業率4％に突入と同時に年間自殺者数が2万4000人か

ら一気に3万2000人に増え，その後10年間ほど年間3万人の自殺者が続いたのは比較的記憶に新しい。その後2006（平成18）年に自殺対策基本法，翌2007（平成19）年に「自殺総合対策大綱」が制定され，都道府県自殺対策計画のもと自殺予防対策が実施された。日本の景気対策や経済の状況が自殺者数の増減に影響することを支持するものではないが，第2次安倍内閣における2013（平成25）年からのアベノミクス対策以降，自殺者数は3万人を下回り，2万1000人まで低下している（図6.1）。

一方，全年齢の自殺者数は減少しているものの，近年若者の自殺が増えている。10代（10～19歳）の自殺者数は2019（令和元）年まで500～600人台であったが，翌2020（令和2）年以降700人台で緩やかに増加しており，同じく20代（20～29歳）も2019年の2100人台から2400～2600人台に増加している。「昇進うつ」等働き盛りの成人のうつ病による自殺に加え，10～20代の自殺予防が加わった。自殺の死因はうつ病を含めた健康問題が約半数を占めている。文献によりバラつきは見られるものの，WHOは「人口の推定3.8％がうつ病を経験」と報告している。12か月間有病率は6.7％といわれ，精神疾患の代表である統合失調症よりもうつ病のほうが罹患しやすい。

メンタルヘルス課題の別の側面は，災害時における対策と考えられる。日本は地震が多い国であることに加えて，近年はゲリラ豪雨と呼ばれる土砂災害が多くなっている。また災害には

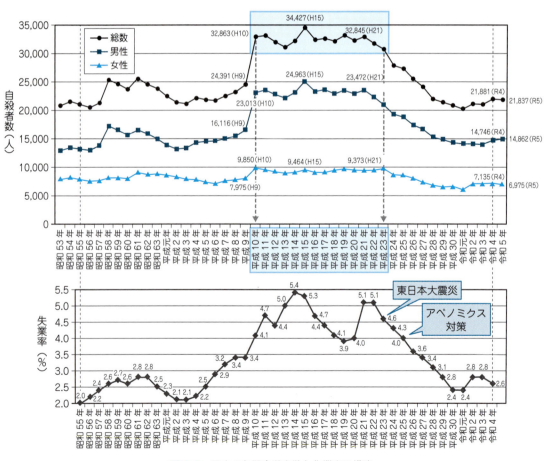

図6.1 日本の年間自殺者数と失業率の推移

（上段：警察庁「令和5年中における自殺の状況」，下段：総務省「労働力調査」，厚生労働省「職業安定業務統計」）

102 第6章 多様な健康上の課題への支援

自然災害（天災）と人的災害（人災）があるが，2011（平成23）年に発生した東日本大震災は地震・津波・原子炉破壊の三重の災害が生じ，天災と人災の両方が含まれていた。「東日本大震災被災者の健康状態等に関する調査」（2012（平成24）年）によると，発災後6か月を経過した時点の被災者の血圧・血液検査には大きな影響は認められなかったが，睡眠障害・心理的苦痛については全国平均より高い状態で，その要因として震災後の転居回数，経済状況，失業の有無が密接に関与していると報告されている。転居は睡眠障害をきたし，さらにうつ病，不安障害につながる。失業すればこれまで働いていた時間に空白が生じ，喫煙者は喫煙が増え，飲酒者は飲酒量が増えるといった物質関連症につながる危険性がある。また災害時の恐怖の再体験（フラッシュバック）や過覚醒等の急性ストレス症が1か月以上続けば，心的外傷後ストレス症（PTSD）につながる。当然，災害後の医療の継続，血圧や血糖のコントロール，不眠や孤立への対処は重要であるが，長期的に見れば，うつ病，依存症，PTSD等のメンタルヘルスの課題が深刻となる。さらに，あまり知られていないが特に大規模災害における救援者・支援者のストレスは「惨事ストレス」と呼ばれ，遺体関連業務に携わる支援者のメンタルヘルス支援は重要な課題となる。また日本財団ウクライナ避難民支援によると現在2000人の避難民を受け入れており，今の世界の紛争状況を考えるとPTSDの問題はさらに深刻になると予想する。

2．支援の動向

　精神疾患を患う国民の割合が多いにもかかわらず，支援が届きにくい現状にあるが，そして若者の自殺数の増加を考慮すると，人生のできるだけ早い時点での国民に対するメンタルヘルスの維持や精神疾患，精神障害の理解が重要と考える。精神保健福祉法（1995（平成7）年）は，精神疾患を患った当事者のみではなく，「国民の精神保健の向上を図る」法律である。また「精神保健医療福祉の改革ビジョン」（2004（平成16）年）では「精神疾患や精神障害者に対する国民の理解」が掲げられている。そこでダイバーシティ時代の看護としては，メンタルヘルスリテラシー教育が重要な位置づけとなる。**メンタルヘルスリテラシー**とは，精神疾患に関する正しい知識を獲得しておくことで，精神不調の早期発見や早期治療，あるいは予防に対しての備えができる[2]という概念である。

　精神疾患の一つである統合失調症の病型は解体型（かつての破瓜型）・緊張型・妄想型に分けられる。未成年の統合失調症の診断は成人より難しいが，解体型・緊張型は思春期に発症し，しかも3種類のなかで解体型の予後は悪いことがわかっている。統合失調症を代表とする**精神病未治療期間**（duration of untreated psychosis, **DUP**）短縮は精神医療のなかでは重要で，DUP期間が短く，早期に治療が開始されるほど予後がよくなることは科学的に証明されている。しかし残念ながら看護師をはじめとする医療者は，中高生やその家族との接点が非常に少ない。そこで養護教諭はもちろん，学校の教職員，保護者，児童生徒による「精神疾患や精神障害者に対する国民の理解」の一層の充実が期待される。

　高校生のメンタルヘルスリテラシー教育としては，2018（平成30）年の高等学校の学習指導要領の改訂で，保健体育編の「現代社会と健康」の項に「精神疾患の予防と回復」の単元が盛り込まれた。これを受けてはじめて高校生の授業のなかに「精神疾患」の教育が義務化されたことは，画期的な出来事と考えている。

　高校の教師や生徒向けのメンタルヘルスリテラシー教育は一部制度化されているが，まだ年

数が浅い。また大学生のメンタルヘルスリテラシーは，大学生自身に委ねられる側面がある。大学生になると学生自身でメンタルヘルスリテラシーの獲得が可能であるが，大学の精神看護学教員として授業をしていると「例えば摂食症など，もっと早くこの病気を知っていれば…」という学生の声は決して少なくない。このようにメンタルヘルスの支援の動向は法律・施策を通して重要視されているものの，時代の変化に伴い，メンタルヘルスリテラシー教育を制度化するまでには至っていない。

3．多様性を踏まえた支援

メンタルヘルスの課題は多岐多様にわたり，認知症を含めると若者から高齢者まで，また緘黙症，トゥレット症，自閉症スペクトラム症等の神経発達症群を含めると小児まで拡大する。重要なのは国民全体のメンタルヘルスリテラシーというより，若者を対象としたメンタルヘルスの維持と自殺対策と考えている。自殺の背景には，うつ病だけでなく，摂食症，不安症，強迫症，パーソナリティ症等の思春期に発症する疾患がある。また2017（平成29）年の「座間市9人殺害事件」は自殺願望のある15〜25歳の女性合計8人がSNSで勧誘され殺害された事件で，自殺願望には虐待が影響していたといわれている。このように，メンタルヘルスの悪化には事件性まで潜んでくる。ダイバーシティ時代の看護として，メンタルヘルスリテラシー教育を教育現場に持ち込み，中学生等のできるだけ早い時期からメンタルヘルスの重要性を意識してもらいたい。しかし，精神疾患をもつ人に対するスティグマによって，成人ですら精神疾患を正しく理解するのは難しいのであるから，大学生より高校生，高校生より中学生ではさらに難しいと予想している。

[原田浩二]

文　　献

1）林　謙治．東日本大震災被災者の健康状態等に関する調査．厚生労働科学特別研究事業．2012．pp.1-7．
2）国立精神・神経医療研究センター　精神保健研究所 地域精神保健・法制度研究部．メンタルヘルスリテラシーについて．https://www.ncnp.go.jp/nimh/chiiki/about/mhl.html

6-2　難病・障がい

Summary

- 難病に対する法制度の改革は進んできているが，難病療養者が望む社会参加を実現するためには多くの障壁と様々な課題がある。
- 療養者の意思を尊重した生活援助や環境調整を行うことや，社会的処方を体現化していくことが，地域共生社会の実現につながる。

1．課題の現状

難病とは，不治の病に対して社会通念として用いられてきた言葉である。これまで，難病で

表 6.1　難病療養者の社会参加を実現するために改善すべき課題

- 難病・障がいに対する理解の向上
- 支援体制の整備と周知
- 個々人の状態に応じた支援・対応
- 障がい者手帳・受給者証の有無による格差の解消
- 各関係機関の連携
- 労働環境の整備（受け入れ先）
- 本人の意欲や姿勢が重要
- 障がい者・難病雇用に関する法制度の見直し

（難病者の社会参加を考える研究会「難病のある人の就労／社会参加に関するアンケート」より抜粋）

あるか否かは，その時代の医療水準や社会情勢によって変化してきた。日本では，1972（昭和47）年に難病対策推進のため「難病対策要綱」が策定され，近年の難病対策の基礎が形成された。2014（平成26）年には，難病の患者に対する医療等に関する法律（難病法）が成立し，難病対策に重点がおかれるようになった。難病法のなかで，「難病とは，発病の機構が明らかでなく，かつ，治療方法が確立していない希少な疾病であって，当該疾病にかかることにより長期にわたり療養を必要とすることとなるもの」と定義されている。

さらに「難病対策の改革について（提言）[1]」においては，「難病患者の社会参加を支援し，難病にかかっても地域で尊厳を持って生きられる共生社会の実現」という理念が掲げられており，各都道府県に設置された難病相談・支援センターでは難病の普及・啓発活動が行われている。しかし，難病は世間的になじみのない疾患も多く，様々な誤解や偏見をもたれている場合も多い。周囲からの難病への理解が乏しいこと，当事者自身も社会資源や法制度が十分に認知・活用できていない場合も多いことや，難病特有の日々変化する多様な症状も要因となり，難病療養者の社会参加には多くの障壁がある。加えて，難病療養者は「病気と障がいをあわせもつ者」として，長期の闘病生活のなかで苦痛を感じ，社会のなかでの暮らしにくさも抱えやすい。そのため，難病は障害者総合支援法においても支援の対象となっている。

難病療養者が望む社会参加の実現に向けた，複数の課題を示す（表 6.1）。今後必要な取り組みとして，ICT 等を活用した啓発活動を継続的に展開し，人々のなかにある無意識の差別をなくしていくこと，医療・介護・福祉が一貫して情報を共有できる支援体制を構築すること，ソーシャルファーム（障がいのある人々や労働市場において不利がある人々を雇用するためのビジネス）の推進や，難病療養者が利用できる制度やサービスを拡大することがあげられる。

2．支援の動向

難病のなかでも，難病法で定める基準にもとづき医療費助成制度の対象としているものを**指定難病**という。2024（令和6）年現在で，指定難病は341疾病が登録されており，対象者数は年々増加している[2]。指定難病のなかでは，パーキンソン病が最も患者数の多い疾患である。パーキンソン病の重症度分類（**ホーン−ヤール重症度**，以下，**ヤール重症度**）が III 度以上である者は，特定医療費受給者証の交付を受けることができる。その所持者数は2022（令和4）年度末現在，全国で14万3267人であり，その多くが高齢者である[3]。また，2020（令和2）年患者調査では，国内で継続的に治療を受けている患者数は28万9000人[4]とも報告されており，症状の進行具合によっては法制度の対象にならない者も存在することがわかる。

パーキンソン病は，脳内のドパミン不足とアセチルコリンの相対的増加を病態とし，運動緩慢・筋強剛・振戦・姿勢保持障害を四大徴候とする慢性進行性の疾患である[5]。進行そのものを止める治療法は未だ開発されてはいないが，薬物療法や手術療法等の対症療法を適切に行えば，通常発症後10年程度は普通の生活が可能ともいわれる。しかし，罹患の長期化とともに症状は進行し，ヤール重症度が高くなるにつれて日常的に介護が必要となるため，就労や地域活動等の社会参加も難しくなる。

難病療養者は在宅で過ごしていることが多く，地域の保健師や訪問看護師等が日常生活を支えている。療養者が安全・安楽に日常生活を送ったうえで，本人が望む社会参加を実現するためにはなにができるだろうか。パーキンソン病療養者の場合，まずは日内変動もあるパーキンソン病の多様な症状の観察と服薬管理，排便コントロールや疼痛マネジメントが重要である。またヤール重症度が高くなると，脱水や栄養障害に起因する褥瘡や誤嚥性肺炎に注意すること，さらにデバイス補助治療である脳深部刺激療法やL-ドパ腸管内持続投与療法等の使用機器の管理といった，生命の維持や症状の悪化予防のための看護ケアが求められる。加えて，転倒・転落を繰り返さないような療養環境の整備や歩行補助具の導入，移動手段の変更等を検討することも必要となる[6]。日常生活の基盤が整ったうえで，社会参加といった人間の高次的欲求にも着目すべきである。社会参加等，本人の希望を実現するために参考にすべき枠組みとして，川村らの「希望実現モデル」[7]がある。このモデルは，基盤となる療養生活支援（生活課題支援，健康課題支援）を実施したうえで，希望実現支援継続の判断を行い，希望実現計画の開始・継続・変更・中止等を決定し，次の支援につなげることを推奨している。モデルを活用することで，療養者本人主体の生活支援を可視化でき，個人の自己実現だけでなく，多くの人々の希望に道を拓き，社会変革にもつながる可能性が示唆されている。

3．多様性を踏まえた支援

難病療養者の支援において重要なのは，病気と障がいとともに生きる療養者本人の目線で生活の困りごとをとらえ，それを改善できるよう日常生活を援助し，さらに本人の望む社会参加を実現するための支援を行うことだと考える。言い換えると，常に本人の意思を尊重した生活援助や環境調整を行うことが，本人の社会参加を実現することにつながるといえる。難病療養者は様々な悩みや葛藤を抱きつつも，わずかな希望や期待を胸に日々奮闘している。なんとか踏ん張って就労を継続したり，熱心に患者会の活動に取り組んだり，たとえ意思疎通が図れなくても懸命に生きようとしたりする姿に心動かされる場面も多い。ゆえに，療養者本人が心身状態を維持しつつ自律した生活を送れるように，適切な社会資源やサービスの導入により，ソーシャルサポートの活用を促進しつつ，他者との関係性が保持できるような支援が必要である。難病療養者にとって社会参加は，病状の進行を遅らせ，楽しみや生きがいを実感し，QOLの維持・改善や豊かな生活を目指すためにも必要不可欠とされる。

しかしながら，なにをもって社会参加とするかには個々の考え方があり，一概にはいえないものである。難病療養者にとっては単に外出し，他者と関わることだけが社会参加ではない[8]。個人でとらえ方や考え方が異なる多様な意味をもつ社会参加においては，その希望を知る・推察するプロセスも大切となり，意思決定支援にもつながる。難病療養者の意思決定支援というと，人工呼吸器の装着や延命治療に関するもの，療養場所の選択等が想定されやすいが，決してそ

れだけではない。日常生活を送るなかでの小さな決定事項を本人の意向に沿いながら，あるいは汲みとりながら決めていくことが重要である。さらに，難病は完治せず進行するものであるため，発病した早い段階から意思決定を積み重ねること[9]，各病期に応じて今後について話し合う機会を設けること，各々の価値観や選好に関心を向け意思表明を尊重すること，療養者に関わる多職種と協働・連携を図って同じ目標を共有することが必要である。また，難病療養者本人だけでなく，家族や介護者等の多様なケアラーへの支援も大切となる。キーパーソンとなる家族の支援があると社会参加が実現する可能性が高くなる[10]。家族の心身状態も観察し，介護負担の軽減に向けて介入していく。

　昨今では難病に関する遺伝カウンセリングや遺伝子治療等も注目されている。看護職は，遺伝情報やそれに関わる検査や診断，社会の支援体制について適切な情報を提供するという役割を担う。今後，難病療養者と家族が孤立せずに，その人らしい生活を送ることができる地域共生社会の実現が非常に重要となる。社会的孤立を予防する治療として，地域での活動や交流，社会資源など，「地域で人とつながる」という薬を処方（紹介・適合）し，ケアの持続性を高める**社会的処方**の考え方が広まることが期待される。　　　　　　　　　　　　[辻　育恵]

文　　献

1) 厚生労働省．難病対策の改革について（提言）．http://www.mhlw.go.jp/stf/shingi/2r9852000002udfj-att/2r9852000002udh0.pdf
2) 厚生労働省．指定難病の概要，診断基準等，臨床調査個人票（告示番号1〜341）．https://www.mhlw.go.jp/stf/newpage_36011.html
3) 難病情報センター．特定医療費（指定難病）受給者証所持者数，年齢階級・対象疾患別．https://www.nanbyou.or.jp/wp-content/uploads/2024/01/koufu20231.pdf
4) 政府統計の総合窓口e-Stat．令和2年（2020）患者調査．https://www.e-stat.go.jp/dbview?sid=0004002481
5) 武田　篤編著．パーキンソン病療養指導士テキストブック．アルタ出版．2023.
6) 星　恵子・増子佳世．看護・介護のための指定難病．日本医学出版．2021.
7) 川村佐和子編著．訪問看護師による在宅療養生活支援を可視化する希望実現モデル．医学書院．2024.
8) 辻　育恵ほか．患者会に所属するパーキンソン病を持つ高齢者にとっての社会参加の意味．日本難病看護学会誌．2022；27：64-75.
9) 磯﨑英治監修．東京都立神経病院編．神経疾患 難病看護ガイド．ヴァンメディカル．2020.
10) 木全真理・中山優季．神経難病患者の社会参加を実現する居宅外の訪問看護実践の特徴．日本難病看護学会誌．2023；28：42-48.

6-3　がん・慢性疾患

> **Summary**
> - がん・慢性疾患を管理しながら，疾患とともにその人らしい生活をできるだけ長く継続するためには，看護の力が重要である。
> - がん・慢性疾患患者にとって，治療や病状の変化に応じた意思決定は日常生活と QOL に影響するため，包括的な支援が求められる。
> - がん・慢性疾患とともに生きる患者には様々な側面から支援することや，療養生活の場にあわせて病院から地域へと継続的なケア体制を整える必要がある。

1．課題の現状

　日本では，医療の発展・進歩や生活習慣の変化が関連し，慢性疾患を抱える人々が増加している。WHO の定義では，**慢性疾患**は，「長期にわたり，ゆっくりと進行する疾患」であり，代表例として，がん，糖尿病，心血管疾患，慢性呼吸器疾患等があげられる。慢性疾患の特徴として，治癒が望めない場合が多く，長期間にわたって治療や管理が必要となる。さらに，日常生活や社会活動に影響を与えることから，患者・家族のライフスタイルや価値観が多様化している現代において，全人的に患者をとらえて支援していくことが求められる。慢性疾患患者のケアについてコービン（Corbin JM）とストラウス（Strauss AL）は，ケアの焦点は治癒にあるのではなく，慢性状況の予防と病気を管理しその病気とともに生きる方策を発見することにある[1]と述べている。このことからも，疾患を管理しながら，疾患とともにその人らしい生活をできるだけ長く継続することができるように看護の力が必要になる。

1）がん

　2019（令和元）年に新たにがんと診断された者は約 99.9 万人であり，男女ともに 2 人に 1 人が生涯のうちにがんと診断される[2]。かつては，がん＝死ととらえられていたが，2009～2011（平成 21～23）年に診断されたがん患者の 5 年生存率は 64.1％と，1993（平成 5）年以降年々向上しており，がんとともに自分らしい生活を継続していくことが期待できる。がん患者の生存率は向上する一方でがんサバイバーが長期的な治療と継続的な健康管理を行う必要があり，精神的な苦悩や社会経済的課題に直面することも少なくない。これらのことからも，がんという疾患は患者にとって，身体，精神，社会，スピリチュアルの側面に多くの影響を与える可能性があるといえる。そのため，全人的に患者をとらえ，様々な側面から患者・家族を支援していくことが求められる。

2）糖尿病

　「国民健康・栄養調査[3]」によると，糖尿病が強く疑われる者および糖尿病の可能性を否定できない者は約 2400 万人と推計されている。過去 10 年間で見ると，男女とも有意な増減は見られないが，糖尿病は生活習慣の適切な管理がなされないことで，発症・重症化のリスクが高

まる。そのため，糖尿病の発症予防と重症化予防に取り組むことが重要な課題であるといえる。糖尿病予備軍を含めるとケアの対象は多く，生活習慣・環境や遺伝的影響によっても糖尿病の発症は様々である。そのため，異なる人々や地域集団に対して，適切な予防と管理ができるようにアプローチしていくことが必要である。

3）慢性閉塞性肺疾患（COPD）

慢性呼吸器疾患を代表する慢性閉塞性肺疾患（COPD）のほとんどは，長期間の喫煙習慣が原因となり引き起こされる生活習慣病である。厚生労働省の調査（NICE study）の結果，COPD の推定患者数は約 530 万人であることが報告された。実際の患者数が約 22 万人[4]であることを鑑みると，適切な診断・治療を受けていない患者が 500 万人以上いる現状である。また，COPD はゆっくりと進行していく疾患であることから，症状が出現した際にはすでに重症化している場合も少なくない。一方で，早期発見し，早期治療を開始することでこれまでと同様の生活を継続することができるため，COPD の進行度や生活背景をとらえ，禁煙サポートや重症化予防の観点から支援していくことが必要である。

2．支援の動向

1）がん

2007（平成 19）年に施行されたがん対策基本法にもとづき，2023（令和 5）年 3 月に第 4 期となる「がん対策推進基本計画[5]」が策定された。この計画は，「誰一人取り残さないがん対策を推進し，全ての国民とがんの克服を目指す」という全体目標のもと「がん予防」「がん医療の充実」「がんとの共生」という三本柱の構成は第 3 期から継続しながら，各分野における現状および課題に対し，取り組むべき施策が定められた。「がんとの共生」の分野においては，治療を継続しながら社会生活を送るがん患者が増加するなかで，治療に伴う外見変化に対してのサポートとして，アピアランスケア（外見の変化に起因するがん患者の苦痛を軽減するケア[5]）による QOL 向上への取り組みが推進されている。アピアランスケアの充実はがん患者が自分らしさを大切にしながら社会とのつながりを維持していくために重要な支援であるといえる。

2）糖尿病

健康増進法にもとづいた「健康日本 21（第三次）[6]」では，2024（令和 6）年から 12 年間で糖尿病の合併症（糖尿病腎症）の減少，治療継続者の増加，糖尿病有病者の増加の抑制等が目標として掲げられている。また，糖尿病は予防や治療等それぞれの段階によって，ケアの方法や支援が異なる。そのため，一次～三次予防として，「糖尿病の発症予防」「糖尿病の適切な治療による合併症の予防」「合併症による臓器障害の予防・生命予後の改善」それぞれでの目標設定がなされた。このように，看護職者には，治療の継続，疾患管理の促進につながるように多段階にあわせたシームレスな支援が求められる。

3）慢性閉塞性肺疾患（COPD）

健康日本 21（第三次）[6]では，第二次から継続して，COPD の認知度向上を目指すことに加え，「COPD の発症予防，早期発見・治療介入，重症化予防」といった総合的な対策を講じていくことが必要であると示された。その結果，死亡率の減少，健康寿命の延伸につながることが期待されている。そのため，看護職者は，疾患に対する理解を深めることができるように教育的関わりを担い，多職種と連携しながら，継続的なケアが受けられるように支援していく必要がある。

3. 多様性を踏まえた支援

1) 患者・家族への意思決定支援のあり方

　　患者とその家族を中心とした医療・ケアのアプローチや，医療技術の発展と治療における選択肢の多様化等を背景に，意思決定支援が重要視されるようになっている。がん・慢性疾患は，治療や管理が長期にわたる場合が多く，治療内容の変更や病状の進行に応じた意思決定を求められることが多い。また，がん・慢性疾患患者の療養の場は病院に限定されることは少なく，患者が生活する地域まで視野を広げて，選択肢をもつことが重要となる。そのため，がん・慢性疾患を抱える患者とその家族にとって，治療のみならず，自らの日常生活における意思決定を繰り返しながら QOL を向上し，自分らしく生きていくことができるように包括的に支援していくことが望まれる。

> #### 事例：　A さん（70 代男性）と家族から学んだ大切なこと
>
> 　A さんは，肺腺がんの診断を受け，「受けられる治療はすべて頑張って受けたい」という意思をもって，がん薬物療法を継続していた。トルソー症候群から脳梗塞を併発したため，一時的にがん薬物療法は中止となったが，A さんの強い希望により，症状を確認しながら治療が再開された。がんと診断されてから看取りを迎えるまで，治療を継続することを選択した A さんと家族から多くのことを学ばせていただいた。
>
> **患者・家族への意思決定支援のあり方**
>
> 　A さんと家族は，がんと診断されたときから，がんの進行と並行して意思決定しながら，多くの選択を繰り返してきたと考えられる。患者が納得できる意思決定を支えていくことは前提であるが，A さんにとって脳梗塞発症後のがん薬物療法は，A さんらしく日常生活を送り，人生を生き抜くための選択として適切だったのだろうか。患者と家族がどのような経験をし，どのような思いや考えを大切にしてきたのかを踏まえて，意思決定支援していくことが必要なのではないかと実感した。
>
> 　A さんの臨床経過のプロセスに関わるなかで，私は A さんと家族と良好な関係性を築くことができていると考えていた。しかし，実際には重要な場面で，患者の思いを引き出すことができなかったのではないかと振り返る。意思決定支援を行うなかで，患者の希望や今後の生活を考えて治療内容を選択することや，治療を継続するか否かまで考えることができるように適切な情報提供をしていくことが求められる。さらに，人の思いは常に変化していくものであるととらえ，患者・家族の限りある時間を大切にする。そして，患者と家族に向き合い，適切なタイミングで対話をし，希望や望みを実現していくところまで支えていくことが重要であり，それを実践できる看護師でありたいと考えた。

　　意思決定支援においては，信頼関係の構築，適切な情報提供を通じて患者が意思を構築するための支援，意思を伝えるための支援，選択した希望・望みを実現するための支援を含めて，患者とその家族に向き合い続けることが求められる。

2) 疾患とともに生きる患者・家族への支援

　　患者にとって，がん・慢性疾患とともに生きるということは，多くの挑戦を経験することである。そのため，患者が疾患による症状の出現や身体機能の制限から日常生活に支障をきたす

経験をした際に，そこから患者自身が身体的変化にあわせて日常生活を調整し，疾患と折り合いをつけながら適応できるようになるためのケアが求められる。がん・慢性疾患と長期的に付き合っていく患者にとって，挑戦を継続的にサポートする体制が整っていることが重要である。さらに，がん・慢性疾患とともに生きていくうえでは，身体面だけではなく，患者・家族の心理・社会面に対する支援も重要となる。療養生活の場が多様化するなかでは，病院と地域が連携して情報提供や相談支援に取り組むことができるような体制を整えることが求められる。

［穴水千尋］

文　献

1) ウグ P 著．黒江ゆり子ほか訳．慢性疾患の病みの軌跡―コービンとストラウスによる看護モデル．医学書院．1995．
2) 国立がん研究センター．最新がん統計．https://ganjoho.jp/reg_stat/statistics/stat/summary.htm
3) 厚生労働省．令和元年国民健康・栄養調査報告．https://www.mhlw.go.jp/content/001066903.pdf
4) 厚生労働省．令和 2（2020）年患者調査の概況．https://www.mhlw.go.jp/toukei/saikin/hw/kanja/20/dl/suikeikanjya.pdf
5) 厚生労働省．第 4 期がん対策推進基本計画について．https://www.mhlw.go.jp/content/10901000/001091843.pdf
6) 厚生労働省．健康日本 21（第三次）推進のための説明資料．https://www.mhlw.go.jp/content/10904750/001158816.pdf

6-4　特定妊婦

Summary

- 特定妊婦とは，出産後の養育について出産前において支援を行うことが特に必要と認められる妊婦と規定されている。
- 産前産後の女性の健康および保健行動上の課題は，多様な背景と要因が複雑に関係している。
- 子どもを産み育てる環境の孤立や育てにくさへの支援は，産前産後の女性とその子どものウェルビーイングへの支援につながる。

1．課題の現状

　日本の子どもを産み育てる環境は，少子化や核家族化，女性の社会進出等により変化している。このため，女性は子どもと触れ合う機会が乏しい状態で子育てを経験せざるをえない。また，身近な地域社会の互助機能により，子どもを育てることが希薄化し，親への育児負担が増えた。これらは，母親の孤立や育てにくさを生み出している。

　産前産後の女性は，身体的変化とともに内分泌環境の変化により精神的に不安定となりやすい。そうした女性にとって，家族等の身近な人の助けが十分に得られない状況は，不安や孤立感を抱くものであり，うつ状態で育児を行うことにつながる。さらに，育児不安やうつ状態は，

表6.2 特定妊婦の対象者

①すでに養育の問題がある妊婦
②支援者がいない妊婦
③妊娠の自覚がない・知識がない妊婦，出産の準備をしていない妊婦
④望まない妊娠をした妊婦
⑤若年妊婦
⑥心の問題がある妊婦，知的な課題がある妊婦，アルコール依存，薬物依存など
⑦経済的に困窮している妊婦
⑧妊娠届の未提出，母子健康手帳未交付，妊婦健康診査未受診または受診回数の少ない妊婦

令和6年に一部改正あり。
（厚生労働省「子ども虐待対応の手引き　平成25年8月改正版」）

子ども虐待の誘因となっている。

　子ども虐待において，心中以外の虐待死をした子どもの年齢は「0歳」が最も多く，主たる加害者は実母が最も多い。そして，その背景を見ると，「予期しない妊娠／計画していない妊娠」「妊婦健康診査未受診」「妊婦届の未提出（母子健康手帳未交付）」「若年（10代）妊娠」が多く，産前の女性の状況が子どもの虐待死につながっている[1]。こうしたなか，世間で子ども虐待が事件としてクローズアップされるようになり，「特定妊婦」が規定された。

　児童福祉法（2009（平成21）年改正）において**特定妊婦**とは，「出産後の養育について出産前において支援を行うことが特に必要と認められる妊婦」と規定されている（第6条の3第5項）。この規定により，産科医療機関には，診療において子ども虐待への予防的対応が求められるようになる。2013（平成25）年の「子ども虐待予防の手引き」において，特定妊婦についての内容が示された（**表6.2**）。これにより，特定妊婦は自治体の要保護児童対策協議会の支援対象者に位置づけられた。そして，要保護児童対策協議会のケースとして登録されると，保健師らによる家庭訪問等の支援対象になる。

2．支援の動向

　特定妊婦は，女性自身の保健行動上の課題があり，子どもの養育に対する支援が特に必要な場合が多い。その支援には，母子保健事業と養育支援訪問事業がある。子育ては，保健医療機関と児童福祉関係機関を含む複数の機関が関係しているため，支援方針等の情報共有は重要である。

　2003（平成15）年の「児童虐待への対応など要保護児童および要支援家庭に対する支援のあり方に関する当面の見直しの方向性について」では，妊娠中から出産後間もない時期を中心に，母子保健事業や日常診療等の強化を図り，自ら訴え出ないが，実際には過重な育児負担のある養育者に積極的にアプローチを図ることが必要と記載されている。

　2016（平成28）年の改正児童福祉法では，支援を要すると思われる妊婦・児童・保護者を把握した医療機関等は市町村に情報提供することが努力義務となり，要保護・要支援児童や特定妊婦を把握したという「正当な理由」があれば，本人の同意がなくとも関係機関への通告は守秘義務規定違反にならないとされた。これにより，保健医療機関や児童福祉関係機関等の関係機関の情報共有が可能となった。

　2019（令和元）年には，各自治体において，経済的問題等を抱える特定妊婦に対する入院助産制度の強化が図られる（母子保健課長通知）。2022（令和4）年に児童福祉法等の一部を改正

する法律が成立し，2024（令和6）年には市町村におけるこども家庭センターの設置が努力義務となった（改正児童福祉法）。こども家庭センターの設置は，母子保健機能と児童福祉機能の一体的な支援により，連携と協働を促進し，子ども虐待予防の促進を目指している。この背景には，子ども虐待の相談対応件数の増加等，子育てに困難を抱える世帯の顕在化がある。このことを踏まえて，こども家庭センターによる支援を要する女性や子ども等への支援計画（サポートプラン）の作成や，身近な子育て支援の場（保育所等）における相談機関の整備が改正内容に含まれた。また，特定妊婦が安心した生活ができるように支援するため，妊産婦等生活援助事業が創設される（こども家庭庁支援局長通知）。この事業は，家庭生活への支援が必要な特定妊婦やその子ども等に対する一時的な住まいや食事の提供，子どもの養育にかかる相談や助言，その他関係機関との連絡調整等の支援を行うものであり，特定妊婦と子どもへの生活支援の強化を目指した。

　妊娠届は，母子健康手帳の交付や妊婦健康診査，両親学級，産前・産後サポート事業等の母子保健サービスが適切に住民に行き届くように，市町村が妊娠している者を早期に把握するための制度である。そして，母子健康手帳は，母子保健法（第16条）において定められており，1942（昭和17）年に発行されて以降，社会情勢や保健医療福祉制度の変化等にあわせて見直されている。2022（令和4）年の改正では，産後ケア事業に関する記録欄の追加を含む，妊娠期から子育て期における地域支援システムの周知が強化された。また，妊娠届が提出された場合は，母子健康手帳発行時に実施される母子保健担当部署による妊婦との面談の実施が推奨されている。現在，政府は妊娠届の利便性や情報の一元化を目指し，オンライン化を段階的に進めている。また，母子健康手帳においてのマイナンバーカードを活用したデジタル化に向けて環境整備がされている。

3．多様性を踏まえた支援

　特定妊婦は，子ども虐待を予防することから規定された。子ども虐待は，どこの家庭にも起こりうるとされており，家族間のストレス，住居や経済的な問題，親子の孤立等，様々な要因が虐待の引き金になる[2]。子どもを産み育てる環境における孤立や育てにくさが指摘されている日本では，子ども虐待が起こりやすいといえる。

　特定妊婦とされる女性の保健行動上の課題の背景には，妊娠までの経緯や年齢，健康状態，家庭・生活背景，経済状況といった様々な要因が複雑に関係している。例えば，高血圧・糖尿病・心臓疾患等の合併症に罹患していることもある。また，身体的・精神的には問題はないが，不安定な収入基盤，複雑な家族構成等の経済的な問題や家庭的問題をもっていることもある。女性にとって「予期しない妊娠／計画していない妊娠」や「若年妊娠」であった場合には，周囲の理解を得にくい可能性が高いことから，妊娠したことを家族や周囲の他者に知られたくないことがある。そのため，公的な母子保健サービスや養育支援サービスへのアクセスを拒んだり，子育てに関する情報へのアクセスが困難になったりしやすい。子育てに関する情報へのアクセスの困難さは，女性の保健行動上の課題につながり，次世代の子どもの心身の成長発達に影響する。したがって，妊娠早期からアウトリーチ型の支援が求められる。自治体への妊娠届出時や産科医療機関での初診時には，スクリーニングが実施されており，支援の開始時期を早めることで子どもを産み育てるまでの準備期間が長くなり，子育て支援の充実につながる。対象者の

6-4　特定妊婦　113

スクリーニングに立ち会う看護職者は，適切なアセスメントをし，その女性と子どもを必要な支援につなげる役割を担う。その際，子ども虐待はどこの家庭にも起こりうること，女性の保健行動上の課題の背景には様々な要因が複雑に関係し多様であることを念頭におき，特定妊婦の規定項目のスクリーニング結果以外にも目を向ける必要がある。そして，看護職者の五感をはたらかせ，特定妊婦には該当しないが「気になる妊婦[3]」や女性と子どもの気になる部分を見つけ出し，妊娠早期から支援することは，産前産後の女性とその子どものウェルビーイングへの支援につながる。

　日本では，成育基本法や「健やか親子21」等を基盤として，地域における妊娠期から子育て期にわたる切れ目のない支援を推進しており，母子保健・児童福祉の両機能の連携・協働を深め，希薄化した身近な地域社会の互助機能を補強していく必要がある。それは，虐待への予防的な支援にもつながる。また，多様な女性と子どもへの支援をするために，妊娠早期から産科医療機関と行政のみならず，対象者の生活圏にある民間資源と連携し，多角的なアプローチが求められている。そして，継続的で，かつ包括的な支援を行う体制の構築が求められる。

〔篠原良子〕

文　　献
1) こども家庭庁. こども虐待による死亡事例等の検証結果等について（第19次報告）（令和5年9月）. https://www.cfa.go.jp/assets/contents/node/basic_page/field_ref_resources/c36a12d5-fb29-481d-861c-a7fea559909d/6735b11d/20230935_councils_shingikai_gyakutai_boushihogojirei_19-houkoku_13.pdf
2) 子どもの虐待防止センター. 虐待はなぜ起きるのでしょう. https://www.ccap.or.jp/for-parent/childabuse
3) 和田聡子.「気になる妊婦」への支援と連携─産科医療機関でできる医療・保健・福祉の連携を目指した妊婦支援を考える. 助産雑誌. 2020；74：328-325.

6-5　子ども虐待

Summary

- 児童相談所への虐待相談件数は増加の一途をたどっている。
- 子ども虐待は，身体的虐待・心理的虐待・ネグレクト・性的虐待に分類される。なかでも心理的虐待が最も多く，性的虐待は最も見つかりにくい虐待といわれている。
- 死亡事例では，実母による虐待が多く，年齢は「0歳児」が最も多い。

1. 課題の現状

　児童相談所における虐待相談件数は，調査開始以降増加の一途をたどり，2022（令和4）年度では21万9170件（速報値）となっている。

　子ども虐待の定義は様々あるが，1960年代はじめにケンプ（Kempe CH）は"The Battered-Child Syndrome"を発表し，「親や保護者，あるいは世話をしている人たちによって引き起こされた子どもの身体的，情緒的健康に有害なあらゆる状態を含むもの」と子ども虐待を定義し

114　第6章　多様な健康上の課題への支援

た。ケンプの定義を踏まえて小林（2006）は「親像や親の気持ちや主張がどうであれ，あくまでも子ども側への影響で虐待かどうか判断する」ことが重要としている。

　2000（平成12）年に制定された，児童虐待の防止等に関する法律（以下，児童虐待防止法）において，子ども虐待は身体的虐待，心理的虐待，性的虐待，養育の拒否・怠慢を含むネグレクトの4つに分類され定義されている。2022（令和4）年度の虐待相談内容別件数を見てみると，心理的虐待が59.2％と最も多く，次いで身体的虐待が24.4％，ネグレクトが16.2％と続く。それに比して，性的虐待は1.1％というごく少数の相談件数となっている。これは，性的虐待は表に出にくい虐待であることの表れであり，実際にはこの数値よりも高いと考えられている。

　「こども虐待による死亡事例等の検証結果等について（第20次報告）」（2024（令和6）年度）によると，死亡した子どもの年齢は「0歳児」が25人（44.6％）で最も多く，「3歳未満児」が39人と全体の69.6％を占めている。主な加害者は「実母」が41.1％を占めており，妊娠期・周産期における問題（複数回答）では，「予期しない妊娠／計画していない妊娠」，「妊婦健康診査未受診」等があがっている。養育者（実母）の心理的・精神的問題等では，「養育能力の低さ」や「育児不安」「精神障害」等があげられている。

　子ども虐待は，身体的，精神的，社会的，経済的な要因等が複雑に絡み合って発生する。特に最近は，少子化や核家族化のみならず，地域社会のコミュニティの崩壊や長引く不況等の社会情勢も重なり，子どもを産み育てにくい環境といわれている。

　厚生労働省よると，2023（令和5）年の出生数は72.7万人（概数，前年比−5.6％）であり，合計特殊出生率は1.2と過去最低を更新した。政府は，国をあげての異次元の少子化対策に取り組んでおり，地域住民が参画する子どもを産み育てやすい環境づくりは，自ずと子ども虐待の防止策につながっていくと考えられる。また，子ども虐待は，その家庭の抱える問題が顕在化したものともいえる。子ども虐待を特別な家族の問題ではなく，どの家庭にも起こりうるものと認識し，保健・医療・福祉等の関係者は，子どもをもつすべての親を対象に子ども虐待防止の取り組みを進めていく必要がある。

2．支援の動向

　子ども虐待に関する支援の動向としては，2000（平成12）年に児童虐待防止法が制定されて以降，児童相談所を中核機関として，通告・保護・措置の仕組みがはじまったが，残念ながら，その後も虐待死事件は後を絶たない。2016（平成28）年の改正児童福祉法では，従来の子ども虐待防止施策に「支援」を明確に位置づけた。指導措置や指導勧告といった法的措置を行う児童相談所との協働のもと，市区町村は子ども家庭総合支援拠点として家庭養育を原則とした在宅支援を担うこととなった。また同年，母子保健法改正により，子育て世代包括支援センターの設置が努力義務化された。その後も2018（平成30）年には「児童虐待防止対策体制総合強化プラン（新プラン）」が策定され，2019（令和元）年には児童相談所の体制強化が図られた。また，しつけと称する体罰が多いこと等から，2020（令和2）年に親権者等による体罰の禁止が明文化された。

　そして2022（令和4）年に成立した児童福祉法等の一部を改正する法律では，子育て世帯に対する包括的な支援のための体制強化および事業の拡充として，市区町村に「こども家庭センター」の設置を推奨し，支援を要する子どもや妊産婦等への支援計画（サポートプラン）を作

成している。また，一時保護および児童相談所による児童への処遇や支援，困難を抱える妊産婦等への支援の質の向上，社会的養育経験者，障がい児入所施設の入所児童等に対する自立支援の強化等があげられる。新しい取り組みとしては，児童をわいせつ行為から守る環境整備として，性犯罪歴等の証明を求める仕組み（日本版 DBS）の導入に先駆けた取り組みを行っている。子育てに困難を抱える家庭への包括的な支援体制の強化を目的としており，児童の権利擁護や児童相談所の強化等が明示されている。現在，2023（令和5）年から 2026 年までを期間とする「新たな児童虐待防止対策体制総合強化プラン」が策定，進行中である。児童相談所の一層の体制強化を図るための児童福祉士の大幅増員，里親養育支援や市町村支援のための児童福祉士の配置，児童心理司，保健師，弁護士配置の強化，一時保護所の職員体制の強化を図ること等が取り組まれている。

1）虐待が子どもに与える影響

虐待における身体的影響では，重篤な場合は死亡や重い障がいが残る可能性がある。知的発達面への影響では，養育者による年齢や発達レベルにそぐわない過度の要求をすることにより，子どもの知的発達を阻害し，その子が本来もっている知的発達を得られない場合もある。心理的発達における影響では，被虐待経験により子どもは総じて自己評価が低くなり，自己同一性の希薄化，基本的信頼関係の欠如等にも陥りやすいといわれている。その結果，周囲の人々と適切な関係性を構築しにくく，孤立する可能性がある。このようにして虐待は，子どもの心身の成長と人格の形成に深刻な影響を与える。その影響は身体的な外傷や発育不全だけではなく，子どものその後の人生に多大なる影響を与えかねない重大な案件であり，人権侵害である。

2）虐待の早期発見・早期介入

虐待を受けた／受けている子どものサインとして，①体重増加不良／低身長，②外傷が多い，③病気の放置，④清潔の保持不足（口腔），⑤発達の遅れ，⑥情緒行動問題，⑦予防接種の未接種率の高さ，⑧乳幼児健診の未受診等があげられている。

また虐待を行っている親の行動特徴としては，厳しい体罰を同然であると考えていたり，親自身が虐待を受けた既往があったりするケースも少なくない。また，親自身が孤立した生活を送っているケースも多く，親が子どもに心理的に過度に依存している，母親自身が夫からの暴力の被害者である等のケースも親の行動特性としてあげられている。これらの行動は，虐待の連鎖や日常の生活（育児上のストレス）等，親の抱える問題が虐待として表れている可能性もある。親側の視点からも虐待防止策を考えていくことが必要である。

こども家庭庁は，ダイヤル「189（いちはやく）」を用いた虐待情報提供の促しと親子のための相談 LINE を設け，親子が孤立しないように広く呼びかけている。また妊娠・出産・子育てに関する相談がしやすい体制の整備や，地域の子育て支援サービスの充実を図っている。

3．多様性を踏まえた支援

子ども虐待は様々な要因が重なり合うことで発生するため，個別性を踏まえ，その親子に寄り添い支援をしていく必要がある。地域全体で官民連携の姿勢をもち，育児期の家族の孤立化を防ぐために，育児期の家族への温かいまなざしが求められている。

子ども虐待防止のための取り組みには，親側と子ども側の双方向からの支援が欠かせない。虐待が発生したとき，保健医療福祉の従事者である私たちはその親子を専門的視点からアセス

メントをしていくことが求められる。しかしながら，その際大切なことは「虐待をした悪い親」というレッテルをはることではなく，虐待が起こった原因とそこから見えてくる支援の方向性を多職種で検討することである。虐待が起こっているときに傷ついているのは子どもだけではなく，親も孤立等を含めなんらかの傷つき体験をもっていることが多い。有効な支援を行うためには，支援する側とされる側の信頼関係を構築することがなによりも大切である。支援者は，親子双方の話に耳を傾け，適切な支援の方向性を検討していくことが求められる。

1）妊娠期からの切れ目のない支援の重要性

地域住民どうしの希薄化は，周産期・育児期の親を孤立させる。図6.2を参照すると，養育者側の側面として，妊娠期から健診の未受診や精神疾患，若年妊娠等の問題を抱えていることがわかる。若年妊娠やDVによる妊娠等，特定妊婦に指定される事例も多い。このような事例では妊娠期から継続した支援が求められるが，養育者が適切なSOSを出せず危機的な状況に陥ってしまうことも後を絶たない（6-4節参照）。

また，様々な年代間で交流し「赤ちゃん（乳幼児）」や「現代の育児」について触れ合い学ぶ機会を増やすことも必要であろう。それが親になり子どもを育てる力を育むことにつながるだけでなく，人々の育児に関する理解を深め，助け合いが生まれる可能性がある。

2）家庭内の子育て力を高める取り組み

家庭内の子育て力を高める取り組みとしては，父親の育児休暇の取得や共働き世代へのワークシェアリング，子育て世帯への児童手当の拡充，給食費の無償化，教育費の負担軽減等の社会保障制度の取り組み，病児保育や保育園等の子ども預かり支援等があり，これらは理念・制度・方法が三つ巴になって機能してくことが求められる。また，家庭内の問題は密室化しやすい。虐待防止の観点から考えれば，妊娠期からの切れ目のない支援の一環として網の目にもなるサポートシステムを導入し，そこから漏れる子どもや家庭をキャッチできる仕組みが確立されることが望まれる。例えば，医療機関や保育園（こどもセンター等）等を利用することによって，専門職からのスクリーニングがかかる仕組み等，縦割りになっている機関どうしの連携をもっとスムーズに横につなげられるようなシステムづくりをすることで，新しい活路が見出せる可能性もある。昨今，官民連携で様々な取り組みが行われており，虐待を防止し，いち早くSOSをキャッチするためにも地域全体の子育て力を高めていくことが求められている。

養育者への情緒的なサポートも忘れてはならない。育児は子どもが成人を迎えるまでの18年間，もしくはそれ以上続くものであり，子どもの成長・発達にあわせ，個々の生活状況も刻々と変化をしていくものである。健全な子を産み，子育てを次世代につなげていくためには，親が子育てを楽しくやりがいのある仕事としてとらえて臨む姿勢が求められる。そのような家庭は子どもにとって過ごしやすい環境にもなる。子どもの居場所を家庭以外に作っていくことも大切なことだが，その基盤が家庭にあり，子どもが日々尊重され大切に育まれる環境があることが，子どもの健全な育ちには欠かせない。

また，行政と地域住民，NPO法人，一般企業等で行われている様々な取り組みを互いに認識し，連携していくことも求められる。子どもへの支援は，子どものこれからの長い人生に直結する。生存権や学習権を保障することは必要最低限の福祉であり，それを多様性のある様々な場におかれた子どもたちにとっても適用できるようにしていかなければならない。

養育者等の側面	こどもの側面

養育者等の側面

- 妊娠の届出がなされておらず，母子健康手帳が未発行である
- 妊婦健康診査が未受診である又は受診回数が極端に少ない
- 関係機関からの連絡を拒否している（途中から関係が変化した場合も含む）
- 予期しない妊娠／計画していない妊娠
- 医師，助産師の立会いなく自宅等で出産
- 乳幼児健康診査や就学時の健康診断が未受診である又は予防接種が未接種である（途中から未受診の場合も含む）
- 精神疾患や抑うつ状態（産後うつ，マタニティブルーズ等）知的障害などにより自ら適切な支援を求められない
- 過去に自殺企図がある
- 保護者が DV の問題を抱えている
- こどもの発達等に関する強い不安や悩みを抱えている
- 家庭として養育能力の不足等がある若年（10 代）の妊娠
- こどもを保護してほしい等，保護者が自ら相談してくる
- 虐待が疑われるにもかかわらず保護者が虐待を否定
- 訪問等をしてもこどもに会わせない
- 多胎児を含む複数人の子どもがいるなど，養育に負担がある
- 安全でない環境にこどもだけを置いている
- きょうだいなどによる不適切な養育・監護を放置している
- **保護者に複雑な生育歴・過去の逆境体験がある**

こどもの側面

- 子どもの身体，特に，顔や首，頭，<u>腹部</u>等に外傷が認められる
- 一定期間の体重増加不良や低栄養状態が認められる
- **多胎児のきょうだい間で体重増加等の発育及び発育等に差異がある**
- こどもが学校・保育所等を不明確・不自然な理由で休む
- 施設等への入退所を繰り返している
- 一時保護等の措置を解除し家庭復帰後 6 か月以内の死亡事案が多い
- きょうだいに対する虐待や<u>不適切な養育</u>があった
- こどもが保護を求めている，または養育が適切に行われていないことを示す発言がある

援助過程の側面

- 保護者の交際相手や同居人等の生活上の関わりが強く，こどもの養育に一定の関与がある者も含めた家族全体を捉えたリスクアセスメントが不足している
- <u>こどもの声（表情，視線，泣き声，体の動かし方等含）を聴き，ニーズを把握することを意識した対応ができていない</u>
- こどもの発現等をアセスメントや支援方針に活かせていない
- 関係機関や関係部署が把握している情報を共有できず，得られた情報を統合し，虐待発生のリスクを認識することができていない
- リスク評価や対応方針について組織としての判断ができていない
- 継続的に支援している事例について，定期的及び状況の変化に応じたアセスメントが適切に行われていない
- 転居時に関係機関が一堂に会した十分な引継ぎが行えていない
- 離婚や転居，きょうだいの施設入所など，生活環境や家族関係の変化に応じた迅速なリスクアセスメントと支援方針の見直し，検討ができていない
- 関係機関間で同一の支援方針による対応ができておらず，見守り支援における虐待されている具体的内容も共有されていない
- 虐待されている状態の継続が事態の悪化だと捉えられていない

生活環境等の側面

- 児童委員，近隣住民等から「こどもの様子が気にかかる」等の情報提供がある
- 生活上に何らかの困難を抱えている
- 転居を繰り返している
- 社会的な支援，親族等から孤立している（させられている）
- 家族関係や家族構造，家族の健康状態に変化があった

図 6.2 第 1 次から第 20 次報告を踏まえたこども虐待による死亡事例等を防ぐために留意すべきリスク

※こどもが低年齢・未就園の場合や離婚・未婚等によりひとり親の場合に該当するときには特に注意して対応する必要がある（下線部は，第 20 次報告より追加した内容）

（こども家庭庁「こども虐待による死亡事例等の検証結果等について（第 20 次報告）の概要」）

3）子ども虐待とダイバーシティ

　　子ども虐待を社会全体で防止していくためには，私たち社会構成員一人ひとりが個人や家庭の多様性を尊重し，互いに支え合い，誰もが生き生きとした人生を送ることができる社会，「共生社会」を目指していくことが求められる。互いを尊重し，認め合う姿勢で親子に向き合えば，社会全体の親子へのまなざしは温かくなり，子育てがしやすい環境づくりや育児ストレスの低減をもたらすと考えられる。また，子どもを社会全体で育てていくという視点をもつことで，

育児への興味関心が高まり，困難を抱える親子の発見や適切な支援にもつなげることができる。

　子ども虐待ゼロを目指して，自分になにができるかを具体的に考え，行動に移していくことが必要である。

[伊藤奈津子]

文　　献

1) 柏女霊峰．子ども家庭福祉論　第8版．誠信書房．2024．
2) 中野綾美編．ナーシング・グラフィカ 小児看護学〈1〉—小児の発達と看護．メディカ出版．2023．
3) 藤野京子．児童虐待が後年の生活に及ぼす影響について．犯罪心理学研究．2008；46：31-43．
4) 藤林武史．子ども虐待防止に向けた児童相談所と市町村の役割．チャイルドヘルス．2020；23：34-38．
5) 辻麻梨子．豊田市三つ子虐待死事件とその後の支援の動向．周産期医学．2022；52：1199-1202．
6) 羽野嘉朗．児童虐待防止に関わる近年の動向．保健師ジャーナル．2023；79：98-103．
7) 新田京子・瀧下菜穂．当院の妊産婦における乳児虐待防止のための地域連携について．静岡県母性衛生学会学術誌．2014；4：19-22．
8) 藤林武史．児童虐待を防止する児童相談所の活動と連携のあり方．保健師ジャーナル．2020；76：373-378．
9) 土屋麻由美．0歳0か月0日目の虐待死をなくしたい—「にんしんSOS東京」での妊娠葛藤相談の現場から．保健師ジャーナル．2018；74：675-680．
10) 牧野千春．児童虐待対応をめぐる現状と課題—近年の児童虐待事件から．国立国会図書館　調査と情報（1012）．2018．

6-6　高齢者虐待

Summary

- 高齢者虐待は増加傾向にあり，防止のためにはなにが虐待であるかと，支援方法を理解することが課題となる。
- 高齢者虐待で最も多いのは身体的虐待，次いで心理的虐待である。生命や健康に重大な影響をもたらすため，国民は市町村に通報する義務がある。
- 不適切なケアは高齢者虐待につながり，そこには複雑な要因が絡み合う。個人の倫理観の育成やストレスマネジメント等では限界があるため，相互チェック等により不適切なケアの段階で気づく等の組織的な取り組みが必要である。

1．課題の現状

　2006（平成18）年4月に，高齢者虐待の防止，高齢者の養護者に対する支援等に関する法律（高齢者虐待防止法）が施行された。目的は，高齢者に対する虐待が深刻な状況にあるため，高齢者虐待の防止，養護者に対する支援等に関する施策を促進し，高齢者の権利利益の擁護に資することである。しかし，厚生労働省が毎年報告している全国の市町村・都道府県で発生した高齢者に対する虐待への対応状況等を見ると，報告件数は増加傾向にある（図6.3）。報告が増加傾向にあることは一概に悪いことではなく，むしろ通報や相談という手段が周知されてきた成果なのかもしれない。しかしながら，マスコミで高齢者虐待のニュースは頻繁に見聞きする。そのため，虐待を防止するためには，「なにが虐待であるか」と，「支援方法を理解する

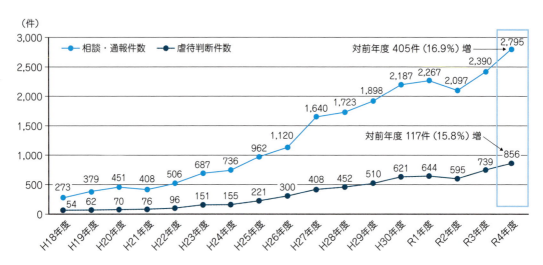

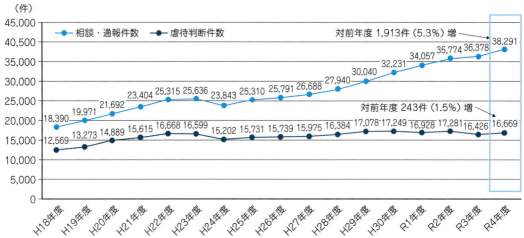

図6.3 養介護施設従事者（※1）等による高齢者虐待の相談・通報件数と虐待判断件数の推移（上段）と養護者（※2）による高齢者虐待の相談・通報件数と虐待判断件数の推移（下段）[1]

※1：介護老人福祉施設，居宅サービス事業等の業務に従事する者，※2：高齢者の世話をしている家族，親族，同居人等

こと」が目的の達成につながると考える。

2．支援の動向

　　高齢者虐待防止法では，高齢者とは65歳以上の者で，養護者とは高齢者を養護する者であって養介護施設従事者等以外の者をいう。養介護施設従事者等とは，老人福祉法に規定された老人福祉施設，有料老人ホーム，老人居宅生活支援事業，介護保険法に規定された介護老人福祉施設，介護老人保健施設，介護医療院，地域密着型サービス事業，居宅介護支援事業等である。また，高齢者虐待の種類は，身体的虐待，介護・世話の放棄・放任，心理的虐待，性的虐待，経済的虐待と定義されている。2022（令和4）年の調査[1]の結果，養護者，養介護施設従事者等ともに，身体的虐待が約6割，心理的虐待が3〜4割を占める。

　　高齢者虐待は生命や健康に重大な影響をもたらすため，法律では国民の責務として，高齢者虐待の防止，支援等の重要性に関する理解を深め，高齢者虐待防止施策への協力が求められて

いる。また，高齢者虐待を発見した者は，高齢者の生命や健康に重大な危険が生じている場合は**市町村に通報する義務**がある。

　また介護保険法は施行時から，施設サービスにおいて「生命又は身体を保護するため緊急やむを得ない場合を除き」身体拘束を原則禁止としてきたが，2024（令和6）年の介護保険法改正で訪問系サービス，通所系サービスもその対象に加わった。2024年度の診療報酬改定では，急性期，回復期，慢性期のすべての病棟・病室にとって「身体拘束を最小化するための体制を整えること」が義務化され，基準を満たせない場合はペナルティが設けられている。

3．多様性を踏まえた支援

　高齢者虐待は複雑な要因が重なり合っており，要因にあわせた支援が必要である。

1）養護者による虐待への支援

　高齢者虐待の危険／原因因子は，介護者と高齢者の人間関係，介護者の介護ストレス・負担の増加，介護者の経済的困窮，介護者の心身の疲労・苦痛，介護者の心身の疾病・障がい等の介護者側の要因のほか，高齢者の要因として高齢者の心身の疾病・障がい，高齢者の判断力や自立度の低下，高齢者の人格・性格問題等があげられている。また，希薄な近所付き合いや関係機関の不適切な関わり等も危険／原因因子と報告されている[2]。したがって，高齢者のみでなく介護者も支援の対象とし，多職種・多機関との連携が必要である。介護者が家族の場合は，加齢による日常生活動作（ADL）の低下や認知症の進行により，被介護者が以前できていたことができなくなることが理解できずに虐待を起こす場合もある。そのような場合は，オレンジカフェやケアラーズカフェを紹介し，相談やピアサポートを得ることや，ショートステイの利用で一時的に高齢者と介護者が物理的な距離をおく支援も検討する。

2）養介護施設従事者等による虐待への支援

　施設には認知症の高齢者が多く，施設内での不適切なケアの延長線上に高齢者虐待がある[3]。不適切なケアの背景には，ケアに対する知識や技術，および倫理観の不足，人員不足による業務負担感増大，相談体制の欠如によるストレスの増大，給与の不満や有給休暇がとりにくい職場環境等，多様な要因が考えられる。そのため，従事者等に認知症の非薬物療法の教育や倫理観の育成，ストレスマネジメントを支援するのみではなく，不適切なケアをお互いにチェックし，業務負担を減らす，相談体制でストレスを減らす等の組織的な環境を整える取り組みが必要である。

3）医療機関における虐待への支援

　急性期病院では，治療のためやむをえないとして身体拘束をしてきた経緯があるが，金沢大学附属病院では，身体拘束件数がゼロになるまで10年をかけて成功した組織としての取り組みを報告している[4]。具体的には，看護部に設置された「看護倫理検討委員会」が臨床倫理についての検討をはじめ，各部署の「倫理カンファレンス」では身体抑制と関連づけて考えるようになった。「抑制・束縛・禁止を減少させ，（患者さんの）選べること，したいことを増加・支える実践をする」を看護部の目標に掲げ，身体拘束の減少を目指した。また，抑制につながりやすいせん妄ケアの対象者をスクリーニングするのではなく，全患者を対象としてせん妄予防ケアを実施した。さらに，全看護職員が認知症に関するe-ラーニングとユマニチュードの考え・技術の学習を通じて，医師から身体抑制の指示があっても，そのメリット・デメリット

を検討し，抑制のほかにできることはないか，と検討するようになった。その結果，常時患者さんのそばにいる看守りが増え，看護によって患者を支える大きな力を発揮できるという実感が得られるようになった，と報告されている。身体抑制をしないための具体的な方策が多く報告されているので，ぜひ参考にしていただきたい。　　　　　　　　　　　　　　　　　　［永田文子］

文　　献

1) 厚生労働省. 令和4年度「高齢者虐待の防止，高齢者の養護者に対する支援等に関する法律」に基づく対応状況等に関する調査結果. https://www.mhlw.go.jp/stf/houdou/0000196989_00025.html
2) 易覃秋子ほか. わが国における高齢者虐待に関する文献検討―家族同心球環境理論にもとづいた分析. 家族看護学研究. 2016；21：132-144.
3) 柴尾慶次. 施設内における高齢者虐待の実態と対応. 老年精神医学雑誌. 2008；19：1325-1332.
4) 小藤幹恵編. 急性期病院で実現した身体抑制のない看護―金沢大学附属病院で続く挑戦. 日本看護協会出版会. 2018.

6-7　認知症

Summary

- 認知症とともに生きる人が，地域包括ケアシステムが目指す「重度な要介護状態となっても住み慣れた地域で自分らしい暮らしを人生の最後まで続ける」を実現するには，共生社会が必要である。
- 共生社会を実現するための課題は，認知症に対する偏見を克服することであり，そのためには認知症を我が事としてとらえ，認知症に対する正しい知識と適切な対応方法を身につける必要がある。
- 認知症の経過，症状，対象者がもっている力，望む生活は多様であるため，対象者の価値観やもつ力を活かすことができるような支援を行う。

1. 課題の現状

　2024（令和6）年1月に，共生社会の実現を推進するための認知症基本法が施行された。この法律の目的は，認知症の人が尊厳を保持しつつ希望をもって暮らすことができるよう，認知症に関する施策に関して基本理念を定める等により，認知症施策を総合的かつ計画的に推進することで，「認知症の人を含めた国民一人一人がその個性と能力を十分に発揮し，相互に人格と個性を尊重しつつ支え合いながら共生する活力ある社会（以下，**共生社会**）」の実現である。

　この目的を達成するための課題は「認知症に対する偏見を克服すること」であると考える。老人クラブの会員を対象にアンケートを実施した結果[1]，認知症に対するイメージとして，「悲しい」「怖い」「恥ずかしい」「大切にされない」と回答した者はそれぞれ83.2%，87.3%，63.5%，70.3%であった。また，認知症早期受診に興味がある住民に聞きとりをした結果[2]では，「認知症といわれたらショックで，考えることも，受け入れることも怖い」「認知症になったら自分がわからないからみじめだ」と，認知症への偏見があると報告されている。

　近年の認知症に対する取り組みには，2012（平成24）年の「認知症施策推進5か年計画（オ

レンジプラン）」，2015（平成27）年の「認知症施策推進総合戦略（新オレンジプラン）」，2019（令和元）年の「認知症施策推進大綱」がある。オレンジプランでは「地域での日常生活・家族の支援の強化」として認知症地域支援推進員の増員や，認知症カフェの普及等による認知症の人やその家族等に対する支援を推進してきた。淑徳大学看護栄養学部では2017（平成29）年から近隣の住民，病院，地域包括支援センターと協力して，認知症カフェの運営を継続している。新オレンジプランでは「認知症への理解を深めるための普及・啓発の推進」として広告等を通じて認知症の人への理解を深めるキャンペーンを展開することで，認知症に関する正しい知識と理解をもち，地域や職場で認知症の人やその家族を支援する認知症サポーターの養成が進められた。2024年3月31日時点で，認知症サポーター養成講座を受講した人は1534万人[3]である。しかし，養成講座受講後に認知症サポーターとして活動している人は受講者の約4分の1であるうえ[4]，「認知症の人は何度でも同じことを聞く」「身の回りのことができなくなる」という負のイメージは受講の有無に関係なく多くの人が有していることが報告されており[5]，偏見は残ったままである。

2．支援の動向

　　地域住民を対象とした，認知症の理解促進プログラムを実施した後は「認知症になるのは恥ずかしい」「認知症になるのは悲しい」というイメージが改善していた[6]。また，認知症看護教育プログラム実施後の研修から学んだ内容に関する自由記載には「認知症に関する理解を深めて偏見をなくす」学びが記載されていたと報告されている[7]。したがって，認知症に対する偏見を克服するためには，正しい知識を得て，適切な対応方法を学ぶ必要がある。

1）認知症とは

　　認知症とは，うつ病や統合失調症等の精神疾患や意識障害がないのに，認知機能が低下して，1人で生活することが困難になった状態である。若年性認知症は65歳未満で発症するが，85～89歳では約40%，90歳以上では60%以上の人が認知症になるといわれており，年齢があがるほど認知症になる割合が高くなる。日本人が一生のうちにがんと診断される確率は，2人に1人といわれている。85歳以上の認知症の発症率と，生涯がんに罹患する割合はほぼ同じなため，認知症は誰でもなりうる身近な疾患であり，いずれは自分も認知症になるかもしれない，と我が事としてとらえるべきである。

2）認知症の原因となる疾患

　　認知症の原因には様々な疾患があるが，多いのはアルツハイマー型認知症，レビー小体型認知症，血管性認知症，前頭側頭型認知症である。進行すると食事がとれなくなり，寝たきりとなり死に至る。

3）認知症の治療

　　①**薬物療法**：　現在認可されている抗認知症薬はコリンエステラーゼ阻害薬（3種類）とNMDA受容体拮抗薬（1種類）の2つのみである。アルツハイマー型認知症，レビー小体型認知症のみ保険適応となっているが，原因を除去する効果はなく進行を抑制するのみである。漢方薬の抑肝散は，認知症の症状である易怒，妄想，幻覚に有効な場合もある。医学的に証明された認知症の予防法は今のところ，見つかっていない。

　　②**非薬物療法**：　看護（ケア）として実施できるのは，リアリティ・オリエンテーション（現

実見当識訓練)，運動療法，音楽療法，回想法，アロマセラピー，アニマルセラピー，園芸療法等がある。

　また，認知症をもつ人へのケアの方法として，パーソン・センタード・ケア[8]，バリデーション[9]，ユマニチュード[10]がある。具体的なコミュニケーション方法や態度についての詳細は文献8-10)を参考にしてほしい。共通しているのは，対象者を「認知症がある人」ではなく，「一人の人」として尊重し，対象者の意見や思い，価値観を大切にすることである。

　コミュニケーション方法は，マスクをしていても笑顔で話す，目線をあわせるほか，高齢者の加齢変化による視野狭窄に対応するため，後ろからではなく正面から声をかける，聴力の低下に対して低めの声で短い文節で話す，声の大きさを対象者によって調節する等は認知症に限らず，高齢者の尊厳に配慮したコミュニケーションと同じである。淑徳大学看護栄養学部ではコミュニケーションのツールとしてスケッチブックを活用している[11]。

　ケア提供者の態度として，対象者のプライドを傷つけないことが重要である。例えば忘れていることを指摘しない，子ども扱いしない，怒鳴らない，否定しない等である。そして，過剰に支援して対象者ができることを奪わないこと，それまで担ってきた役割を継続できるように支援する，また，忘れないように口頭のみで伝えるのではなくメモに残す，毎回はじめまして，と挨拶をする等が重要である。

4）認知症の主な症状

　• 記憶障害（物忘れ）：　記憶を司る側頭葉が障害されると，通常は短期のエピソード記憶の障害からはじまり，新しいことを覚えられなくなる。その後，長期のエピソード記憶が障害され，歴史や言葉等の勉強して覚えた意味記憶，箸の使い方や自転車の乗り方等の身体で覚える手続き記憶の順で障害が進む。

　• 見当識障害：　日にちや時間，季節，自分のいる場所等がわからなくなる。通常は時間からはじまり，場所，人の順に進んでいく。

　• 遂行機能障害：　前頭葉機能の障害のため，料理等の物事を順序立てて行うことや，洗濯と料理を同時並行すること等ができなくなる。

　• 理解力・判断力の低下：　前頭葉機能の障害で感情のコントロールができなくなり，怒鳴る，後先を考えずに行動する，思ったことを口にする等が見られる。

　• 失語：　脳の障害部位によって，話す，聞く，読む，書く等の言葉によるコミュニケーションが難しくなる。

　• 失認：　視覚，聴覚，触覚に異常がないのに，見たもの，聞いたもの，触ったものがなんだかわからない。例えば，目の前に食事がきても食事と認識できないため食事をはじめない。

　• 失行：　麻痺や感覚障害がないのに，日常生活動作ができなくなる。例えば，更衣が1人でできなくなる着衣失行がある。

　その他の症状については『認知症世界の歩き方[12]』が本人視点のため参考になる。

3．多様性を踏まえた支援

　2019年の認知症施策推進大綱で本人発信支援が政策化され，「希望大使」が創設された。希望大使に任命された丹野智文氏は，2013年に39歳で若年性アルツハイマー型認知症と診断を受けた[13]。診断後は営業職から事務職に異動し勤務を続けながら，当事者の支援や認知症の

啓発活動をしている。丹野氏は，認知症なのに携帯電話を使えること，話が上手いことから，認知症らしくない，といわれたそうだ。携帯電話は人生の半分以上使っており，営業職で人と接する仕事だったので話が上手いのだ，と丹野氏は話す。つまり，認知症だからといってなにもできなくなるのではない。認知症の進行や脳の障害部位は人によって違うため，症状は対象者によって異なる。また，それまでの生活歴によって対象者の得意なこと，大切にしているもの，価値観は異なる。周囲でサポートしてくれる人の考え方も影響する。丹野氏はおそらく職場の理解があるため，仕事を継続できていると思われる。以上の例から，多様性を踏まえた支援を行うためには，まずはコミュニケーションを通じて，ICF の特に個人因子を明らかにし，ケア提供者の態度も含めた人的・物的環境を整える支援を行うことが重要と考えられる。日本認知症本人ワーキンググループの理事である佐藤雅彦氏は，淑徳大学看護栄養学部で当事者の声を伝える外部講師をしており，その際，デジタル機器を使いこなし忘れ物に対する工夫をして自ら環境を整えている [14]。したがって，認知症とともに生きる人本人が望む生活を送るためには対象者の価値観やもっている力を活かす支援を，一方的ではなく一緒に考えることが重要である。

［永田文子］

文　　献

1) 久木原博子ほか．高齢者における「認知症」に関するイメージと知識．看護学統合研究．2011；13：16-21.
2) 越谷美貴恵．地域住民の認知症早期受診に関する認識　地域住民へのインタビュー調査より．日本早期認知症学会誌．2017；10：113-124.
3) 認知症サポーターキャラバン．サポーターの養成状況（2024 年 3 月 31 日時点）．https://www.caravanmate.com/result/
4) 荒川博美ほか．認知症サポーター養成講座修了者の活動意欲と地域活動をエンパワメントするための支援課題．日本認知症ケア学会誌．2016；15：634-646.
5) 永井邦明ほか．認知症の人と共生する社会の実現に向けた「認知症サポーター養成講座」の在り方に関する研究～地域で働く人がもつ認知症のイメージに関する実態調査から～．日本認知症予防学会誌．2021；10：14-20.
6) 丸尾智実・河野あゆみ．地域住民を対象とした認知症の理解促進プログラムの試み－プログラム実施前後の質問紙調査による評価．日本地域看護学会誌．2012；15：52-60.
7) 鈴木みずえほか．パーソン・センタード・ケアをめざした認知症看護教育プログラムの効果―看護師に対する視聴覚教材（DVD）を用いた研修のリフレクション．日本早期認知症学会誌．2017；10：35-42.
8) 鈴木みずえ・酒井郁子．パーソン・センタード・ケアでひらく認知症看護の扉．南江堂．2018.
9) フェイル N・ルビン VD．バリデーション入門―認知症の人の想いを傾聴・共感するコミュニケーション法．中央法規出版．2023.
10) ジネスト Y・本田美和子．ユマニチュードへの道―イヴ・ジネストのユマニチュード集中講義．誠文堂新光社．2022.
11) 岡本あゆみほか．老年看護学実習におけるスケッチブックを用いたコミュニケーションの在り様―質的統合法（KJ 法）による分析．淑徳大学看護栄養学部・大学院看護学研究科紀要．2024；2：47-57.
12) 筧　裕介．認知症世界の歩き方．ライツ社．2021.
13) 丹野智文．認知症の私から見える社会．講談社．2021.
14) 佐藤雅彦．認知症になった私から伝えたいこと　困りごと対策．https://www.sato-masahiko.com/ 困りごと対策 /

6-8 感染症・健康危機管理

> **Summary**
> - 感染症の発生，まん延防止，医療の保障のため，感染症法にもとづき対応がとられている。
> - 多様性の現代において，新興感染症の発生は遠い未来の話ではなく，可能性は常にある。
> - 新興感染症の発生といった危機に備え，あらかじめなにができるか考えることが重要である。

1. 感染症法の制定

　日本では感染症の予防に関連する法律として1897（明治30）年に伝染病予防法が制定され，その後，性病予防法，予防接種法が制定される等，感染症を取り巻く環境の変化にあわせて対応をとってきた。

　1998（平成10）年に伝染病予防法，性病予防法，後天性免疫不全症候群の予防に関する法律が，感染症の予防及び感染症の患者に対する医療に関する法律（以下，感染症法）に統合され，翌年施行された。2006（平成18）年には結核予防法も感染症法に統合され，翌年施行された（図6.4）。

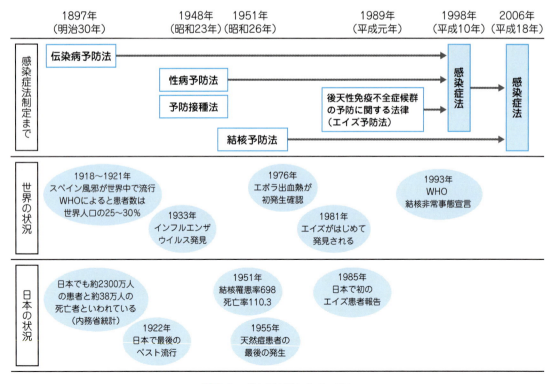

図6.4　感染症法制定までの歴史

そうして現在も感染症法にもとづき，感染症の感染力や罹患した場合の重篤性に応じた対応，人権を尊重した対応，また，新興感染症に備えた健康危機への適切な対処等，様々な感染症対策がとられている。

　感染症法施行後も，2008（平成20）年には新たに新型インフルエンザが位置づけられたり，その後，鳥インフルエンザ（H7N9）の位置づけを状況に応じて変えたりしている。また，2021（令和3）年に新型コロナウイルス感染症（COVID-19）が「新型インフルエンザ等感染症」に位置づけられ[注7]，2023（令和5）年には5類感染症に位置づけが変更される等，今日までの状況にあわせた法改正が行われている。

2．感染症法にもとづく分類

　感染症法において感染症は，対象とする感染症の感染力や罹患した場合の症状の重篤性にもとづいて，1〜5類感染症に分類される（**表6.3**）。また，危機管理のための類型として，新型インフルエンザ等感染症と指定感染症，新感染症を設けている（**表6.4**）。

　危機管理のための類型分類の考え方について例をあげると，SARSは2003（平成15）年4月時点で原因不明の重症呼吸器疾患として「新感染症」に指定され，病原体が判明した後6月に「指定感染症」に位置づけられた（その後1類感染症を経て，現在2類感染症となっている）。また，COVID-19は，2020（令和2）年に指定感染症に位置づけられ，その後，新型インフルエンザ等対策特別措置法の改正があり，2021に新型インフルエンザ等感染症に位置づけられた（現在は5類感染症）。

　なお，これらの感染症について診断した場合には保健所に届出をすることとなっており，1〜4類感染症すべて，5類感染症（全数把握）のうち3疾患（侵襲性髄膜炎菌感染症，風しん，麻しん），新型インフルエンザ等感染症，指定感染症を診断した医師は，「直ちに」最寄りの保健所長を経由して都道府県知事に届け出なければならない。また，その他の全数把握対象の5類感染症については7日以内に届け出なければならない。

3．感染症発生動向調査について

　感染症に対する適切な対策を講じ，感染症の流行を防止するため，1981（昭和56）年から感染症発生動向調査事業が開始された。開始後，適宜対象疾患は追加されてきたが，1999（平成11）年の感染症法施行に伴い，現在，5類感染症の一部を除いたすべての疾患が，**全数把握対象疾患**として「すべての医師」が届出を行うこととなっている。全数把握対象でない5類感染症の一部は**定点把握対象疾患**として，「指定された医療機関のみ」が届出を行う。

　これによって調査集計されたデータは，感染症発生動向調査週報（IDWR）として国立感染症研究所ホームページで公開されている。

4．感染症法上の措置について

　感染症法にもとづき，都道府県知事は，当該感染症の発生やまん延を防止する必要があると

[注7]　病原体がベータコロナウイルス属のコロナウイルスで，2020年1月に中国からWHOに対して，人に伝染する能力を有することが新たに報告されたものに限る。

表6.3 感染症法にもとづく分類

届出	類型	対象となる感染症	措置できる範囲				
			検体の採取等	健康診断	就業制限	入院	消毒
全数把握	1類感染症	危険性が極めて高い感染症 エボラ出血熱, クリミア・コンゴ出血熱, 痘そう, 南米出血熱, ペスト, マールブルグ病, ラッサ熱	○	○	○	○	○
	2類感染症	危険性が高い感染症 急性灰白髄炎（ポリオ）, 結核, ジフテリア, 重症呼吸器症候群（SARS）, 中東呼吸器症候群（MERS）, 鳥インフルエンザ（H5N1, H7N9）	○	○	○	○	○
	3類感染症	特定の職業への就業によって感染症の集団発生を起こし得る感染症 コレラ, 細菌性赤痢, 腸管出血性大腸菌感染症（O157 等）, 腸チフス, パラチフス	—	○	○	—	○
	4類感染症[一部例]	動物, 飲食物等の物件を介して人に感染し, 健康に影響を与えるおそれのある感染症（人から人への伝染はない） E型肝炎, A型肝炎, エムポックス, 狂犬病, デング熱, 日本脳炎, マラリア, レジオネラ症, ほか	—	—	—	—	○
定点把握	5類感染症[一部例]	感染症発生動向調査を行い, 発生・拡大を防止すべき感染症 ウイルス性肝炎（E型, A型を除く）, クロイツフェルト・ヤコブ病, 後天性免疫不全症候群, 侵襲性髄膜炎菌感染症, 梅毒, 破傷風, 百日咳, 風しん, 麻しん, ほか インフルエンザ（鳥インフルエンザおよび新型インフルエンザ等感染症を除く）, 新型コロナウイルス感染症（COVID-19）, RSウイルス感染症, 性器クラミジア感染症, メチシリン耐性黄色ブドウ球菌感染症, ほか	—	—	—	—	—

上記以外のすべての4類, 5類感染症については, 厚生労働省HPを参照。
（厚生労働省「感染症法に基づく医師の届出のお願い」より筆者が作成）

表6.4 感染症法にもとづく分類（危機管理のための類型）

類型	対象となる感染症	措置・対応等
新型インフルエンザ等感染症	新型インフルエンザ, 再興型インフルエンザ, 新型コロナウイルス感染症, 再興型コロナウイルス感染症	1類感染症同様の措置のほか, 外出自粛や宿泊・自宅療養の措置も可能
指定感染症	既知の感染症で, 当該疾病のまん延により国民の生命および健康に重大な影響を与えるおそれがあるものとして政令で1年間に限定して指定される（2024年6月時点で該当なし）。	1〜3類感染症に準じた措置を行う
新感染症	人から人に伝染すると認められる疾病であって, 原因不明の未知の感染症について, 迅速に対応をとるためのもの（2024年6月時点で該当なし）。	発生当初は, 都道府県知事が個別に応急対応する。症状の要件指定をした後に1類感染症と同様の扱いをする。

（厚生労働省「感染症法に基づく医師の届出のお願い」より筆者が作成）

認めるときは, 法で類型に応じて定められた措置を勧告・命令をすることができる（**表6.3**）。例えば, 1類感染症のいずれかに罹患した患者が発生した際, その患者に対して入院をするように勧告することができ, 従わない場合は強制的な入院を措置することができる。これは感染症患者の入院・医療を保障し, かつ, 感染症のまん延防止を図るためのものであるが, 患者が勧告に従わない場合は公権力をもって患者を強制的に入院させるため, 患者の人権保障に影響を与えかねない。そのため, 感染症予防という観点だけではなく, 病原体による被害者ともい

128　第6章　多様な健康上の課題への支援

える患者に寄り添い，制度を理解したうえでその後の対応について適切な説明を心がけること
が重要である。

5．結核対策について

2022（令和4）年の新規登録結核患者数は1万235人で，結核による死亡数は1664人（概数）と，1〜3類感染症のなかで一番多い。罹患率（人口10万人対）は8.2と，結核低まん延国の水準である10.0以下に達したが，2020（令和2）年からの結核罹患率の減少については，COVID-19感染症対策の影響も考えられる[1]。

結核を予防するためにはまず予防接種がある。接種するBCGワクチンは，予防接種法にもとづき生後1歳に至る前までに行うこととなっている。

結核の早期発見，まん延防止のためには，感染症法にもとづく健康診断として**定期健康診断**と**接触者健康診断**（接触者健診）がある。定期健康診断は特定の事業者等に義務づけられたものであり，事業所，学校，施設等で行われている。高校，大学に入学した際に受ける胸部X線検査も，この定期健康診断の一つである。一方，接触者健診は，結核患者の発生時，その患者の状態と周囲の接触状況調査を行った結果，健診が必要と判断された場合に勧告，実施するものである。

結核の治療は，おおよそ6〜9か月間，毎日4種類程度の抗結核薬を服用する必要がある。この治療を確実に行わないと，後々再発したり，薬が効かない結核（薬剤耐性結核）になったりと，その後の治療もまん延防止も難しくなってしまう。

そのため，すべての結核患者が適正な医療等によって早期に社会復帰できるような支援や，周囲への感染防止を図るための，**DOTS**（direct observed treatment short course，**直接服薬確認**）による支援が行われている。DOTSは，患者の治療中断リスク，背景，環境等を考慮して必要な服薬確認頻度を検討し，外来では医療機関，地域では保健所の保健師等による家庭訪問等により行われている。

6．感染症における差別や偏見と教訓

感染症法の前文には以下のような一文がある。

> 我が国においては，過去にハンセン病，後天性免疫不全症候群等の感染症の患者等に対するいわれのない差別や偏見が存在したという事実を重く受け止め，これを教訓として今後に生かすことが必要である。　　　　感染症法の予防及び感染症の患者に対する医療に関する法律　前文より抜粋

19世紀後半，ハンセン病はコレラやペスト等と同じような恐ろしい伝染病であると考えられていた。日本のハンセン病対策は，1907（明治40）年の「癩予防ニ関スル件」と通称した法律制定にはじまり，その後の改正によってすべての患者を本人の意思に関わりなく強制的に隔離できるようになった。さらに，「無癩県運動」という文字どおり県からハンセン病患者をなくす運動が各地ではじまり，ハンセン病患者は行政職員や警察等によって療養所へ収容された。この様子を見た人々は，ハンセン病を恐ろしいものだと思い込み，患者だけでなく，一緒に暮らしていた家族も偏見と差別の対象となった。これはWHO研究班によりハンセン病の治療法

が確立された1981（昭和56）年以後も継続され，患者隔離施策に終止符が打たれたのは1996（平成8）年のことである。

COVID-19流行下においても，無意味な感染者個人の特定，罹患歴や病院での勤務を理由に接触を拒否される等，残念ながら差別や偏見がないとはいえない状況であった。差別や偏見が受診をためらわせたり，診断された人が正確に行動歴や接触者を話せなかったりすることで，感染を拡大させることもある。忘れてはならないことは，感染症は誰もが感染する可能性があり，誰のせいでもないということである。見えない敵である感染症への不安や恐れに対応するためには，正確な情報と知識，冷静な行動が必要である。

7. 人と生物の多様性，新興感染症，今後の備え

感染症の歴史は古く，これまでも常に感染症は人類とともにあった。そのなかで感染症の病原体，人類の生活も多様な変化や適応を遂げてきた。

アフリカ人によく見られる鎌状赤血球症という遺伝性疾患がある。赤血球が鎌状（三日月形）をしており壊れやすく，貧血のほか，腎不全や心不全が発生することもある疾患である。しかし，この疾患がマラリアの発病，重症化を防ぐことが知られている。マラリアの病原体であるマラリア原虫は赤血球に入り増えようとするが，鎌状赤血球では赤血球がすぐに壊れてしまい，病原体が増えることができないのである。このように遺伝により感染症への抵抗を示す例があるが，依然マラリアは結核と同じ世界三大感染症の一つで，現在は旅行者が帰国してから発症するケースが多く見られている。

また，14世紀に流行したペストは，地中海域から戦争や貿易を介して何年もかけてヨーロッパ各国へ広がっていき，5000万を超える人々が死亡したといわれている[2]。一方，2002（平成14）年に発生したSARSは，約8か月後にWHOによって終息宣言が出されたが，感染者が飛行機等に乗ってあっという間に国境を越えて広がり，32の地域と国で8000人を超える症例（うち774人が死亡）が報告[3]された。SARSの感染拡大の速さは過去になく，当時衝撃的なものであった。

これらの感染症はすべて，**動物由来感染症**である。今後，温暖化によって蚊やダニ等の感染症を媒介する節足動物等の生物の生息範囲・時期の変化や，土地開拓により動物と接する機会が増えること等により，野生動物の体内等に存在している病原体が，はじめて人の体内に入り新たな変異を遂げ，新興感染症となる可能性もある。多様性の現代，あらゆる方面からの新興感染症の発生を常に考えなければならない。

そして，飛行機によって国と国の往来が簡単になった現代，人々の交流や移動，物流は防ぎようがない。こういった危機に備え，体制を整え準備することが健康危機管理として求められることとなる。

8. 健康危機管理

いつ発生してもおかしくない新興感染症，近年増加する自然災害等，これらの危機に対して計画・準備・対応・復旧を行うプロセス全般を**健康危機管理**という。**図6.5**のとおり，3つのフェーズで感染症の健康危機管理を考えたい。

まず，「危機発生時」，ここではなにより速さが求められる。危機となる感染症は一体なんな

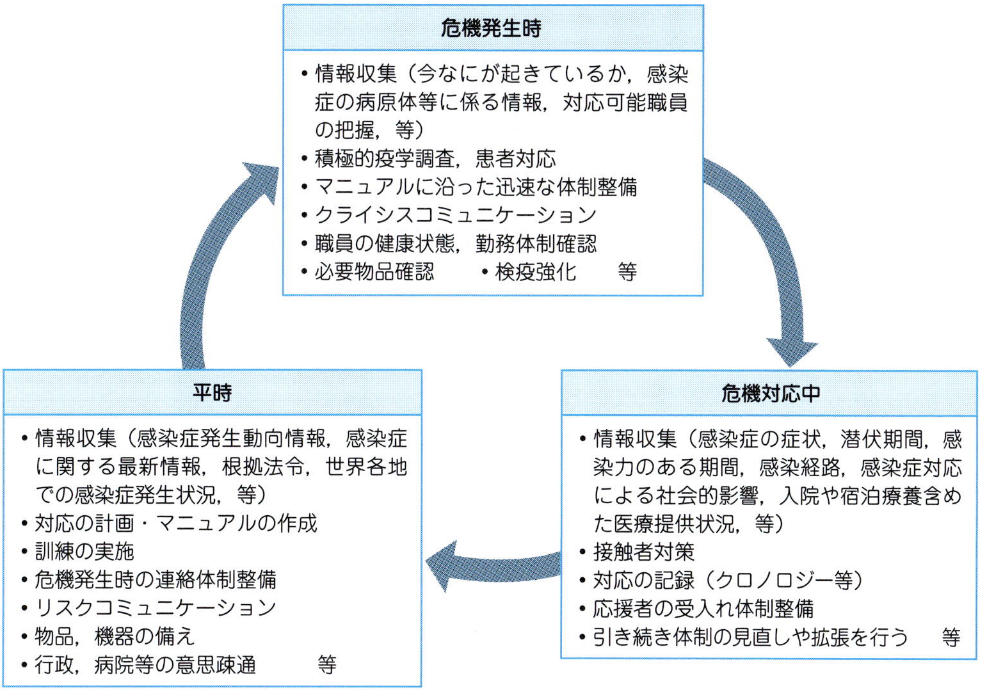

危機発生時
- 情報収集（今なにが起きているか，感染症の病原体等に係る情報，対応可能職員の把握，等）
- 積極的疫学調査，患者対応
- マニュアルに沿った迅速な体制整備
- クライシスコミュニケーション
- 職員の健康状態，勤務体制確認
- 必要物品確認　・検疫強化　　等

平時
- 情報収集（感染症発生動向情報，感染症に関する最新情報，根拠法令，世界各地での感染症発生状況，等）
- 対応の計画・マニュアルの作成
- 訓練の実施
- 危機発生時の連絡体制整備
- リスクコミュニケーション
- 物品，機器の備え
- 行政，病院等の意思疎通　　等

危機対応中
- 情報収集（感染症の症状，潜伏期間，感染力のある期間，感染経路，感染症対応による社会的影響，入院や宿泊療養含めた医療提供状況，等）
- 接触者対策
- 対応の記録（クロノロジー等）
- 応援者の受入れ体制整備
- 引き続き体制の見直しや拡張を行う　　等

図 6.5 健康危機管理（感染症）におけるサイクル
（厚生労働省「地域保健」，厚生労働省「保健所における健康危機対処計画（感染症編）策定ガイドライン」より筆者が作成）

のか，どのような健康被害をもたらすのか，各地でどの程度発生しているのか等の情報収集を行い，次になにが起こるか考えることが必要である。職員間でも情報整理と予防策，対応策について意思疎通を十分にすべきである。そして，私たち対応者もまだわからないことについて，不安を抱えた住民等が問い合わせを行うことが想定されるため，電話応対職員を含め，対応可能職員の確保と対応体制整備を迅速に行うことが重要である。海外からの病原体の侵入防止対策については，検疫所との連携が重要である。特に，所管区域内および周辺に空港や海港等がある保健所は，都道府県，港湾部局，検疫所等と対応についてあらかじめ協議しておくことが望ましい。

　続いて「危機対応」が進みはじめたことで，その対応（外出自粛要請等）が与える経済的影響，二次的健康被害がないか等といった情報収集も大切な点となる。また，今まで対応してきた内容について時系列で記録をしっかり残していくことが重要であり，クロノロジーの作成が効果的である。対応が進み患者も増えることで，マスコミ等メディア対応も必要となる。このようなときも適切な情報収集と記録を行っていれば，客観的な事実関係のみを正確に伝えることができる。大切なのは主観にもとづく曖昧な意見・憶測の類は一切口にしないことである。

　そしてこの危機がおさまり，かつ次の危機に備える時期，「平時」の危機管理が各プロセスで一番重要となる部分である。危機発生時に迅速に行動するため，IDWR や世界の感染症発生情報等を収集し，発生を予知，探知する早い段階で気づくことが重要となる。訓練も重要だが，忘れがちなのが対応の計画やマニュアルを事前に読んでおくことである。

COVID-19 の発生と対応について振り返ると，日本ではそれまで主に新型インフルエンザを想定して政府行動計画が考えられていたため想定外が多く，保健所や医療の体制整備，人々の受容に時間を要した。COVID-19 で得られた教訓を活かすことは重要だが，多様性の時代だからこそ，今までノーマークだった病原体による感染症が突如流行することも考えなくてはならない。さらに，感染症に限らず自然災害による健康リスクや社会への影響も考える必要がある。こうした危機の種類，規模に問わず柔軟に対応するため，あらゆる危機を想定して対応を考える**オールハザードアプローチ**の視点で，危機の内容にかかわらず生じる問題に対する行動を考えることが重要である。 ［星　翼］

文　　献

1) 厚生労働省. 2022 年結核登録者情報調査年報集計結果について. https://www.mhlw.go.jp/stf/seisakunitsuite/bunya/0000175095_00010.html
2) 厚生労働省検疫所 FORTH. ペストについて（ファクトシート）. https://www.forth.go.jp/moreinfo/topics/2017/10061153.html
3) NIID 国立感染症研究所. SARS（重症急性呼吸器症候群）とは. https://www.niid.go.jp/niid/ja/kansennohanashi/414-sars-intro.html

もっと詳しく知りたい人のための文献

- 齋藤智也. 実践：危機管理担当者の心得（公衆衛生関係者向け）. https://note.com/healthsecurity/n/n3529 c696 dd12（2024 年 6 月閲覧）
- 齋藤智也. 感染症危機管理に関する所感 2. https://note.com/healthsecurity/n/n451 e50 f64909（2024 年 6 月閲覧）
- 感染症危機管理. 実践：危機管理担当者の心得（公衆衛生関係者向け）　作成：国立感染症研究所感染症危機管理研究センター長 齋藤智也. https://www.youtube.com/playlist?list=PLRtVqhL7 o7 VToBEGVjoVvg 29 r_TgSuHF0（2024 年 6 月閲覧）

第 III 部
演　　習

- 第 7 章　コミュニティ・インサイト演習
　　　　　 —人と環境のアセスメント

- 第 8 章　学びの灯を灯す
　　　　　 —クリエイティブなワークショップ手法

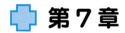# 第7章
コミュニティ・インサイト演習―人と環境のアセスメント

7-1　地域アセスメントの目的と意義

> *Summary*
> - 地域アセスメントは，ウェルビーイングの実現に向け，「そこで生活する人々」と「人々を取り囲む地域環境」の相互作用を踏まえながら健康決定要因を見極めることである。
> - 地域の現状を把握し，それにもとづいて住民と協働しながら適切な目標設定と対策を行うことにより，地域全体の健康と福祉の向上を図ることが可能となる。

1．多様な地域社会における保健医療福祉の動向

　　日本の保健，医療，福祉領域における課題はますます高度化，複雑化している。超少子高齢社会が定着しつつあるなかで，地域住民どうしのきずなが希薄化・弱体化し地域コミュニティの衰退が危惧され，高齢者の孤独死の増加が問題視されている。出生数は減少の一途をたどり，出生率が低下し高齢者死亡率が増加する「少産多死」の時代へと変遷している。さらに，自殺，DV，虐待等の生命危機に脅かされる人々も地域には存在し，社会格差の拡大により人々の健康格差も顕著に表れている。都市の一極集中と地方過疎化，ジェンダー平等，多文化共生社会等，多彩な暮らしのなかにも様々な課題がある。昨今では，激甚化する災害に各地が見舞われており，災害対策も大きな課題となっている。個々の努力のみでは健康を守ることが困難な状況であり，保健，医療，福祉がどうあるべきか問われ続けている。

　　地域住民がより健康で豊かな生活を送ることに向けては，多種多様な地域住民の状況や価値観を踏まえた地域包括ケアシステムの構築が土台となる。

2．地域アセスメントの目的

　　地域アセスメントは，ウェルビーイングの実現に向け，「そこで生活する人々」と「人々を取り囲む地域環境」の相互作用を踏まえながら健康決定要因を見極めることである。地域住民と協力して，地域の目指す姿（目的）を明確にし，その達成に向けて以下の3つのプロセスをもとに展開していく。

　　①地域の目指す姿（目的）を住民とともに設定する
　　②地域アセスメントを通して，地域の特性を把握しつつ，目的達成に向けた課題を明確化する
　　③地域の強みを活かし，課題の解決に向けた方向性を見出す

地域の特性に応じた取り組みは「地域色」となり，地域への愛着が強まり活動を展開していくうえでの原動力となる。地域アセスメントは，個人あるいは家族を対象としているだけではなく，「地域」そのものを対象としている。あらゆる地域生活関連情報から，地域住民の顕在的・潜在的ヘルスニーズと課題を明らかにすると同時に，その課題の背景にも留意しながら，課題に対する対応能力についても判断する。このことによって導かれる活動目的・目標を，計画・実行・評価の一連のプロセスに結びつけるのに必要なものが専門的判断と技術である。

3．地域アセスメントのコア（核）となるものは

コア（核）の定義は「必要不可欠で基本的なもの，そして永続するもの」である。地域のコア（**コミュニティ・コア**）はその地域にいる人々であり，歴史，特質，価値観，信念である。地域アセスメントの最初の段階は，住民について知ることである[1]。どの地域をとらえても千差万別であり，同じ地域は２つとない。例えば，高層マンションが立ち並ぶ都市部と田園風景が広がる山間部を対比し想像するだけでも，多くの違いがあげられる。さらに，「へき地」といわれる多くの離島では，それぞれの集落でその土地に適した暮らし方が形成・伝承され，現代でもこれまでの歴史や文化が人々の生活の営みに影響を与えている。人々のウェルビーイングの実現に向けては，疾病の直接原因ばかりではなく，社会・文化背景が色濃く影響しているため，行政区分だけではなく生活共同体としての地区区分ごとに情報を把握・分析する必要がある[2]。住民の健康を考えるとき，「生活」を知ることは大切だが，生活のあり方は，ものの見方や考え方にもとづくものであるため，地域住民の価値観や信念を知ることが肝要である。

4．地域アセスメントの意義

地域アセスメントの意義を５点にまとめる。

①**地域の現状を詳細に把握できる**：　地域アセスメントを通じて，その地域の社会，経済，健康，環境等の現状を詳細に把握することができる。これにより，地域の強みや弱み，リソースやニーズが明確になり，効果的な支援が可能となる。

②**エビデンスにもとづく意思決定**：　地域アセスメントは，地域に関する客観的なデータを提供するため，政策やプログラムの立案においてエビデンスにもとづいた意思決定が可能となる。これは，地域の実情に即した対応策を講じるために不可欠なことである。

③**住民の参加と協働の促進**：　アセスメントのプロセスに住民が参加することは，住民自身が課題や目標を認識し，積極的に関与する機会となる。地域社会の結束力が強化され，持続可能なコミュニティづくりにまで寄与するものである。

④**課題の優先順位の明確化**：　地域の多様なニーズを明確にし，優先順位をつけることで，限られたリソースを効果的に配分し，より大きなインパクトを生み出すことが可能となる。

⑤**持続可能な発展の基盤づくり**：　地域アセスメントは，地域の持続可能な発展のための基盤を形成する。地域のリソースを最大限に活用しながら，将来の発展に向けた長期的な計画を策定するための出発点となる。

健康は，人々が幸せに暮らしていくために大切な要素である。地域で活動する専門職は，保健衛生統計関連の既存資料の活用とともに，住民から直接得た情報（住民の生の声）を活用することが多い。一方で対象地区の特徴や問題が明らかになっても，それらを活かした活動計

7-1　地域アセスメントの目的と意義　135

画や実践活動に連動させられないことを多くの専門職が経験している。その地域で生活を営む人々，自然環境，社会環境，年齢構成，伝統・風土等をよく観察し，地域を動かすことは，個々の専門職のみで実践していけるものとはいいがたい。

　地域アセスメントは，人々のウェルビーイングに影響を及ぼす因子（強みや弱み）を見極めるために，地域に関わるすべての専門職に求められる技術である。なぜなら，先に述べた課題への対応は，多職種連携なくしては対応が困難であるからだ。それぞれの地域や人々の生活をどうとらえるか，地域の課題を解決する力・資源はあるか，個人が「できること」はなにであるか等，地域の課題を協働して解決することが求められる。一人ひとりの「これって本当なのか」「なぜなのか」等の気づく力は，地域アセスメントの第一歩である。　　　　　[渡辺真澄]

文　　献

1) アンダーソン ET・マクファーレイン JM 編. コミュニティアズパートナー　第 2 版—地域看護学の理論と実際. 医学書院. 2007.
2) 宮崎美砂子ほか編. 最新 公衆衛生看護学　第 2 版（2015 年版）各論 2. 日本看護協会出版会. 2015.
3) 金川克子・田髙悦子編. 地域看護診断　第 2 版. 東京大学出版会. 2011.
4) 佐伯和子編著. 地域保健福祉活動のための地域看護アセスメントガイド　第 2 版. 医歯薬出版株式会社. 2018.
5) 荒賀直子ほか編. 公衆衛生看護学.jp　第 5 版データ更新版. インターメディカル. 2022.

7-2　地域アセスメントの理論的基礎とフレームワーク

Summary

- 地域アセスメントに理論やモデルを活用すると，地域の情報収集やアセスメントを体系的に行うことが可能となる。
- 地域アセスメントに関する代表的なモデルに「プリシード・プロシードモデル[1]」と「コミュニティ・アズ・パートナーモデル[2]」がある。
- コミュニティ・アズ・パートナーモデルは，コミュニティ全体を 1 つのシステムとしてとらえ，住民をコアにおき，その周りを 8 つのサブシステムが取り囲む車輪状の構造として表したモデルである。

1．理論的基礎

　地域アセスメントにモデルや理論を活用することで，地域の情報収集や情報の解釈を体系的に行うことが可能となる。

　フリーマン（Freeman RB）ら[1]は，1970 年代にコミュニティにおけるヘルス・ナース・プラクティショナーの新たな責任として，活動の範囲や過程，相互作用を示すモデルを提案した。アンダーソンとマクファーレイン[2]は，1980 年代に地域社会を対象とした活動を表現したコミュニティ・アズ・クライアントモデル（community-as-client model）を提唱し，その後，コミュニティ・アズ・パートナーモデルとして展開した。ペンダー（Pender NJ）[3]は，健康を追求する際の行動と環境，それらの相互作用に着目し，ヘルスプロモーションモデルを示した。さら

136　第 7 章　コミュニティ・インサイト演習―人と環境のアセスメント

にグリーンとクロイター[4]によるプリシード・プロシードモデルや，国際プロジェクト管理の手法として開発された PCM（project cycle management）手法[5]による計画の立案，モニタリング，評価の 3 つの手順のサイクルもある。

「plan（計画）→ do（実施）→ check（評価）→ action/act（改善）」という一連のプロセスを繰り返し行うことで，業務等の改善や効率化を図る考え方である PDCA サイクルや，「observe（観察）→ orient（状況判断）→ decide（意思決定）→ act（行動）」という変化の速い環境に適応しやすい意思決定のやり方である OODA（ウーダ）ループが実践で活用されている。

ここでは，代表的なモデルとして多用されている「プリシード・プロシードモデル」と「コミュニティ・アズ・パートナーモデル」を紹介する。

1）プリシード・プロシードモデル

プリシード・プロシードモデル（precede-proceed model）は，1981 年にグリーン（Green LW）とクロイター（Kreuter MW）によって開発された，ヘルスプロモーション活動を展開するためのモデルの一つである。健康教育のための「プリシード・フレームワーク」として開発された後，健康的なライフスタイルを構築するためには，教育の観点だけではなく，それを可能にするような政治，経済，環境要因等をアセスメントする必要があることが強調されるようになった。ヘルスプロモーションの概念をモデルのなかに統合した形で提示するため，1991 年にプロシード部分を加えて改訂され，プリシード・プロシードモデルとなった。対象者の QOL を最上位におき，その資源として健康を位置づけ，それらを支えるものとして，支援的な環境，健康教育等が包括されている。プリシード（教育・環境のアセスメントと評価のための前提，強化，実現要因，predisposing reinforcing and enabling constructs in educational/environmental diagnosis and evaluation）は，計画の実行に入る前の過程を指す。プロシード（教育・環境の開発における政策的・法規的・組織的要因，policy, regulatory and organizational constructs in educational and environmental development）は，計画や政策を推進する意味をもつ。プリシードとプロシードは一体となり，計画・実施・評価という一連の段階を踏むものである（図7.1）。

2）コミュニティ・アズ・パートナーモデル

コミュニティ・アズ・パートナーモデル（community as partner model）は，プライマリヘルスケアに焦点をおいたニューマン（Newman B）の全人的アプローチによるシステムモデルをもとに，アンダーソン（Anderson ET）とマクファーレイン（McFarlane JM）によって開発された。コミュニティを活動のパートナーとして対等な関係に位置づけた「パートナーとしての地域」モデルで，専門職と地域がともに問題を解決していこうとする地域活動の考え方である（図7.2）。地域活動の展開として，コミュニティ（地域）とそこに所属する人々が目的達成可能となるようにエンパワーメントし，さらにその活動を促進されることに重点がおかれている。

このモデルはコミュニティ全体を 1 つのシステムとしてとらえ，住民をコアにおき，その周りを 8 つのサブシステム（物理的環境，教育，安全と交通，政治と行政，保健医療と社会福祉，コミュニケーション，経済，レクリエーション）が取り囲む車輪状の構造として表している。また，ストレス適応理論により，住民の健康に影響を与える背景や要因をストレッサーととらえ，その反応を課題や関心としてとらえている。コミュニティはそのストレッサーに対処する力をもつとし，そのストレッサーと反応の程度がコミュニティの診断の一部となる。このモデ

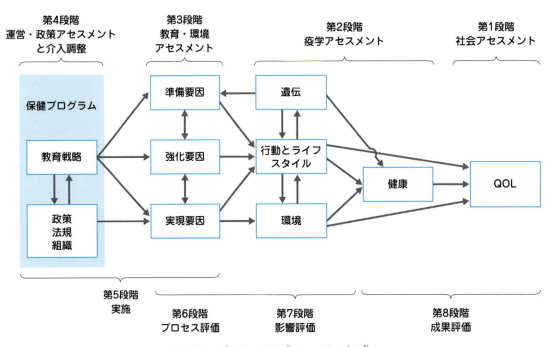

図 7.1　プリシード・プロシードモデル [4]

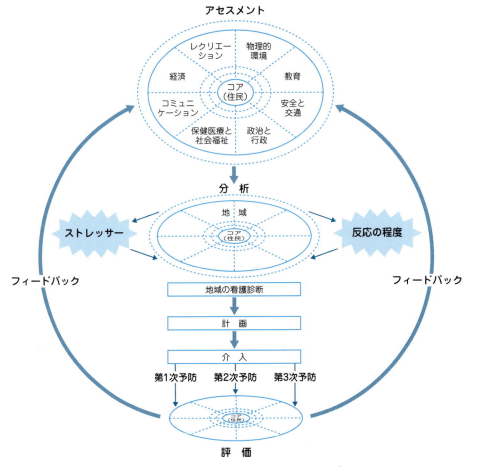

図 7.2　コミュニティ・アズ・パートナーモデル [2]

ルの介入はすべて予防的なものと考えられている。コミュニティからのフィードバックをもとに介入の結果を評価し，再アセスメントや計画修正を行う。アセスメントから評価まで公衆衛生看護活動を総合的にとらえたモデルであり，実践に活用できるモデルである。

2．フレームワーク

近年のグローバル化により，多様な価値観やライフスタイルをもつ人々が共存，共生できる社会構造が求められている。そのため，地域アセスメントのフレームは，時代や状況の変化，活動分野の実態に応じて追加し，組織的に系統だった情報収集を行いデータ分析するとともに，不足する情報を地域活動から収集していくことが望まれる。

ここでは，アセスメントのフレームワークとしてコミュニティ・アズ・パートナーモデルを活用し，コアである地域に暮らす人々（**コミュニティ・コア**，community core）とサブシステムである人々を取り巻く環境の構造をもとにとらえる。

1）コミュニティ・コアの指標

地域にはどのような人々が暮らしているかアセスメントし，概要を理解する。人口学的構成の視点，意識体系的な視点，行動体系的な視点から人々をとらえる（**表7.1**）。また，過去の歴史が現在の人々の生活や価値観を形成するという時間軸での変化や，自然や地理的環境という空間軸としての広がりからアセスメントし，概要を理解する（**表7.2**）。

2）サブシステムである人々を取り巻く環境の指標

対象となる地域の内外の状況について，地域社会の構造と仕組み，概要を深く理解するためにアセスメントを行う。これらは地域社会の下位構造であり，サブシステムといえる（**表7.2**）。

3）地域の人々の健康状態を示す量的な指標

地域の人々の健康状態を示す量的な指標から，地域の全体的な健康のアセスメントをすることができる。また，領域・対象別に各情報からアセスメントしていく（**表7.3**）．

4）地域の健康課題のアセスメントの観点

地域の健康課題は，すでに顕在し問題として起こっているもの（実在型），今後問題が起こるおそれや可能性があり潜在しているもの（リスク型），より健康で豊かに生きたい・成長し

表7.1　コミュニティ・コアの指標

	視点	情報
コアである地域に暮らす人々（community core）	人口学的構成	人口規模や年齢別人口構成と推移等人口構成，家族形態や健康に課題をもつハイリスク家族の状況，婚姻状態，平均余命や健康寿命，死因別死亡率等疾病構造，産業別人口や雇用形態別人口等雇用状態と形態，所得水準や生活保護世帯率等収入と家計，労働による生活の特徴や健康への影響
	意識体系	地域へ愛着や価値・規範，信仰している宗教別人口，ジェンダーの意識・行動や保守的・進歩的意識等社会規範，人々の社会事象への関心，地域社会のルーツと住民のアイデンティティ等の社会的役割の意識，健康の価値観，健康への認識と変容の可能性等健康への関心
	行動体系	近隣関係や人々とのつながり，地域のキーパーソンの存在や住民の凝集性・開放性や共生または排他主義意識，生活圏，日常生活行動，特徴的な食生活，特徴的な住居形態，教育背景別人口や識字率，進学率等教育への関心と教育レベル，祭事等への参加状況，気分転換・レクリエーション
	歴史	地域の創始者や開拓者，発展・衰退の経緯や要因，地域の歴史がもたらした価値観や文化の特徴

7-2　地域アセスメントの理論的基礎とフレームワーク　139

表7.2　サブシステムである人々を取り巻く環境の指標

	視点	情報
サブシステムである人々を取り巻く環境	自然・地理的環境	地形や地理的特性と人々への影響，近隣地域との距離や位置関係，気温や降水量等気候の特徴と人々の生活への影響，自然災害の危険性，空気・水・土壌・騒音等安全で健康的な環境および危険因子，街並みや主要産業と土地利用。
	（主要機関の分布）	交通網・道路網や主要な公的機関・保健医療福祉機関の地理的分布と配置。
	教育・文化・レクリエーション	子どもの教育機会と保障，学校教育機関の数と配置，大人の社会教育のための施設や機会，生涯学習機関・社会教育活動，地域の文化を育て楽しむ施設や場，スポーツ施設，図書館，娯楽施設，公園。
	交通・情報通信・コミュニケーション	道路網・公共交通機関等地域の交通網の整備状況，人々の移動手段や方法および自家用車保有率，地域での情報伝達経路や測度，通信手段の種類と普及状況，日常的なコミュニケーション手段とインターネット利用状況，スマホ保有率。
	治安・安全	警察署・消防署等治安機関の数と配置，犯罪発生率と検挙率，救急車出動率，緊急対策体制，安全な大気・土壌・水質を管理する機関や状況，上下水道・ガス・電気等ライフラインの整備，防災組織・避難場所等災害時の安全体制，住居形態。
	政治・行政・自治	自治体の機構や行政組織，法体系，条例等政治的意思決定構造や決定者の仕組み，意思決定機関（議長と首長）の主な政策・活動方針，政策（総合計画や保健福祉計画，保健福祉政策の位置づけ），自治体の財政力や予算規模，財政力指数，住民参加システム，政治的風土，投票率。
	産業・経済	産業別人口や産業分布，事業所数，基幹産業や地場産業，雇用の機会と失業率，流通システム，購買力と購買圏，生産高。
	保健・医療・福祉	医療機関・診療科目・医療圏・医療従事者数等医療システムとマンパワー，福祉施設とサービス種別・マンパワー，障がい者支援，母子・成人・高齢者・感染症・難病・精神保健システムと提供サービス，自助・互助・共助・公助の体制，医療費・医療保険，介護保険，年金，保健医療福祉システムの連携機能・調整システム。

表7.3　地域の人々の健康状態を示す量的な指標

	視点	情報
地域の人々の健康状態を示す量的な指標	健康水準	平均寿命，健康寿命，平均余命，年齢調整死亡率，合計特殊出生率
	疾病構造	死因別死亡割合，受療状況・罹患率，健康保険データ（KDBデータ等），生活習慣病の死亡と受療，がんの死亡と受療
	親子保健	出生数と出生率，母子健康手帳交付時の妊娠週数・届出時年齢，妊産婦の相談件数・訪問件数，特定妊婦数と対応状況，妊婦の喫煙率・飲酒率，新生児訪問件数，産婦健診受診状況，産後うつの割合，乳幼児健診受診率，乳幼児健康相談件数，乳幼児健診未受診者の対応状況，乳幼児の齲歯・歯周疾患の罹患状況，かかりつけ医・かかりつけ歯科医の状況，乳幼児の不慮の事故の発生状況，児童発達の相談・対応状況，要保護児童・要支援児童の支援状況，子ども虐待の相談件数
	成人保健	特定健康診査・後期高齢者健診・がん検診の結果と受診率，要精検者の受診率，喫煙率，受動喫煙対策状況，運動習慣のある者の割合，食習慣・食文化
	高齢者保健	要支援・要介護認定者数・認定率，基本チェックリスト結果の集計結果，各種事業参加者数，地域包括支援センターの活動，介護関連サービス利用状況，フレイル該当者数，認知症高齢者数，オレンジカフェ，通いの場・集いの場の状況，介護予防のボランティアの養成状況・活動状況，認知症予防ボランティアの養成状況・活動状況
	精神保健	受療率，死亡統計（自殺者数），自立医療の申請件数
	感染症保健	結核患者登録数（有病率），発生した感染症の種類，流行状況

たいという願いから生まれるもの（ウェルネス型）等に分けられる．このように，多様な視点でデータを経年的に分析し，地域の健康状態を総合的にとらえ長期的な展望で健康課題を明確にしたうえで，対策を立案することが重要である．

地域の強みと弱み（健康課題）のアセスメントは地域に及ぼす影響を予測し，重大性・緊急性・コミュニティの関心・実施可能性・可視性・効果性等により優先度を判断する．人々の健康に影響を及ぼす関連要因を分析し，活用できる地域資源や対応策を考え，活動計画の立案と実施，評価につなげ，人々の健康や QOL の向上を目指す． ［鈴木　茜］

文　　献

1) フリーマン RB・ハインリッヒ J 著．橋本正己監訳．地域保健と看護活動—理論と実践　第 2 版．医学書院サウンダース．1984.
2) アンダーソン ET・マクファーレイン JM 著．金子克子・早川和夫監訳．コミュニティ・アズ・パートナー—地域看護学の理論と実際　第 2 版．医学書院．2007.
3) ペンダー NJ 著．小西恵美子監訳．ペンダーヘルスプロモーション看護論．日本看護協会出版会．1997.
4) グリーン LW・クロイター MW 著．神馬征峰訳．実践ヘルスプロモーション—PRECEDE-PROCEED モデルによる企画と評価．医学書院．2005.
5) 国際開発高等教育機構（著・発行）．PCM 開発援助のためのプロジェクト・サイクル・マネジメント—参加型計画編．2004．pp.4-12.

7-3　地区視診・地区踏査

Summary

- 地区視診・地区踏査は，人々が生活している住居や街並み，暮らしぶり等を実際に観察し，直接的なデータを得るための方法の一つである．
- 地域を総合的に把握するためには，地区視診のガイドラインに示された 15 の視点がポイントとなる．

1．地区視診・地区踏査とは

　地区視診・地区踏査は，人々が生活している住居や街並み，暮らしぶり等を実際に観察し，直接的なデータを得るための方法の一つである．

　地区視診では，主に視覚的な観察を通じて地域の状況を把握する．地域を歩きながら目に見える情報（住宅の状態，道路の整備状況，ゴミの散乱状況等）を中心に収集する．視覚的な観察に重点をおいているため，比較的簡便で迅速に地域の概要を把握することができる．**地区踏査**では，観察に加えて，住民や地域関係者へのインタビュー等を行い，地域の社会資源，住民のニーズ等について深く掘り下げて調査する．地区視診が「目で見る」手法であるのに対し，地区踏査は「調べて知る」手法といえる．地区視診と地区踏査は補完的な関係にあるため，地区視診・地区踏査としてあわせて実施することで，「そこで生活する人々」と「人々を取り囲む地域環境」の相互作用を踏まえながら健康決定要因をアセスメントすることで，看護職者とし

ての支援を考えるものである。

2. 看護の対象や療養の場の多様性

　人口構造や家族形態の変化，社会のグローバル化等に伴い，看護の対象や療養の場は多様化・複雑化している。高齢化による独居高齢者や高齢者のみ世帯の増加，少子化による子育て世代の孤立化等が進むなか，地域や専門職による家族支援の重要性が一層高まっている。また，社会の多文化共生が進展するなかで，外国人や異なる文化的背景をもつ人々への対応が社会的要請となり，言語，文化，宗教，価値観の違いを理解し，これに配慮したケアが求められる。療養の場は病院だけでなく，在宅，高齢者施設，学校，災害時の避難所，刑務所，遠隔医療等へと広がりを見せ，疾病や健康のとらえ方自体も多様化しつつある。看護職者には，対象者一人ひとりの多様性と個別性を尊重し，生活全体を包括的に支援する能力が求められている。

　2022（令和4）年度に改正された看護学の新カリキュラムでは，人々の生活の場である地域のなかで，あらゆる角度から適切な情報収集を行い，対象の多様性や集団の顕在・潜在している問題を把握し，アセスメント・分析・看護診断を行う一連のプロセスを授業・演習・実習を通して学習することが推奨されている[1]。

3. 地区視診のガイドラインにもとづいた具体的なポイント

　ここでは，地域を総合的に把握するための視点として，**地区視診のガイドライン**[1]に示された15の視点に沿って解説する（**表7.4**）。

1）家屋と街並み

　家屋の構造や状態から地域の経済状況，住民の生活水準，歴史的背景等を推測することができる。街並みの整然さや乱雑さは，地域の管理体制や住民のコミュニティ意識を反映するとも考えられる。例えば，家屋がしっかりとした構造で，街並みが整然としている地域は，住民の経済的安定や強いコミュニティ意識があることが予想される。また，伝統的な建築様式が保存されている場合は，地域の文化や歴史に対する誇りが強く，観光資源としても活用できる可能性がある。一方，家屋の破損状況や廃屋からは，昨今問題視されている空き家の可能性も考えられる。集合住宅の場合，建築基準法にもとづき現在は，5階以上にはエレベーターを設置することが決められているため，エレベーターの有無を確認すれば，建物の古さを推測できる。住人が妊婦や高齢者，障がいをもっている人の場合，移動への負担を推測することが可能であろう。

2）広場や空き地の様子

　広場や空き地の利用状況や手入れの状態から，地域社会の活力や住民の公共空間への関与度を推測する。広場や公園が整備され，住民によって積極的に利用されている場合，地域の生活の質が高く，住民が豊かな交流の場をもっていることを示す。また，広場や空き地が多目的に利用されている場合，地域社会の柔軟性や創造性を反映しており，イベントや地域活性化の場としての強みがある。一方，空き地が荒廃している場合，地域の衰退等の問題がある可能性もある。

3）境界

　区域や近隣の家との境界となっているものを示している。「自然な境界」とは，河川，山，海

表7.4 地区視診のガイドライン[3]

項目	項目の内容
1） 家屋と街並み	家屋・屋内・集落の様子，家屋の素材や建築方法，古さ，一般状態，周囲の家々の状況，街並みの様子，においや音，住宅の密度，どういう地域か，どんな人が住んでいるか
2） 広場や空き地の様子	田畑，公園，空き地等の広さと質，そこにあるもの，持ち主，使用者，使用状況，空間の印象を中心に
3） 境界	地理的境界，感覚的境界区域の境界（自然のもの，経済的なもの，物理的なもの等），境界を表すものがあるか，境界らしい雰囲気や印象の有無
4） 集う人々と場所	集う場所・時間・集団の種類とその印象，人々が集まっている場所と集団の特徴，集まってなにをしているか，目的はなにか，時間や閉鎖性はどうか
5） 交通事情と公共交通機関	車や道路の状況，混雑状況，信号・横断歩道・踏切の有無と様子，公共交通機関の種類，利便性，主な利用者，経路，時刻表等
6） 社会サービス機関	社会サービス機関の種類，機関の目的，利用状況，建物の様子，どんな人が利用しているか，具体的になにが行われているか
7） 医療施設	医療機関の種類と規模，診療科名，特徴，建物の様子，地区との密着度，立地場所，開業時間，休日等
8） 店・露店	住民の買い物場所，店・商店街の種類や特徴，利用者の特徴，店までの交通，露店の有無と種類，利用している人やその状況
9） 街を歩く人々と動物	集まっているのではなく周囲にいる人や動物のこと，どんな人がいるか，恰好や印象，その地域でどんな人を見かけるか，時間帯や行き交う人々の特徴や印象
10） 地区の活気と住民自治	地域の発展・衰退の状況と住民自治組織の活動状況，活気があるか，自治会の活動を示す看板・掲示板・ポスター・チラシの有無，ゴミ・ゴミ置き場の様子，地域の清潔さ，清掃状況，環境美化等
11） 地域性と郷土色	人種や民族性を表すものがあるか，その地域の特徴づける産業，特産物，祭り，観光地，地区独特の文化，郷土色，地域性等
12） 信仰と宗教	寺社や墓地，住民の信仰や宗教の特徴（信仰や宗教に関連した施設，建物，その地域独特のものがあるか等）
13） 人々の健康状況を表すもの	住民の健康状況を表すものがあるか，自然災害や交通事故の発生，伝染性疾患・風土病等の疾患の有無，医療機関までの距離と利便性，健康に影響しそうな環境的リスクの有無等
14） 政治に関するもの	住民の政治への関心や議員に関すること，政党や政治，議員に関する事務所，ポスター看板，地域に政治の有力者がいるか，住民の政治への関心
15） メディアと出版物	住民が主に利用している新聞・雑誌・タウン誌・メディア，ケーブルテレビ，それらの特徴や住民への浸透度

岸，道路，橋等，「地理的な境界」とは，県境，市境等，「経済圏な境界」とは，特殊な居住区等，「物理的な境界」とは，壁，塀，囲い等をそれぞれ指す。

　境界の存在やその表現方法は，地域の一体感や分断を示す。地理的な境界が地域のアイデンティティを強くする一方で，経済的な境界が地域内の資源を集中的に活用することにつながる可能性がある。境界が明確であることは，地域の自立性や独自性を強化し，地域内の協力関係を深める強みとなることもあるが，その一方で，社会的・経済的な格差や分断が存在する可能性が考えられる。

4） 集う人々と場所

　どのような人々が集まり，どのような活動が行われているかを観察することで，地域のコミュニティ構造や社会的つながりの強さを推測できる。多くの人々が特定の場所に集まり，活発なコミュニケーションが行われている地域には，強いコミュニティのきずなと社会的な支援ネットワークが存在すると考えられる。地域課題に対する迅速な対応や住民間の助け合いが可能と

なり，地域の結束力が高まる強みがある。

5）交通事情と公共交通機関

道路の整備状況や公共交通機関の充実度は，住民の移動のしやすさや生活の質に直接影響する。交通の便がよい地域は，経済活動が活発であり，住民の社会参加が容易である。また，地域の商業活動や観光にも好影響を与える強みがある。歩行者に配慮した道路設計や交通安全の取り組みがある場合，地域全体の住みやすさが向上し，住民の満足度が高まる。

障がい者や高齢者が公共交通機関を利用する際，行動範囲を左右するものとして，「ノンステップバス，昇降時のリフトやスロープがあるか」「車いす対応タクシーが走っているか」「駅にエレベーターがあるか」「点字ブロックがあるか」「案内マークはあるか」「駅には多目的トイレがあるか」等も観察しよう。

6）社会サービス機関

福祉や教育，行政等の社会サービス機関が地域内でどの程度利用されているかは，住民の福祉水準や行政のサービス提供度と関連する。これらが充実している地域では，住民の生活の質が高い傾向がある。

「車いすで移動できるスロープやエレベーターはあるか」「点字や手話等，コミュニケーションツールが整っているか」「看板等，わかりやすい表示があるか」等を注意深く観察する。「多言語に対応できているか」「パンフレットやホームページに工夫があるか」等も，注意深く観察しよう。

7）医療施設

医療施設の数や種類，アクセスのよさは，地域住民の健康状態や医療ニーズに対する対応力を示す。医療施設が豊富で，診療科が多岐にわたる地域は，住民が安心して生活できる強みをもつ。また，地域医療と密着している施設がある場合，緊急時の対応が迅速で，地域全体の健康リテラシー向上にも貢献する。

8）店・露店

商業施設や露店の存在は，地域の経済活力や消費行動を反映する。多様な店舗がある地域は経済活動が活発であり，住民の生活が豊かであることを示唆する。地元の産品や伝統的な露店が多い場合，観光客を引き寄せる魅力もある。店舗に並ぶ商品からも地域特性を考察してみよう。

9）街を歩く人々と動物

通行者の特徴や動物の存在は，地域の社会的・文化的特徴を示す。特定の時間帯に特定の人々が多く見られる場合，その地域の社会活動や労働パターンを理解する手がかりになる。多様な背景をもつ人々が安心して歩き回れる地域は，社会的に包摂性が高く，多文化共生が実現している強みがある。

10）地区の活気と住民自治

地域の自治活動の活発さは，住民の地域への関与度やコミュニティの活力を示す。掲示板や自治会の活動内容から，地域の問題意識や住民間のつながりの強さを把握できる。

自治活動が活発で，住民自治がしっかりと機能している地域は，住民の意識が高く，地域課題に対する対応力が強い。コミュニティの結束力が強いため，住民間の協力や支援がスムーズに行われる強みがある。

11）地域性と郷土色

　　地域特有の文化や産業，郷土色は，住民のアイデンティティや地域への誇りを反映する。地域の独自性が高い場合，住民の地域への愛着や結束が強いと考えられる。独自の文化や伝統をもつ地域には，その魅力を外部に発信することで，観光や地域ブランドの強化につながる強みがある。また，地域の特産品や産業がしっかりと根づいている場合，地域経済の基盤が安定し，住民の誇りや地域愛を育む要素となる。

12）信仰と宗教

　　寺社や宗教施設の存在や信仰の様子は，地域住民の精神的文化や価値観を理解する手がかりになる。信仰や宗教が地域住民の精神的支柱となっている場合，コミュニティの結束力が強まり，災害時や困難な状況においても住民どうしの支え合いが強化される強みがある。宗教的行事や施設が観光資源となりうる場合，地域の経済活性化にも貢献する。

　　在日外国人のなかには，定期的に礼拝を行う宗教に属する人もいる。例えば，公共施設や大型商業施設等では，安心して礼拝できるよう，個室を設けているところもある。多文化共生の視点での考察もできる。

13）人々の健康状況を表すもの

　　健康リスクや医療施設へのアクセス状況から，住民の健康状態や生活環境の影響を推測できる。健康リスクが低く，医療アクセスが良好な地域には，健康長寿を享受できる環境を提供している強みがある。また，地域全体で健康に対する意識が高い場合，予防活動が活発に行われ，健康な生活が維持されやすい。一方，環境リスクや過去の災害の影響が残っている地域では，住民の健康に対する懸念が高まる。

14）政治に関するもの

　　政治活動や住民の政治意識は，地域社会の成熟度や問題意識を示す。活発な政治活動が行われている地域では，住民が地域課題に対して積極的である可能性が高い。また，政治活動に対する住民の関心が高い地域は，民主的なプロセスが尊重され，住民の意見が反映されやすい強みをもつ。地域課題への迅速な対応や，住民のニーズにあった政策が実行される可能性が高まると考えることもできる。

15）メディアと出版物

　　住民が利用するメディアや出版物は，その地域の情報環境や文化的関心を示す。地域に特化したメディアや出版物が存在し，住民に広く浸透している地域は，情報の共有がしやすく，地域コミュニティの結束が強い。これにより，地域のニュースやイベントが迅速に伝達され，住民間の連帯感や地域愛が育まれる強みがある。

[間仲聡子・渡邉多恵子]

文　　献

1）厚生労働省．看護基礎教育検討会報告書．https://www.mhlw.go.jp/content/10805000/000557411.pdf
2）金川克子・田髙悦子編．地域看護診断　第2版，東京大学出版会．2011．pp.37-51.

7-4　地域アセスメントにおけるデータ収集と分析の具体的手法

> *Summary*
> - 地域アセスメントにおけるデータ収集・分析を行うことで，地域住民の実態を正確に把握し，健康の維持や改善に必要な対策や，地域のあるべき姿を見出すことができる。
> - 情報には主に定量データと定性データがある。それぞれの特徴を理解し，多様性を考慮した収集・分析方法を検討する。
> - データ収集・分析の留意点として，倫理的配慮・マナーやデータの質の担保が求められる。

1．データの種類と収集・分析

　地域アセスメントにおけるデータ収集と分析は，地域の健康状態や生活環境を包括的にアセスメントし，理解するための重要なプロセスである。データ収集を行うことで，地域住民の実態を正確に把握し，健康の維持や改善に必要な情報を得ることができる。得た情報を分析することで，地域の強みやニーズ，課題を明確にすることができる。

　データは大きく分けて「定量データ」と「定性データ」の2種類がある（図7.3）。**定量データ**とは，数量化（数えることができる）データで，量的データともいう。例えば，身長や体重，死亡率や心疾患の罹患率等である。長所として，万人が共通理解できるデータであるため，人々の健康や生活の実態を客観的に見たり，比較したりすることで地域の特徴を示しやすい。一方で**定性データ**は，数字で表すことができず，言葉や文字で表現されるデータで，質的データともいう。数字で見えてこない人々の考え，価値観を得られることが長所である。分析においては，人口統計等の数値データを定量的に比較したり，住民の声や生活状況等の定性的な側面を深掘りしたりすることで，健康の維持や改善に必要な対策や，地域のあるべき姿を見出すことができる。

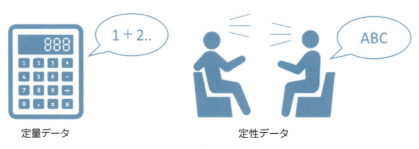

図7.3　定量データと定性データ

2. 定量データの種類と収集・分析の手法

1) 定量データの種類

①**人口統計・健康指標**： 絶えず変化している総人口やその構成を，ある一時点の静止した状態でとらえたデータを**人口静態**という。日本では主に国勢調査で明らかになる。一方で**人口動態**は，一定期間中における人口が変動する要因の数を示したものであり，出生，死亡，死産，婚姻，離婚の数がそれにあたる。これらのデータは市区町村ごとに収集され，厚生労働省で集約される全数調査である。また，健康指標として年齢調整死亡率，合計特殊出生率，死因別死亡率，乳児死亡率，周産期死亡率，平均余命，受療率等がある。

②**保健医療福祉等に関するデータ**： 国の標本調査である国民生活基礎調査および国民栄養調査の結果や，国民健康保険関連（医療費，特定健診の結果等），介護福祉関係（介護福祉サービス利用や施設数等），「健康日本21」の国の目標値にもとづく調査結果のデータ等がある。

③**その他の定量データ**： その他にも，対象地域の公共団体や病院，訪問看護ステーション，学校や保育所，民間団体の数等もデータになる。自治体で報告されている乳幼児健診受診者や要観察者の数・割合，健康相談や健康教育の実施数等も含まれる。また，過疎化の進む農村地区の高齢者に対して独自の調査を行うような場合，外出頻度や食事回数，主観的健康観（普段の自分の健康について，とても健康である等の選択肢で点数化）やメンタルヘルスに関する尺度等，標準化された質問をして得た情報も定量データになる [注8]。

2) 多様性を考慮した定量データの収集方法

定量データの主な収集方法は**表7.5**のとおりである。収集時の留意点として，回答率が低い場合や，特定の属性ばかりが回答することによって代表性に欠ける等，バイアス（データの正確性を欠いた偏り）が生じる可能性を考慮する。多様性という観点では，多様な文化的背景の考慮やアクセシビリティ確保のため，調査票はデジタル形式や多言語対応も検討する。

3) 定量データの分析

定量データの分析は，「数値データを用いて対象の状況や傾向を測定し，統計的な手法を用いて分析する方法」である。数値データにもとづくため，結果が客観的であり，個人の主観や

表7.5 定量データの収集方法の例

種類	方法	長所	短所
二次データ収集	人口統計等すでに収集・公開されている数値データを収集する	すでに収集されているため，時間的・経済的に効率がよい	収集時点での情報であり，現状を正確に反映していない可能性がある
個別調査	家庭訪問や面接等で直接質問し，質問への回答を調査員が記載する	調査内容の理解度を確認でき，正確なデータ収集ができる	多数の調査を行うことが難しく，経費と人手がかかる
郵送調査	調査票を郵送して，回答のうえ返送してもらう	少ない費用，時間，労力で，大勢の人や広い地域を対象にできる	本人確認ができない，また，一般に回収率が低い
ウェブ調査	インターネット上で調査票を配布し，回収する	経費が安価で，迅速に回答を得られる	本人確認ができず，インターネット利用者のみ実施できる

[注8] ①～③のデータの多くはインターネットで収集可能である。政府統計の総合窓口 e-Stat (https://www.e-stat.go.jp/) や各自治体のホームページ等，信頼できるウェブサイトから収集しよう。

偏見の影響を受けにくい。また，過去のデータや他の地域のデータと比較することが容易であり，トレンドや差異を把握しやすい。以下に，具体的な分析方法を述べる。

①**記述統計量を算出し，表にする**： 記述統計とは，そのデータのもつ特徴を整理し，簡潔で明確に記述する方法である。例えば，得られたデータを単純集計するだけでなく，項目ごとに平均値や中央値，割合等の記述統計量を算出する。また，データを経年で，地域別（県，他自治体との比較等），状態別（性別，年代別）等に区分して表にし，割合や平均値等を表すこともできる。特に，多様性に配慮し，少数派や社会的に弱い立場にある人々のデータを整理することも重要である。

②**定量データをグラフで可視化する**： 単純集計の結果を，円グラフや帯グラフ，棒グラフにすると，データの特徴が可視化され，課題の分析に役立つ。また，経時的変化を折れ線グラフや棒グラフにすることも地域の特徴をつかむために有用である（図7.4）。

③**データをマッピングする**： 集めた数値データを地図等で視覚化することで，データの傾向やパターンを直感的に理解しやすくする。例えば，A地区の孤立感が強い高齢者の分布を地図上に示すことで，特定のエリアで孤立が深刻化していることを視覚的に把握できる。また，

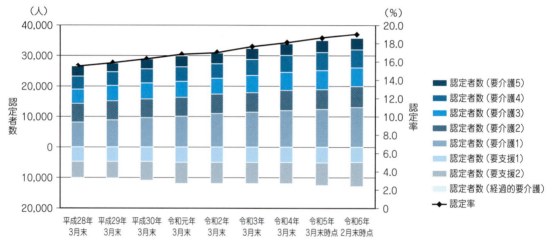

図7.4　千葉市の要介護（要支援）認定率の経時的変化のグラフ[2]

Column

統計的に有意であるとは？―有意水準5％の場合

例えば，新しい薬が高血圧に効くかどうかを調べる実験を計画したとする。主張したいことは「新しい薬を飲めば血圧が下がる」である（対立仮説という）が，このときあえて「普通は薬を飲んでも血圧が下がらない」と仮定する（帰無仮説という）。そして実験で100人の患者に薬を飲んでもらい，うち80人の血圧が明らかに下がったとする。この結果が偶然起きる確率を統計的に算出し，5％未満であれば帰無仮説を棄却して対立仮説が採択され，その結果は有意，つまり統計的に意味があるといえる。

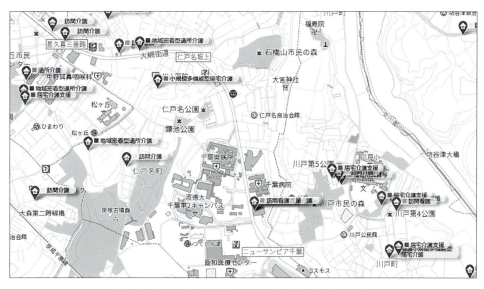

図7.5　淑徳大学千葉第二キャンパス周辺の在宅サービス
（地域包括ケア見える化システム（https://mieruka.mhlw.go.jp/）を用いて筆者が作成）

既存のシステムの活用も効果的である。例えば厚生労働省の「地域包括ケア見える化システム」では，各市町村における訪問看護ステーション等をマッピング表示できるようになっており，地域資源の希薄な場所等を分析することができる（図7.5）。

　④**統計分析を活用する**：　その健康状態や生活様態に至った背景はなにか，どのような要因が関連しているのかについて，統計学的手法を用いて分析することができる。簡便なところでは，健康課題に関連していると考えられる要因のクロス集計表を作ることである。健康課題と性，年齢等の対象の属性との関係はどうか，健康観と主訴との関係，要介護度と精神健康度の関係等，健康や生活の現象とその要因または影響を受ける因子との関連がとらえやすくなる。

　さらに，健康課題とその関連要因の関係が統計的に有意なものであるかどうか，統計的に検証することも有用である。変数の種類（名義尺度，間隔尺度，順序尺度）によって，χ^2検定やt検定，F検定，無相関の検定等を行うことができる。

3．定性データの種類と収集・分析の手法
1）定性データの種類

　　①**地域特性に関するデータ**：　地勢，気候，産業等，住民の生活や健康に直接影響を与える地域特性等である。例えば，とあるA地区の地勢は山間部に位置し，急な斜面が多いこと等の情報から，交通の便やアクセスに課題がある等のアセスメントにつながる。気候は，例えば温暖で多雨，冬季には降雪も見られ，季節ごとの防災対策が重要となる等，生活に紐づけた情報収集が大切である。地域特性を総合的に把握することで，数値では表せない地域固有の強みや課題，ニーズを明確にすることにつながる。

　　②**地域の人々に関するデータ**：　住民の生活スタイルや行動様式，歴史，価値観，文化といったことも定性データに含まれる。例えば，とあるB地区では中高年男性が週末に集まって趣味の活動を行い，その後の交流が地域のつながりを強めている。こうした日常の生活や歴史的

な背景は，数値では表せない大切なデータである。地域の声も重要な定性データとなる。例えば，障がいをもつ子どもを育てる親の悩みや，介護をしている家族が抱えるストレス，そして地域の支援に対する具体的な要望等,住民が日々感じていることや願いを把握するのに役立つ。

　③保健活動・事業で得られるデータ：　保健師等の専門職が，日頃の保健活動や事業を行うなかで，対象となる住民からの要望や評価等の意見，関係職種や関係者，上司や同僚からの意見，専門職自身の感想や考えたこと，そして事業や活動に関する記録も定性データとなる。

2) 多様性を考慮した定性データの収集方法

　これらの定性データの収集方法として代表的なものに，地区踏査やインタビューがある。地区踏査は，地域にどのような住民が住んでいて，どのような施設があるのかについて，実際にその地域を歩いて，観察したり，住民に聞いたりすることで情報収集することである。インタビューは，対象者との直接対話を通じて詳細な情報を収集する方法であり，対象者の深い意見や感情を理解するのに役立つ（**表7.6**）。インタビューでは多様性に考慮し，性別，年代，社会経済的に多様な背景をもつ対象者を選ぶことが重要である。時に，少数派や社会的に弱い立場にある人々へのアプローチによって，ダイバーシティ時代のあるべき地域の姿を見出すことができるだろう。

3) 定性データの分析

　定性データの分析は，「数値化できない情報を対象とし，データの背景や文脈を深く理解するための分析方法」である。個々のケースに注目することで，個別の事情や文脈を考慮した健康課題の裏づけや，必要な支援策を設計できる。定性的分析では，インタビューや地区踏査での観察で得られた言語データ，体験や感情，行動のパターンに焦点をあてて分析する。

　①内容分析：　研究的手法の一つに，内容分析がある。インタビュー等で収集したデータを文字化し，「なにについて知りたい」という調査の問いにもとづいて読み込み，問いに関する意味が表現されている言葉や文章，段落を区切り（コード化），同じ意味内容のものを集めて分類していく（カテゴリー化）。この分析により，調査の問いに答える内容や構成要素を示すことができる。また,事例検討等から問いに対する答えとなるような意見を見出すこともできる。

表7.6　定性データ収集－インタビューの方法と留意点－

種類	方法・留意点
半構造的インタビュー	・主要な質問項目をあらかじめ準備するが，質問の順序や詳細はインタビュアーの裁量に任せる。固定された質問に加え，被面接者の回答にもとづいて追加質問できる。 ・質問の柔軟性がある反面，インタビュアーのスキルによって，得られる情報の質に差が出る可能性がある。
構造的インタビュー	・事前に詳細な質問リストを作成し，すべての被面接者に同じ質問を同じ順序で行う。回答の選択肢が決まっている場合が多い（例：はい／いいえ，5段階評価）。 ・質問が固定されているため，被面接者が自発的に重要な情報を提供する機会が制限されることがある。
グループインタビュー	・6～8人程度の対象者が集まって，特定のテーマについて意見交換を行う。インタビュアーは議論をリードし，全員が意見を述べるように促すが，自由な対話も奨励する。 ・発言力の強い参加者が議論を支配してしまう可能性があるため，全員が公平に発言できるよう配慮する。

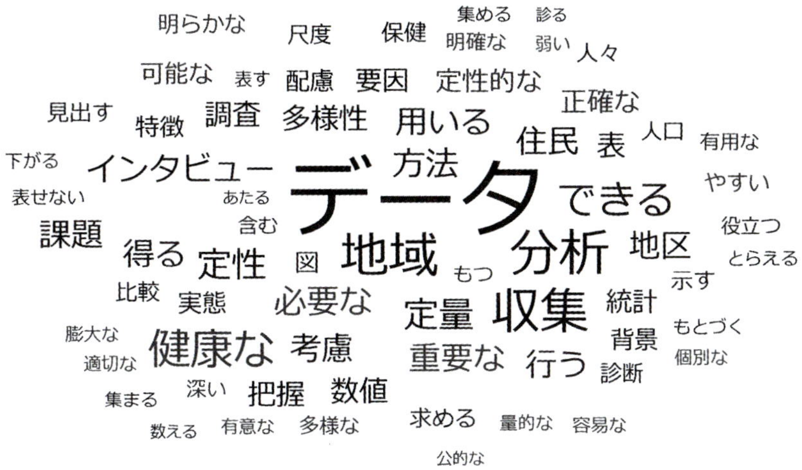

図7.6 本節に頻出する単語のワードクラウド
（AI テキストマイニング by ユーザーローカル（https://textmining.userlocal.jp/）を用いて筆者が作成）

近年では定性データ分析に役立つ日本語のソフトウェア（NVivo，MAXQDA 等）もある。

②**テキストマイニング：** テキストマイニングとは，大量の文章データをコンピュータで分析し，隠れた情報やパターンを見つけ出す技術である。例えば，健康に関するオンラインフォームでの投稿を分析し，よく言及される病気や治療法を特定したり，病院のアンケート結果を分析して，患者がどのサービスに満足しているかを明らかにしたりすることに活用されている。テキストマイニングを使うことで，膨大なテキストデータから有用な情報を素早く抽出し，健康管理の改善に役立てることができる。近年では，オンライン上の無料分析ツール（AI テキストマイニング等，図7.6）もあるが，個人情報が含まれているようなデータをこのようなツールに投入する際は，細心の注意が必要である。

4．定量的分析と定性的分析の統合

地域アセスメントでは，定量的分析と定性的分析を統合して用いることが多い。例えば，ある C 地区について，量的分析により特定健診の結果や医療費の分析を行ったところ，肝疾患に罹患している人の割合が高いことがわかった。C 地区は居酒屋等の飲食店経営者が多く，調査者によるインタビューの結果では，「飲酒は職業柄しかたがない」「病気になってから，病院で治療すればよい」と考えている人が多いことがわかり，このような実態に則した肝疾患への罹患・重症化予防対策が必要であると判断することができる。

このように定量データと定性データの分析結果を総合的にアセスメントすることで，数値データによる全体像の把握と，個別のケースの理解を同時に行い，深い洞察を得ることができる。また，地域の健康ニーズや課題だけでなく，地域の本来もつ強みや力にも着目し，地域のあるべき姿を追求する姿勢をもって分析していくことが望ましい。

7-4　地域アセスメントにおけるデータ収集と分析の具体的手法　**151**

5．データ収集・分析時の留意点

1）倫理的配慮とマナー

　　データ収集に際して，特に個人情報を扱う場合は，対象者のプライバシーを尊重し，インフォームドコンセント（説明と同意）を得ることが求められる。また，データの収集や保存，利用にあたっては，適切なセキュリティ対策を講じる必要がある。行政や企業が保有する個人情報が流出した際は，大きな問題となることが多いが，学生の身分であっても，個人情報を適切に管理することが求められる。演習等で地域に出かける際は，自身が学生であることを意識し，住民に尊敬と配慮をもって接したり，マナーを守ったりすることが重要である。また，データ収集にあたって学生が行政機関等に出向いて職員に話を伺ったり，直接問い合わせたりすることもマナー違反である。必要な場合は必ず教員に相談する。

2）データの質の担保

　　データの質を担保するためには，収集データが正確で，かつ信頼できるものであることが重要である。データの収集方法や手順が一貫していること，データのもととなる情報源（出典）が信頼できることを確認する必要がある。特に Wikipedia 等のウェブサイトは二次データを基盤としたサイトであるため，必ず情報元（原典）を確認しなければならない。

　　また，収集したデータが地域の実態を正確に反映しているかどうかも重要なポイントである。特定のグループや意見が過剰に反映されないようにするため，データの代表性に注意を払う。例えば，公民館に集まる子育て世帯にのみインタビューを実施する際は，真に孤立している子育て世帯の声を反映できているか等の配慮が必要である。データの収集や利用においては，タイムリーさ（適時性）も重要である。古いデータでは現在の状況を正確に反映できないため，できるだけ最新のデータを収集することが求められる。

6．ダイバーシティ時代におけるデータ収集・分析の将来展望

　　ICT の進展により，データ収集の効率化や，多様性を考慮したデータ収集が期待できる。例えば，スマホアプリを用いた健康データの収集や，ウェアラブルデバイスによるリアルタイムの健康モニタリングが可能である。これにより，大規模なデータ収集が容易になり，より精緻な分析が可能となる。また，国保データベース（KDB）システム等のビッグデータと AI の活用により，膨大なデータの解析が可能となる。例えば，地域の健康データをビッグデータとして収集・解析すれば，複雑な健康問題のパターンを発見し，予測モデルを構築することができる。AI を用いたデータ分析は，従来の手法では見逃されていた微細な傾向や相関を明らかにする可能性をもつ。ダイバーシティ時代において，研究者や学生は常に知識をアップデートし続けるとともに，自らも地域の一員として，多様な人々への理解を促進していく姿勢が望まれるだろう。

［氏原将奈］

文　　献

1）佐伯和子編著. 地域保健福祉活動のための地域看護アセスメントガイド　第2版. 医歯薬出版. 2018.

7-5 地域資源―多様なステークホルダーとの協働を含む

III

演習

Summary

- ダイバーシティ時代の地域資源は，フォーマルおよびインフォーマルなサービスを組み合わせて多様なニーズに対応することが重要である。
- 多様なステークホルダーとの協働が地域資源の持続的な活用を促進し，地域共生社会の実現につながる。

1. ダイバーシティ時代の地域資源

少子高齢化・人口減少社会において，多様化する人々のニーズに対応するために必要な地域資源には，以下のようなものがあげられる（表7.7）。これらの地域資源は，個々のニーズに対応し，包括的で持続可能な地域社会の実現に不可欠である。

ダイバーシティ時代において，地域資源の効果的な活用と開発が，誰もが安心して暮らすことができる地域の実現につながる。地域資源は，フォーマルサービスとインフォーマルサービ

表7.7 多様化する人々のニーズに対応するために必要な地域資源

	フォーマルサービス	インフォーマルサービス
医療福祉	在宅医療サービス（訪問看護，訪問診療等），地域包括支援センター（高齢者の総合相談等），多文化対応の医療機関（多言語対応，通訳サービス等）	自助・互助（家族や近隣の住民が病気や介護をする際の助け合いや支援活動），ボランティア活動（医療・福祉関連の支援活動）
教育・育児支援	多文化共生教育プログラム，オンライン教育システム，子育て支援センター（育児相談，親子交流イベント等）	家族や地域の協力と支援（子どもの見守りや遊び相手，学習サポート，親どうしの情報交換等）
労働・就業支援	ハローワーク，ジョブトレーニングプログラム（再就職支援，職業訓練），シニア向け就業支援（高齢者の再雇用促進），多文化共生労働支援センター（外国人労働者の相談支援等）	ネットワーキングイベント，ボランティア団体による就労支援，ソーシャルメディアとオンラインコミュニティ（求人情報のシェアや就職活動等）
社会的包摂・コミュニティ	地域包括支援センター，地域ボランティアセンター，多文化共生コミュニティセンター，公共施設の利用支援（図書館や公民館等）	地域住民の自主グループ（町内会・自治会・互助グループ等），地域のボランティア活動，コミュニティイベント，オンラインコミュニティ，スポーツクラブ，サークル
デジタル・ICT	地域ポータルサイト，オンライン相談サービス，デジタルデバイド解消プログラム，公共施設のWi-Fi設置，電子政府サービス	オンラインコミュニティ，地域のデジタルボランティア，オープンデータの活用，オンラインイベント・ウェビナー
文化・レクリエーション	地域文化施設・スポーツ施設の運営，文化プログラムの実施，公園等の整備	地域住民の自主的な文化活動，アートやクラフトのワークショップ，ソーシャルメディアを通じた交流
移住・定住支援	移住・定住サポートセンター，住宅支援プログラム，移住体験ツアー	地域おこし協力隊，住民のネットワーク，地域イベントへの参加促進
企業・経済	地元企業との連携プログラム，スタートアップ支援，職業訓練プログラム	地元ビジネスコミュニティ，協同組合や商工会，ネットワーキングイベント

スに大別される（**表7.7**）。**フォーマルサービス**は，行政サービス等の公的な枠組みで提供されるサービスである。一方，**インフォーマルサービス**はフォーマルサービス以外のサービスであり，主に自助と互助にもとづいている。個々人が自分の問題を解決する意識を高める自助と，家族や友人，近隣の住民，ボランティアによる助け合いのサービスである互助が含まれる。これらは地域コミュニティの結びつきから生まれ，多様なニーズに柔軟に対応することができる。フォーマルサービスだけでは多様なニーズに完全に対応するのは難しく限界があるが，地域資源を地域住民や行政，企業が連携して活用し，フォーマルサービスとインフォーマルサービスを組み合わせることで，より包括的で持続可能な地域社会の実現が可能となる。

2．多様なステークホルダーとの協働

　ステークホルダーとは，ある活動や組織に関わりがあり，その結果に影響を与える人や団体のことを指す。臨床現場で例えると，患者だけでなく，看護師や他職種，組織等の関係機関や関係職種もステークホルダーとなる。

　地域資源を考えるうえでの多様なステークホルダーとは，地域住民，医療機関，行政機関，企業，そしてボランティア団体等を指す。これらのステークホルダーが協働することで，地域資源の持続可能な活用が促進され，多様なニーズに柔軟に対応できる体制が整備される。医療機関は，地域住民の健康ニーズに専門知識を提供し，地域資源の健康面での効果的な活用を支援する。また，地域住民が日常生活に関する声を行政機関に届け，企業が経済的な支援や雇用を提供し，ボランティア団体が地域活動を支える等，それぞれが役割を担いながら協力し合うことで，地域資源が効果的に活用され，包括的かつ持続可能な地域社会の実現につながる。

3．地域資源の活用方法

1）地域特性を把握

　地域資源の活用方法を効果的に考えるためには，地域特性を理解することが重要である。以下の項目に注目して情報を収集するとよい。

　人口数と構成（総人口，年齢別人口構成，性別構成，世帯数と世帯構成等），地域の経済状況（主要産業と経済活動，雇用状況と失業率等），施設（教育施設，医療施設，商業施設，公共施設等），インフラ（交通インフラ，通信インフラ等），行政サービス（自治体の支援プログラムや助成金，防災計画と防災施設等），社会福祉サービス（介護サービス・子育て支援等），歴史と文化（地域の歴史的背景，伝統文化や祭り，地元の特産品や食文化等），自然環境，自然資源等

　これらの情報を収集し分析することで，地域の強みや課題を明確にし，それにもとづいて地域資源をどのように活用するかを具体的に計画できる。

2）住民のニーズを理解

　地域住民のニーズを把握するための手法には，アンケート調査，インタビューとグループディスカッション，ワークショップやタウンミーティング，ソーシャルメディアとオンラインプラットフォーム，既存データの分析，地域のイベントや活動への参加等があげられる。これらの方法を組み合わせることで，地域住民のニーズを多角的に把握することができる。そして，そのニーズをもとに具体的な地域資源の活用方法を検討することができる。

3）地域資源の活用・開発

既存の地域資源に対する住民の満足度を評価し，新たな地域資源の開発を検討することが必要である。以下のステップを通じて，効果的な計画を立てることができる。

①既存の地域資源の評価（満足度調査，利用状況の分析，課題の特定等）

②新たな地域資源の開発（ニーズの反映，資源の調整）

③持続可能性の確保（資金計画，人材育成，コミュニティの関与）

このプロセスを通じて，地域資源の活用と新たな開発が効果的に行われ，地域の持続可能な発展につながることが期待される。

4）看護職の役割

看護職として地域資源を効果的に活用するための役割として，住民との連携（健康教育と啓発活動・個別ケアと相談），他職種との連携（多職種連携チームの構築・地域ネットワークの活用），地域資源の情報収集と共有（地域資源のリスト作成・情報共有の促進），地域住民のエンパワーメント（住民の参加促進・セルフケアの推進），持続可能なケアの提供（定期的なフォローアップ・質の向上と評価）等があげられる。

看護職が住民や他職種と連携することで，地域資源を最大限に活用し，地域の健康と福祉を総合的に向上させることが求められる。このような取り組みは，地域全体の健康を支え，持続可能な地域社会の実現に貢献する。

4. 地域共生社会の実現に向けて

地域共生社会とは，地域住民や多様な主体が我が事として参画し，縦割りの制度や「支え手」「受け手」という関係を超えて，人と人，人と資源が世代や分野を超えて「丸ごと」つながる社会を目指すもの[1]である。これを実現するには，誰もが安心して暮らせる健康な地域づくりが必要である。そのために，看護職は他職種と連携し，個々のニーズに応じた支援を行うことで，地域資源の拡大に貢献できる。

[川瀬智也]

文　献

1) 厚生労働省. 地域共生社会の実現に向けて. https://www.mhlw.go.jp/stf/seisakunitsuite/bunya/0000184346. html

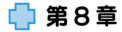

第8章
学びの灯を灯す―クリエイティブなワークショップ手法

8-1 多様性を考えるための準備

> **Summary**
> - 多様性は抽象的な概念であり，個人の経験や価値観にもとづくため，自分の考えと対峙したり，他者と意見を交わしたりすることに不安を抱く可能性がある。
> - 多様性を考えるための準備として，まず多様性を考える基盤となる「多様性」「包括性」「公平性」などの概念について共有する。
> - 演習への積極的参加を促し，意見を自由に述べられる場であることに気づくための方法として，アイスブレイク，お互いの共通点や違いを共有しやすい導入ワーク，安心して演習を行うための約束事の決定等がある。

1．多様性とはなにか

　多様性とは非常に抽象的な概念である。最初に自分自身が，「多様性」という概念をどのようにとらえているか記述してみよう。『広辞苑　第七版』には，「多様性」に関する記述はなく，「『多様』とは色々異なるさま，異なるものの多いさま」と書かれている。社会を構成する1人の人として自分自身がこの概念をどのようにとらえているかを考えることが，多様性を学ぶ第一歩である。

　多様性とは，みんな異なるというだけでなく，人権尊重の視点から，年齢，人種・民族，宗教，身体的特徴，性的指向，出身地等それぞれの人が生まれもった個性を区別・差別の対象としないで尊重し，その力を発揮できる環境を作ることである[1]。多様性には，国籍や年齢等の目に見えるもの（顕在的多様性）と，文化や宗教のように目に見えないもの（潜在的多様性）がある。多様な個性を尊重する重要性については多くの人が賛同できると思うが，実際にそれぞれの個性を尊重する行動をとることができるだろうか。多様性について考えるときには，具体的な場面や自分の行動をイメージすることが大切である。

2．多様性にまつわる様々な概念

　多様性社会のためには，多様な背景や特徴をもつすべての個人が平等に参加し，貢献できるようにするための取り組みや態度である**包括性**と，個々のニーズに応じた支援や調整をしたうえで，すべての人々が公正かつ平等な機会を得られるようにすることである**公平性**が実現される必要がある。公平性は，世界人権宣言第2条に記されている，すべての人々がすべての

権利と自由を享受する権利に関連している。公平性は，特定のグループ（マイノリティ）が不利な立場に置かれている場合，その格差を埋めるための措置や支援を提供することも含む。

多様性社会や多文化環境で暮らすためには，個人も組織も新たな経験に心を開き，不断に変化していくことが要求される。森田[2]は，多文化環境が要求する変化へのチャレンジを受け入れる力を，多様性受容力と定義している。**多様性受容力**は，「気づき」「知識」「スキル」の3領域から成り立つ。3つの領域はそれぞれ重なり合い，その中心にあるのが「変化への意欲」である。変化への意欲は，多様性受容力の原動力であり，その結果として行動・態度の変容がもたらされる（**図8.1**）。「気づき」のためには，多様性に関する体験や意見を本音で語ることができる安全な場が必要である。「スキル」には，価値観等の対立の解消や問題解決技術，対話を促すコミュニケーションスキル，アサーショントレーニング等が含まれる。

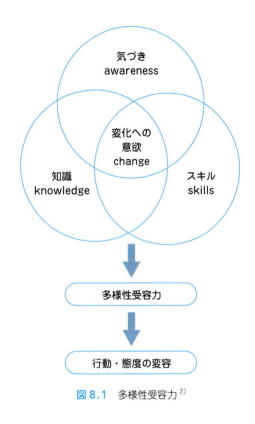

図8.1　多様性受容力[2]

3．多様性と差別

さらに，多様性について考え，違いは個性であることを認識したり，それぞれの価値観を尊重したりするためには，個人が抱える**無意識の偏見**（アンコンシャス・バイアス）と，社会における制度的・文化的差別等の構造的差別があることに気づくことが重要である。無意識の偏見とは，「男だから泣いてはいけない」「A型の人は神経質だ」「普通は○○だ」等，過去の経験や知識，価値観，信念をベースに認知や判断を自動的に行い，何気ない発言や行動として現れる，自分自身は気づかないものの見方やとらえ方のゆがみである[3]。差別の問題を構造的な問題としてとらえることが難しいのは，社会制度がマジョリティ側の人が作ったものだからである。人種，民族，性別，性的指向，学歴等の属性において，私たちはおおむねマジョリティ性とマイノリティ性の両方の属性をもっている。マジョリティ性を多くもっている人々は，自らの特権や社会における構造的な不平等についても無自覚であることが多い[4]。

4．アイスブレイク

アイスブレイクとは，積極的な参加と学ぼうという意欲を引き出すウォーミングアップである。目的は，①自己開示（緊張をほぐし，対話しやすい雰囲気を作る），②共同学習（集中を高め，主体的に役割を果たして協力できるチームを作る），③課題共有（メッセージやその日のテーマを伝える）である[5]。演習への積極的参加を促し，自分の意見を自由に述べられる安心

安全な場であることに気付くために，演習を行うグループに分かれて，各演習前にアイスブレイクを行う。多様性と共生を学ぶ演習のアイスブレイクとして，身近な道具だけで実施できる効果的な例を示す。

演習例1　自己紹介1：　4つの窓（目的①，③）

- 適切なグループサイズ：　4～10人
- 時間：　準備3分，発表1人1分ずつ
- 準備するもの：　紙，ペン

●実施方法と内容

(1) 紙を4つに折って［1］～［4］の窓をつくり，それぞれに書くお題を提示する。［1］には名前，［2］，［3］には「出身県」「好きな食べ物」「推し」「朝食」等，［4］には「演習への意欲」や「今日の靴下の色（靴下ワークを行う場合）」等の演習につながるお題にする。

(2) 紙をグループメンバーに見せながら自己紹介をする。

(3) 1人の持ち時間を1分とし，発表が終わって時間がある場合には，質問タイムとする。

(4) それぞれの自己紹介が終わったら，話してくれたことに対する感謝の拍手をする。

演習例2　自己紹介2：　共通点と違う点（目的①，③）

- 適切なグループサイズ：　4～6人
- 時間：　グループワーク3～5分，別途発表時間
- 準備するもの：　A3用紙，ペン

●実施方法と内容

(1) A3用紙に，右図のように線を引く。円の外側の枠の数はグループメンバーの人数にあわせて等分にする（図8.2）。

(2) 自分の目の前の枠に名前を記入する。

(3) 制限時間内に，お互いに質問し合い，「好きな食べ物」「海と山はどちらが好きか」「高校時代の部活」等，共通点をできるだけたくさん紙に書いていく。その際，他のメンバーの誰とも重ならなかった自分だけ違う点について，名前の下に書く。

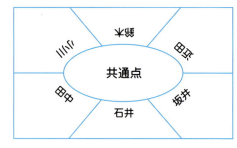

図8.2　自己紹介（共通点と違う点）の用紙

(4) グループ間で共通点の数を競い，時間になったら各グループで共通点の数と，「面白かった共通点」や「意外な共通点」を発表する。

(5) 発表に敬意を示し，拍手をする。

演習例3　チーム名命名！（目的①，②）

- 適切なグループサイズ：　4～6人
- 時間：　10～15分
- 準備するもの：　各チームに模造紙1枚，ペン

●実施方法と内容

(1) シンキングタイム（1分間）。自分を知ってもらうための自己紹介の内容を各自で考える。自己紹介に1つだけ決まりを作ると考えやすい。

　　例1：　自己紹介の最初に，自分の名字の最初の文字からはじまる自分にあてはまる言

葉を加える（「怒りん坊の小川です」「サーフィンをやってみたい坂井です」等）。

例2：　自分がマイノリティだと思うことと理由を含める（「すいている電車より混んでいる電車のほうが好き。理由は人に囲まれていると安心するから」等）。

(2) シンキングタイムで考えた自己紹介をする。自己紹介を聞いた後で，各メンバーから1つずつ質問する。

(3) 全員の自己紹介終了後，グループの名前を考える。

(4) 決定したら，グループ名とその命名した理由を模造紙に書く。

(5) いくつかのグループから，模造紙に書いた内容について発表してもらう。

(6) 発表に敬意を示し，拍手をする。

(7) 演習では，命名したグループ名を用いる。

☞演習例4　ペーパータワー（目的②，③）

• 適切なグループサイズ：　4〜5人
• 時間：　30分　　• 準備するもの：　各チームにA4用紙30枚×2回分

●**実施方法と内容**

(1) グループにA4用紙を30枚ずつ配布する。

(2) 作戦タイム（5分間）。作戦タイムで触れてよい用紙は1枚のみとする。どのようなタワーを作るのか，手順，役割，作業するスペース等についてグループで話し合う。

(3) 組み立てタイム（5分間）。

(4) 組み立てタイムが終了したら，タワーに手を触れてはいけない。手を触れない状態で10秒数え，その後にタワーの高さを測り，一番高いタワーを作ったチームが勝ちとなる。高さが同じチームがあった場合は，より少ない用紙でタワーを建てたチームが勝ちとなる。

(5) 振り返りタイム（3分間）。お互いに協力できたか，役割分担できたか，自分の意見を出せたか，時間を意識して協力できたか等を振り返る。

(6) 作戦タイム（5分間）。ルールは1回目と同様だが，グループメンバーの特徴にあった役割分担を意識しながら作戦を立てる。

(7) 組み立てタイム（5分間）。終了後，高さを計測。

(8) 振り返りタイム（3分間）。1回目と2回目を比べてよかった点について振り返る。

(9) グループで話し合ったことを1つずつ紹介してもらう。

(10) 発表に敬意を示し，拍手をする。

5.　互いの共通点と違いを共有しやすいワーク

　　多様性を学ぶ最初の演習のテーマは，学生が安心して共通点と違いがあることに気づけるものが望ましい。ここでは，靴下の干し方・しまい方を共有する靴下ワークを紹介する。

☞演習例5　靴下ワーク

• 適切なグループサイズ：　6人程度
• 時間：　60〜90分　　• 準備するもの：　学生それぞれが自宅から靴下を1足もってくる。学生1人またはグループにハンガー1つ，グループワークのための大きめの用紙（模造紙，ホ

ワイトボードシート，ポスト・イット®イーゼルパッド等），付箋，ペン

●**実施方法と内容**

(1) 最初に司会と発表者を決める。

(2) 靴下をグループメンバーに見せながら，「その靴下をもってきた理由」について1人ずつ順番に説明する。

(3) ハンガーに実際に干しながら，「普段の干し方」を1人ずつ順番にメンバーに紹介する。全員が干し終えたら，「そのように干している理由」について1人ずつ順番に説明する。

(4) ハンガーから靴下を外し，「普段のしまい方」を実践しながら1人ずつ順番にメンバーに紹介する。全員がしまい方を紹介したら，「そのようにしまっている理由」について1人ずつ順番に説明する。

●**ディスカッション**

(1) 靴下の干し方・しまい方の共有で学んだことを，個人で付箋に記入し，グループメンバー全員の付箋を用紙にはる。

(2) 学んだことをグループメンバーで共有し，付箋の内容を比較する，付箋どうしの関係性を書き入れる等をしながら，学びの内容を確認する。その後，発表する内容について整理する。

(3) すべてのグループの学びを発表し，共有する。

(4) 教員からコメントをもらう。

1）日常生活行動の共有から多様性に気づく

靴下の干し方・しまい方には，絶対的な正解はなく，「乾けばよい」「しまえればよい」ので，多くの学生にとって安心して自分の方法を紹介できるテーマである。靴下の干し方1つをとっても，洗濯ばさみでとめるのはつま先かかかとか，口ゴム部か，2つ一緒に干すのか1つずつか，1つの靴下を干すのに使う洗濯ばさみの数等，思いのほかバリエーションがある。日常生活行動に着目することで，自分にとって「普通」「当たり前」と思っていることが，個々の学生で異なることや，同じ方法を用いていてもその理由が異なることで，価値観，家庭環境，文化等による違いに気づきやすい。さらに，正解はない靴下の干し方・しまい方に関する共有においても，人と違うことで不安を感じたり，一緒だとほっとしたり等の自分の気持ちと向き合う機会にもなる。また，同じように思える方法でも，じっくり見て話を聞くと異なることがある。その違いのなかに大切にしているもの，価値観が潜んでいることに気づくことが，このワークのポイントである。

6．自分自身や他者の潜在的な多様性への配慮

多様性について考えることは，自分の当たり前や常識が，他の人にとってはそうではない可能性があることに気づいていく活動ともいえる。他人との違いや自分がもっている無意識の偏見に気づくことは簡単ではないし，時には不安を感じることもあるかもしれない。参加者それぞれが自分自身と向き合い，自分の気持ちや考えを安心して発言できるように心理的安全性を高める配慮が必要である。

1）心理的安全性を高めるためのグランウドルール

グラウンドルール（ground rule）とは，グループの活動や会議，話し合い等において，全員

が従うべき基本的なルールやガイドラインである。これらのルールは，参加者全員が共通理解することで，参加者の心理的安全性を担保し，効果的で円滑なコミュニケーションと協力を促進するために設定する。グループワークをする前に参加者全員でグラウンドルールを確認し，ワークの間も参加者が見える場所に掲示したり書面化したりして常に意識できるようにする。ワークの目標やテーマ，内容にあわせて，参加者の心理的安全性を担保できるようにグラウンドルールを設定することが大切である。以下に，グラウンドルールの例を示す。

①**時間厳守**
- 開始時間と終了時間を守る。
- 全員が発言できるように，発言の時間を適切に管理する。

②**主体的な参加**
- 自分の言葉で話す。
- 自由に意見を述べ，質問することを奨励する。
- 言葉づかいや表現に気を配り，誤解を避ける。
- 批判は厳禁，討論は自由。

③**相互尊重**
- 人の話を共感的に聴く（否定しない，遮らない）。
- 話し手の気持ちや考えを理解しようと努める。
- 他者の視点や価値観，経験を尊重し，多様な意見を歓迎する。

Column

「みんなちがって，みんないい」を考える

金子みすゞの『私と小鳥と鈴と』のなかに書かれている「みんなちがって，みんないい」は，多様性を象徴する言葉としてよく知られている。この詩からは，人それぞれにできることは異なるから，あるがままを認め合うことが大切，という多様性を認める姿勢に関するメッセージが受けとれる。実は，このフレーズの前には「鈴と，小鳥と，それから私」というフレーズがある。タイトルでは私からはじまるが，ここでは私が最後に書かれており，自分を中心に考えてはいないことも伝わってくる。また，「みんないい」の「いい」は，肯定の「いい」ととらえるか，許容の「いい」ととらえるかにより解釈が異なる。「みんなちがって，みんないい」「人それぞれ」という考え方は，個人の価値観や趣味嗜好の違い程度であれば，おおむね可能であろう。しかし世の中には，両立しない意見のなかからどうにかして1つに決めなければならない場合がある。例えば，「経済発展のためには原発が必要」「事故の際の被害が大きすぎるので原発は廃止すべき」等のように利害が対立する場合には，「みんなちがって，みんないい」というわけにはいかない[7]。

多様性の大切さや姿勢について考えることは難しくないが，実際に多様性を大切にする行動を考えるのは簡単ではない。多様性について語るとき，姿勢のみでとどめず，背景となっている文脈も丁寧に解きほぐしながら，行動についても考えることが大切である。

- 発言をしない自由もある。
- 発言してくれた勇気に全員で「拍手」。

④プライバシーの尊重

- 話し合いで知ったプライバシー情報は，ワーク終了後は口外しない。
- プライバシーに関する情報を伝えてよいのは，本人だけ。
- 個人情報やセンシティブな情報の取り扱いには特に注意する。

⑤合意形成

- ワークの目標に向かって話し合う。
- ワークの過程を記録しながら進める。
- 結論はメンバーの総意とする。

2) ファシリテーター・タイムキーパー・書記・メンバーの役割[6]

ディスカッションやワークを，心理的安全性を保ちながら有意義なものにするためには，ファシリテーター・タイムキーパー・書記・メンバーそれぞれが協力しながら自分の役割を果たすことが求められる。

①**ファシリテーター：** グループやチームが目標を達成したり，問題を解決したりするために，認識の一致や相互理解に向けたプロセスを支援・促進する役割をもつ。

②**タイムキーパー：** 全体時間を考えて時間配分を検討したり，参加者が時間管理を意識できるように事前にルールを決めたりする。また，ディスカッション中も司会と協力して時間内に活発な議論ができるようにする。

③**書記：** ディスカッションやワークで出された意見や提案等を記録する。模造紙やポスト・イット®イーゼルパッド等の大きな紙面に記録することで，全員が同じ情報をリアルタイムで共有できる。また，フローチャートやマインドマップの作成，重要なポイントや異なるカテゴリーを色分けする等の工夫も，参加者の理解を促す効果がある。

④**メンバー：** 全員が当事者としての意識をもち，主体的にディスカッションに参加する。メンバーの考え方や意見を理解するために，他者の声に耳を傾け，建設的な質問を行う。

［小川純子］

文　　献

1）吉川洋子．看護倫理の明日を拓く―多様性を尊重するために．日本看護倫理学会誌．2021；13：78-79.
2）森田ゆり．多様性ファシリテーションガイド―参加型学習の理論と実践．解放出版社．2020.
3）キムジヘ著．尹　怡景訳．差別はたいてい悪意のない人がする．大月書店．2021.
4）出口真紀子．マジョリティ側が陥りやすい「多様性」の罠．国際人権ひろば No.160．2021.
5）内藤知佐子ほか．学生・新人看護師の目の色が変わる アイスブレイク 30．医学書院．2019.
6）篠田道子編．チームの連携力を高めるカンファレンスの進め方　第2版．日本看護協会出版会．2015.
7）山口裕之．「みんな違ってみんないい」のか？―相対主義と普遍主義の問題．筑摩書房．2022.

8-2　多様性を考え実感し我が事にする

Summary

　多様性は抽象的な概念であり，文字情報だけで理解するのは難しい。そこで，自身で体験することを通して概念を自分に引き寄せる演習として次の3つがある。
- 哲学カフェ：　答えが容易に見つからないテーマについて考え続ける力と姿勢を養う。
- 模擬体験：　別の身体での日常生活経験から，身体の多様性を実感する。
- 当事者との対話：　自分と異なる経験をした他者の語りを聴き，対話し考えることで自己を問い直し，同質性や異質性について言語化する力をつける。

1．思考を深化させるための手法—哲学対話実践

1）すぐに答えの出ない問い

　　人々の生老病死に深く関与する医療・看護実践の場は，「生きるとはなにか」「老いるとはなにか」といった問いが常に渦巻く空間である。こうした問いというのは，突如として降りかかってきた苦悩への応答として立ち現れる。そして，応答していく過程において必要なのが，出来事を言葉にする営みであろう。

　　しかし，**根拠にもとづく医療**（evidence-based medicine，EBM）を実施するための知識や技術の習得に多くの時間を費やしてきた医学や看護学においては，こうした問いに十分応答できるトレーニングが用意されてこなかった。ましてや，めまぐるしく時間が過ぎてゆく臨床では，効率的であることに価値がおかれ，すぐに答えの出ない問いに応答し続けることの意味も追究されてこなかった。とはいえ，生きることの意味は，生命の徴候といった狭義の医学モデルでは説明できない問題である。老いるという事象についても，老化現象のような自然科学的な物差しで測れる単純な問題ではない。私たちが暮らす社会において「老い」はどのように扱われてきたのか，歴史的かつ文化的な価値観からの問い直しが必要であろう。こうしたテーマは，高齢者の胃ろう造設の是非をはじめ，認知症発症後の意思決定の問題，延命治療の是非といった臨床で遭遇する倫理的諸問題ともつながっている。

　　今回は，こうした本質的な問いに応答する1つの手段として，「そもそもそれってなんなのか」といった既存の言葉を遡行的に問い直す，哲学対話の手法を紹介する。

2）哲学対話とはなにか

　　哲学対話（通称 てつがくカフェ，café philosophique）とは，参加者間での対話がより促進されるように，先生と生徒，上司と部下等といった社会における役割関係を一旦解除し，フラットで気楽な対人関係（対等性の作法）のもとで進められる哲学的な対話の試みのことである。

　　哲学対話は，1990年代に，ソーテ（Sautet M）がバスティーユ広場にあるカフェ「カフェ・デ・ファール（Café des Phares）」ではじめたのがきっかけとされている。日本では2005（平成17）年頃，大阪大学の臨床哲学研究室の関係者が中心となって，街中のカフェや駅といった公共の

スペースで哲学対話をはじめ，その後，様々な団体が哲学対話を実施するようになり，全国各地に広く普及していった[1,2]。

対話は，毎回あるテーマを決め，それについて遡行的な問いを投げかけながら思考を深めていく。この場では，哲学者の概念や哲学用語を用いて解釈したり説明したりするのではなく，あくまで馴染みのある自分の普段の言葉を使いながら思考を深めていくさまを「哲学」と呼んでいる。

例えば，2011（平成23）年3月11日に発生した東日本大震災は，地震，津波，原発事故という複合型の大規模災害であり，大勢の人が自らの人生の問い直しを迫られる出来事であった。被災地では，震災からの復興が進むにつれて「震災の当事者とは誰か」という問いや，被災地に赴いて支援することができないもどかしさから「支援とはなにか」といった問いが浮上した。こうした問いを考える場として，震災という出来事を市民とともに問い直す哲学対話の場が開かれた[注9]。

3）哲学対話の流れ

日本で展開されている哲学対話には，教育，医療，子どもを対象としたもの等，それぞれのニーズにあわせた様々な方法があるが，ここでは，上記の震災における哲学対話をはじめ，長年，医療や看護領域で実践を重ねてきた西村氏の方法論[3][注10]を紹介する。時間は目安として参考にしてほしい。

（1）ルール説明（20分）

ファシリテーターにより，①哲学とはなにか，②カフェという対等性の作法が成立する第三の場所で対話することの意味，③モノローグ（独り言）ではなくダイアローグ（2人以上での対話）であることの重要性，④哲学対話の流れ，⑤言葉の交通整理としてのファシリテーターの役目等について説明を行う。対話のなかでは，社会における役割関係を解除し，対話が促進されるようなフラットな対人関係にする練習として，参加者どうし「○○さん」と呼び合うことを推奨している。

哲学対話は，単なる意見の出し合いではなく，遡行的な思考を深めていくプロセスそのものを体感してもらう場であり，1回につき2時間ほどかけて行われることが多い。対話が哲学対話として機能するよう，単なる意見交換や安易な合意形成で終わらせないための仕組みが以下（2）〜（4）のステージである。

（2）テーマに対する意見を自由に出す（40分）

提示されたテーマについて，過去の経験を踏まえて自分の考えを自由に述べていく。例えば，仮に「脳死」について取り上げたとしよう。日本における「脳死」とは，脳幹を含む脳全体の機能が失われた状態[4]を指す。薬剤や人工呼吸器によって心臓の拍動を維持することは可能であるが，すべての脳が回復不可能な仕方で機能を失っている状態であるため，いずれ心臓も停止

[注9]　震災に関する哲学対話は，西村高宏氏が仲間とともに仙台で立ち上げた「てつがくカフェ＠せんだい」と仙台市市民活動事業団が管理運営を行っている公共施設「せんだいメディアテーク」との協同事業「考えるテーブル」（http://table.smt.jp）としてはじめられた。

[注10]　西村氏らが開催する哲学対話は，思考を可視化するファシリテーション・グラフィックを用いていることも特徴的だ。哲学対話におけるファシリテーション・グラフィックの機能については，近田真美子. 思考を鍛える道具としてのファシリテーション・グラフィック. 日総研. 2019；28：67-71. に掲載されている。

する。こうした状態は，従来の死の判定（呼吸停止，心臓停止，瞳孔散大といった死の三徴候）とは合致しない。ましてや，心臓が拍動するという確かな生命徴候を実感できる状態の身体であることを踏まえると，果たして私たちは，脳死という状態を「人の死」と見なすことができるのだろうかという疑問がわく。定義としての脳死を認めることと，脳死を「人の死として受け入れること」には，大きな隔たりがあるのではないだろうか。では，ここでいう「人の死」とは，一体どういう状態を指すのだろうか。新たな問いが次々と浮かんでくる。

　このように，過去の経験を想起しつつ他者の言葉をじっくり丁寧に聴きながら，自分の思いや考えをめぐらせ言葉にのせていくのである。発言は，思考しながら語り，語りながら思考するという往復運動を余儀なくされるため，言い間違えたり，言いよどんだり，たどたどしくなったりしても構わない。時には，自分の発言内容に自分自身が驚くこともあるだろう。積極的に意見を出すことよりも，むしろ，自分の思考が熟していくのをじっくり待つことのほうが重要である。思考する営みそのものに価値があるのである。そのため，哲学対話では，自身のなかでしっかり思考がなされているのであれば，発言しないことも積極的に肯定される。

(3) テーマに関連するキーワードを抽出する（30分）

　自由に意見を出し合った後に，テーマについて考えるために外せないキーワードをあげていく時間をとる。単なる自由な話し合いで終わらずに，考えるべき事柄はなにかを皆で抽出していく作業である。

　例えば，日本では，医療の高度化や超高齢化社会により，人生の最後をどのように生きるのかを話し合う ACP が注目されているが，そもそも「生きる」という言葉をどのように意味づけているのかは人によって様々であろう。自分の意思で「生きている」のではなく，人工呼吸器という医療機器によって「生かされている」ことを「生きる」とは表現しない人がいるかもしれない。また，「死んだように生きる」という表現があるように，生きることは，単に生命活動の徴候があることを示すだけではない可能性があるだろう。また，この「生きる」に加えて「人間らしく生きる」や「自分らしく生きる」という新たな言葉が加わるとどうなるだろうか。「人間らしい」とはなんなのか，「自分らしさ」をどう説明すればよいのか。

Column

哲学対話

　哲学対話は，過去に様々な経験に遭遇し悩み抜いてきた経験がある人にとっては，思考することの面白さを存分に味わえる時間となることが多い。特に，臨床の看護職は，多様な経験を背景に自分の言葉で語る力を備えている人が多く，遡行的な問いが次々と生じやすい。

　一方，臨床経験も乏しく，論理的かつ合意形成型の対話形式に慣れ親しんできた人にとっては，容易に答えの出ない問いに向き合い続けることへの苦手意識がはたらくかもしれない。そう考えると，実習等の臨床において多様な経験を積んだ後のほうが，哲学対話により思考を深めていくことの意義が実感できるかもしれない。

このように,「生きる」とはどういう状態を指すのか,考える際に外せないキーワードをあげながら,一つひとつ丁寧に検証することで思考を深めていく。まさに,遡行的に問うという思考の営みこそが,生老病死にまつわる本質的な問いへの応答となる。

(4) テーマに対する新たな問いを作る,または自分たちの言葉で定義を作る (30 分)

最後に,(3)でキーワードを吟味した後,ここまでのプロセスを通して参加者全員で1つの定義を文章化していく。例えば,「『生きる』とは,単に身体の生命徴候があるだけではない。自分の意思で…この場合,意思とは…」のように,対話全体を通して交わされた言葉を用いながら,言語化していくのである。思考した内容をどのような言葉を用いて表出するのか,ここが,さらに思考を深める契機となる。

なお,この定義づけは,広辞苑等の辞書に書かれた文章を真似たり,全員の合意形成を経たりしたうえで作成するわけではない。自分の思考を文字に表す段階になって,より他者との考えの違いを際立たせたり,自身の考えの不明瞭さを可視化したりすることが可能になるのである。いわば,他者という鏡を経由しながら自身の思考を吟味し際立たせていくのである。思考をめぐらせつつ表現しようと模索するこの時間は,皆じっと黙り込んでいることが多い。哲学対話が,賛成／反対といった二項対立的な立場から討論が交わされることではなく,個々人の考えを他者との対話のなかで吟味したくましくすることを目的としていることを踏まえると,この静寂さは,哲学対話の場として機能していることの表れといえるだろう。　　　[近田真美子]

2. 身体の多様性—複数の模擬体験からの実感的学び

看護実践において最も大切なことの一つに対象理解がある。ヘンダーソン(Henderson V) [5] は対象者との間に一体感を感じられるのは優れた看護師であると述べ,「患者の『皮膚の内側に入り込む』」とその実践を喩えている。だが,看護師が関わる対象は様々な年代や疾患,身体的特徴をもつ人々であり,多様な対象を理解することは容易ではない。

では,理解の実現にはどのような学びが有効なのだろうか。教科書から知識を得たり,動画を見たりすることで,苦労・苦悩を間接的には知ることができる。加えて,自らの身体で直に経験することができれば,我が事としての理解にもつながる。

そこで,本項では自らの身体を通した実感的な学びの方法を紹介する。この演習では,複数の模擬体験を通して身体・健康状態,そして生活の多様性に気づくことが目標となる。

☞演習例 1 実施する模擬体験モデル：　妊娠後期・高齢者・片麻痺
●**事前課題：　自分とは異なる身体での日常生活について考える**
実施する模擬体験モデルの身体とその特徴を調べ具体的にイメージする。それを踏まえ,その身体での日常生活において生じる困難さや,注意しなければならないこと・場を箇条書きであげる。
●**実施方法と内容**
(1) 自分の身体で想像する
- 1グループ3人の小グループを作る。体験モデルを装着していない状況で,これから実施する動作や環境等を確認する。
- 事前課題であげた点を参考にし,どこで・どのような困難さを感じるのかを,現場で動

きながら考える。

(2) 別の身体になり生活する

- 模擬体験モデルを装着し，その身体での動作・行動を体感する。その際，無理に動くのではなくその身体になりきることを心がける。
- 普段私たちが何気なく行っている日常生活動作を複数，状況を変えながら実施してみる。
  〈例〉歩行：　様々な路面，段差，人混み，広さ，明るさ。
  　　　階段昇降：　手すりの有無，急な階段や緩やかな階段，混雑度，階段面の素材。
  　　　飲食：　ペットボトルの開封，箸での食事，小袋を開ける。
  　　　休憩：　椅子や床に座る，ベッドで寝る／寝返る／起き上がる，靴を履く。
  　　　排泄：　トイレでの一連の動作，手洗い。
  　　　余暇：　音楽を聴く，テレビを見る，本を読む。
  　　　買い物：　自動販売機で買い物をする，レジで現金支払いをする。

(3) 別の身体での生活を表現する

- 模擬体験モデルを装着した身体をどのように感じたか。
- どのような場面・環境でどのような困難さに出会ったか。
- そのときどのような気持ちになったか（普段とは異なる自身の身体をどのように感じたか，周囲の人に対しての思い等）。
- どのような援助や環境の変化があるとよいと思ったか。

●ディスカッション

- 実施した模擬体験と，異なる模擬体験経験者との比較。
- 事前課題で装着前に考えていた身体や行動と，実際の違い。
- 模擬体験での日常生活についてどのように感じたか。

3．多様な身体の実感的学び

　　演習を実施してみると，自分の想像を超える大変さや不快さがあり驚いたのではないだろうか。自らの身体を通して経験すると，言語化して共有できることばかりではなく，表現しがたい身体の違和感等も感触として残ったと思われる。それらを解きほぐしてみよう。

1）「当たり前」は身体によって異なる

　　演習で実施した日常生活動作は，普段の自分の身体であればどれも意識することなくできることであり，別のことをしながらでもできるはずである。ところが，模擬体験モデルを装着すると，当たり前にできていた動作ができずイライラしたり，時間がかかりもどかしさを感じたりする。環境も同様である。普段であれば危険を感じないような階段でも，足元が見えない・身体が動かないことで急に怖さを感じる場所になる。少しの段差や人混みも，動きづらい身体では不快や不安を感じてしまう。自分の身体で意識することもなくできている「当たり前」や「感じていること」は，別の身体では異なって経験されている可能性がある。この気づきが他者理解や多様性の理解の素地を育むことになる。

2）「できない／大変」の実感

　　事前学習を通して「妊婦になるとお腹が大きくなり大変だ」「高齢者は色々できなくなり困る」等，知識として理解していたはずである。そこに体感が加わることで，「できない／大変」

8-2　多様性を考え実感し我が事にする　167

の詳細が見えてきただろう。一つひとつの動作に手間取る身体的な面と，「できない自分」に日々向き合う心理的な面の辛さを味わったことだろう。体験では数十分で取り外せるが，当事者になるとそうはいかない。人はどのような身体であっても，自らの身体からは逃れられない。身体の自由が完全に奪われる閉じ込め症候群の患者が，潜水服を着せられ海に沈められたようだと形容したことが象徴的である[6]。「皮膚の内側に入り込む[1]」というのは，この実感があってこそ成り立つものだろう。

3) 身体の多様性

　複数の模擬体験の比較から，共通すること・異なることについての気づきを振り返ってみよう。演習では異なる模擬体験（妊婦体験・高齢者体験等）を実施しながらも，例えば「動きづらい」という共通の体験も生じてくる。動作だけに着目すると「動かない／動きづらい」身体は画一的なものに見えるが，経験されている身体の様相を詳しく見てみると差異が多く含まれている。

　例えば，妊婦は若く基本的な身体能力は高いが，急速に変化していく身体に適応し続けることが求められる。さらに，1つの身体に2つの命が宿る特殊な時間と責任を負う身体でもあるが，出産を経ることでまた1つの身体に戻る可逆的な動きづらさでもある。逆に片麻痺では，身体のある部分が麻痺することで，身体としての全体性にも支障をきたす。また妊婦や高齢者と異なり，ある日突然動きづらい身体になるため，自身の身体に適応していく困難さも生じる。そして高齢者の動きづらさは，動かないわけではないが，妊婦と対照的に身体能力の全体的な低

Column

変化する身体とは？

『フェミニスト現象学入門』より
第3章「妊娠とは，お腹が大きくなることなのだろうか？」

　妊婦体験モデルを装着し，思ったより重く大きなお腹に戸惑った人も多いだろう。それは目立つ特徴でもあり妊婦の象徴として社会的に認識されているが，ここでは宮原[7]による「変化する身体」という別角度からの妊婦経験を紹介したい。この経験で鍵になるのは「習慣的身体」[8]という様々な振る舞いを習得したものとしての身体である。この習慣のおかげで私たちは意識せずともできる運動や身のこなしがまさに身についており，日々の生活を支えてくれている。ところが，妊娠中期になると身についている習慣や運動が，変わり続ける身体にどんどんあわなくなっていく。さらには日ごとに大きく変化する身体によって新しく習慣を獲得することもできなかった。この妊娠経験から，短期間に身体が大きく変化することは，それまでの習慣を喪失すること，および新たな習慣を身につけることの不可能性に結びつくことを感じたという。変化する身体で生きることは，手探りでの生活であり，目的達成に多くのエネルギーや時間を要することを意味する。
　私たち看護職者には，変化する身体で生きる人々の表面的な苦労や大変さだけではなく，より根源的な経験の変化にも気づける洞察力と共感力が求められている。

下により，できることにも時間がかかる。また老化は次第に進んでいくことも大きな特徴である。

このように，身体には多様なバリエーションがあり，私たちは自分の身体を基準に日常生活を経験している。そのため，模擬体験によって別の身体になることは，自分の身体に根ざした理解から脱皮する１つの仕掛けになる。身体そのものが一時的にでも変われば，その身体による日常や生きること・世界の見え方が，私たちに我が事としての理解を迫ってくる。知識としての理解は忘れ去られるかもしれないが，実体験で得た感覚は身体の記憶となり，他者理解の基盤としてはたらくことが期待される。

4．異なるとは，同じとは

あなたの普段の生活を思い浮かべてみよう。身近にいる人々は誰だろうか。「類は友を呼ぶ」ということわざがあるように，私たちは自分と年代が近い人，考え方や趣味等があう人たちと自然に集い日々を過ごしている。他者との差異が少なく類似性が高いなかにいると，ストレスを感じにくく居心地がよい。他方で，異なる人々との交流が少ない場合は，似た者どうしで形成される「当たり前」が無自覚に作られてしまう。仲間どうしで形成される「当たり前」は偏りやすく，交流範囲が限定されることは多様性を理解することを難しくさせてしまう。

ところで，私たちは同じ／異なるということの判別を意識的に行っているのだろうか。また，なにをもって同じや異なると見なしているのだろうか。これらは，普段意識されずになされ，自身でも気づいていないことも多い。そこで，次の演習では他者の一人称語りを聴き，対話を通して他者や自分の価値観に気づくこと，そして「同じ」や「異なる」とはどのようなことなのか言語化できることが目標となる。

☞**演習例 2** 外見から特徴がわかる方・わかりづらい方をゲストスピーカーとして迎え，語りを聴き対話する（例：　盲ろう者と LGBTQ 当事者）

●**事前課題**

(1) 当事者の日常生活について考える

実施前に障がいや LGBTQ の定義を調べ，対話に参加するうえで必要かつ基本的なことを知る。さらに，日常生活を送るうえでどのようなときに，どのような不自由さや困難さがあるか，またそのときの当事者の気持ちを考えてみる。

〈例〉事前課題の問い―LGBTQ の方

　　問１：　LGBTQ や性の多様性とはどのようなことですか。

　　問２：　性における「普通」とはなにか，また，LGBTQ と「差別」について，あなたの考えを述べてください。

　　問３：　トランスジェンダーが生きやすい社会とはどのようなものですか。

(2) 当事者の方への質問を考える

事前学習（1）を踏まえ，当事者の方に質問したいことを３つあげる。また，なぜその質問をしたいと考えたのかもあわせて記載し，対話的な質問になるように考える。

●**実施方法と内容**

ゲストスピーカーと対面で話を聞く学生数は 25 人前後とする。一人ひとりが場の一員として主体的に参加できる環境として，オープンスペースにシアター形式のレイアウトを作る。

(1) 全体で対話を深める質問を決める

- 4〜5人の小グループを作り，各自考えてきた質問を共有する。グループで1つ質問を決めてグループ間で共有し，全体で質問が重複しないように相談し5つ程度に絞る。
- どの質問をどの順番で尋ねるかを，質問の意図も踏まえ検討する。

(2) 聴く：　当事者の経験の語り

- 当事者から語られる自身の経験について，関心を寄せながら能動的に聴く。

(3) 対話する：　質問と当事者からの応答

- 当事者の語りを聴き，さらに理解を深めるために聞きたいことや，あらかじめ準備していた質問を意図とともに投げかける。
- 当事者からの応答を聞き，自分なりの理解を伝える。

(4) 伝える：　気づき・学びのフィードバック

- 事前課題と当日の語り・対話から，気づいたこと，自分の考えが更新されたこと等を言語化し，当事者に伝える。

●**ディスカッション**

- 当事者の話を聞き，「a. 自分と同じだと感じたこと・異なると感じたこと」「b. 特徴が異なる2人の語りを聴き，2人に共通していたこと・異なっていたこと」はなにかを個人でまとめる。
- 上記a，bをもとにグループでディスカッションし，本演習を通してグループで考えた「c. 多様性とは○○である」の空欄部分を導き出す。
- 上記a〜cの内容を模造紙に書き出し，発表・共有する。

●**事後課題**

- 話を聴いて一番印象に残ったことと，そこからの学びを簡潔にまとめる。
- 事前に想定していた当事者像との相違はどこか，違いから気づいた自分の見方（先入観や偏見等）はなにか。
- 演習での学びから，どのようなことを自らの看護に活かしたいか。

5．当事者との対話から自分を知り，他者を知る

　当事者の生の語りに触れ，大きなインパクトを受けた人も多いだろう。異なったものや新しいものに出会って驚くことが経験であり，経験から問いが生まれ私たちは考えるようになる[9]。演習で得たものはまさに経験である。では，その経験の詳細を紐解いてみよう。

1）多様性の出発点としての自己

　盲ろう者やLGBTQ当事者に，実際に会って語りを聴くのは初体験だったのではないか。想像していた当事者像と異なっていたり，自分のなかにあった偏見や差別，「支援してあげる」という支援者としての優位性をもっていたことに気づいたり等々。他者を理解しようと聴いていたのに，自分が揺さぶられ，自分が知らなかった自分が見えて驚いたことだろう。

　他者を知ることは，同時に自分を知るということでもある。つまり，関わる他者が多様であることによって，周囲との同一性や差異から自分がはっきりと自覚されてくるのである[7]。この自己が基点となり多様性の理解が真に我が事になる。自己の価値観と相反することには受け入れがたさを感じ，頑張って乗り越えたストーリー等の共感を得やすい話には惹きつけられ

170　第8章　学びの灯を灯す―クリエイティブなワークショップ手法

る自分を知る。常に中立や平等ではない自己を発見することは，多様性の理解が綺麗事だけでは済まされないことを気づかせる。そこで参照したいのは，ヤング（Young IM）[10] の共鳴（resonate）についての中澤[7]の解釈「違いは残したままで，距離を持って緩やかな繋がりを持つこと」としての共鳴である。多様性を理解することは，無条件に相手をすべて受け入れることではない。自分の価値観を大切にしながら，他者も尊重できるつながりが，インクルーシブな社会を形成する地盤となるだろう。

2）異質性と同質性

　演習後のディスカッションで当事者と自分を比較して，同じ部分も異なる部分もたくさんあると気づいたことだろう。つまり，「人それぞれ」や「多様性」といってもそんなに違ってはいないということだ[11]。多様性を無批判に肯定することは，逆に差異によって生じている苦労や差別を隠してしまうことも指摘されている[12]が，それを取り払うのが対話である。対話が人と人との差異と対立を許容しながら人間関係を存続させ，互いにケアし合う関係性を生み出す[9]。私たちはつい他者の外見的な特徴から，安易に「自分と同じである」「自分とは異なる」と決めてしまいがちである。しかし，同じだと思い込むことは，他者の個別性を理解する視点を欠き[13]，違うと決めつけることは理解を放棄することになる[11]。同質性や異質性について，対話を通して丁寧に紐解き互いに理解し合うこと，このことが本当の意味での多様性や包括性に向かう入り口となる。

[坂井志織]

文　　献

1) 鷲田清一監修. カフェフィロ編. 哲学カフェのつくりかた. 大阪大学出版. p.20.
2) 哲学プラクティス連絡会. https://philosophicalpractice.jp
3) 西村高宏. 震災に臨む. 大阪大学出版会. 2023（哲学対話の手法については，「第8章　震災という〈出来事〉をほぐす」に詳細に記載されている）.
4) 日本臓器移植ネットワーク. https://www.jotnw.or.jp/explanation/03/01/
5) ヘンダーソンV著. 湯槇ます・小玉香津子訳. 看護の基本となるもの. 日本看護協会出版会. 2016. p.21.
6) ボービー J-D著. 河野万里子訳. 潜水服は蝶の夢を見る. 講談社. 1998.
7) 稲原美苗ほか編著. フェミニスト現象学入門—経験から「普通」を問い直す. ナカニシヤ出版. 2020. pp. viii, 24-33.
8) メルロー＝ポンティM著, 竹内芳郎・小木貞孝訳. 知覚の現象学 1. みすず書房. 1967. pp.134-159.
9) 河野哲也. じぶんで考えじぶんで話せる—こどもを育てる哲学レッスン　増補版. 河出書房新社. 2021. pp.31, 111-112.
10) Young IM. On female body experience: "Throwing like a girl" and other essays. Oxford University Press. 2005.
11) 山口裕之.「みんな違ってみんないい」のか？—相対主義と普遍主義の問題. 筑摩書房. 2022.
12) 岩渕功一編著. 多様性との対話—ダイバーシティ推進が見えなくするもの. 青弓社. 2021.
13) 近内悠太. 利他・ケア・傷の倫理学—「私」を生き直すための哲学. 晶文社. 2024. p.53.

8-3　看護における多様性と包括性

Summary

- 看護において，質の高いケアの提供と患者の満足度や健康状態の向上のためには，患者の個別性の尊重が不可欠である。
- 抽象的概念である多様性や包括性の理解をどのように具体的な行動に結びつけ，看護実践として循環させるのかについて学ぶためのワークとして，体験の共有を通じた多様性の理解と受容・対応の違いへの気づき，看護実践をイメージしやすいプロセスレコード，地域の事例，ロールプレイを用いたワーク等がある。

1. 多様性を受け入れ対応するとは

　　看護職は，一人ひとりの健康と生活，さらに幸福を支える職業である。健康レベルに加え，年齢，認知発達，文化，言語，宗教，社会経済的背景，性的指向等，様々な違いがある人々に対して，適切な看護を提供することが求められる。社会の変化とともに，健康や生き方への意識や生活様式は多様性・複雑性が増し，人々の看護へのニーズも多様化・複雑化している。日本看護協会の「看護職の倫理綱領」第2条には，「看護職は，個人の習慣，態度，文化的背景，思想についてもこれを尊重し，受け止める姿勢をもって対応する[1]」とある。多様性の尊重が重要であることは誰もが理解できるが，実際に多様性を受け入れて対応することを，行動で表すことは簡単ではない。ここでは，多様性を理解するワークや臨地実習での体験を振り返り，多様性を受け入れ対応することについて考える演習を紹介する。次の演習では，多様性を受け入れる，多様性に対応するとはどのようなことか説明できることを目標とする。

☞演習例1 多様性の理解と受容・対応の違いに気づく

- 適切なグループサイズ： 5～6人
- 時間： 90～120分
- 準備するもの： 大きめの用紙（模造紙，ホワイトボードシート，ポスト・イット®イーゼルパッド等），ペン

●**事前課題： 多様性とはなにか・多様性を受け入れることを考える**

「多様性とはなにか」「多様性を受け入れることを考えた体験，および自身の気持ちや考え（受け入れられない／受け入れがたい体験を含む）」について振り返り，自分の言葉で記述する。

●**実施方法と内容**

(1) アイスブレイク（推奨： 8-1節「共通点と違う点」多様性体験バージョン）

- 実習や日常生活において，人々の特徴や考え，看護等が多様だと考えた体験を発表し，お互いの体験の「共通点」と「違う点」について用紙に書き入れていく。
- ここではあくまでも，体験の共通点と違う点にのみ焦点をあて，考えた理由について質問はしない。

172　第8章　学びの灯を灯す―クリエイティブなワークショップ手法

(2) ファシリテーター・書記・タイムキーパーを決める

- ディスカッションの論点が複数あるため，時間管理をグループに一任する場合にはタイムキーパーを設定するが，教員が行う場合には不要である。
- 書記を交代制にすることで，メンバー全員が発言に集中する機会を設ける。

(3) ディスカッション1: 多様性とはなにか（20分）

- 事前課題「多様性とはなにか」を説明したり，質問したりしながら共有する。
- 「なぜ」そのように考えたのかを，自問他答，他問自答しながら言語化する。
- 多様性が実際に存在する例と，その影響についても考える。
- 自分たちのグループが考える「多様性の定義」を記述する。

(4) ディスカッション2: 違う価値観はなぜ受け入れにくいのか，多様性を受け入れるにはなにが必要か（20分）

- 事前課題「多様性を受け入れることを考えた体験，および自身の気持ちや考え（受け入れられない／受け入れがたい体験を含む）」を説明したり，質問したりしながら共有する。
- ディスカッションが進まない場合には，価値観に影響する因子として，「意識」「無意識の偏見（アンコンシャス・バイアス）」「環境」「政策や制度」「文化」「宗教」等の視点から考えてみる。
- 1つの意見にまとめる必要はなく，率直な思いや色々な意見を出すことに焦点をあてる。

(5) ディスカッション3: 多様性を理解する／受け入れる／対応するとはどのようなことか

- ディスカッション1，2の過程や内容を踏まえて，多様性の理解，受容，対応の違いについての考えや感情を説明したり，質問したりしながら共有する。
- 1つの意見にまとめる必要はなく，率直な思いや色々な意見を出すことに焦点をあてる。
- 多様性に対応することが成功した事例と，その要因や課題について話し合ってもよい。

(6) 振り返り

- ディスカッション1～3を振り返り，考えたことや感じたことを言語化する。
- 教員が進行し，それぞれの意見を発表してもらう方法でも，各自でレポートを書く方法でもどちらでもよい。

1）多様性の理解と受容・対応の違いに気づく

　メンバーに説明したり，メンバーから考えを聞いたりするなかで，多様性に関する考え方や体験が異なることに気づいただろうか。多様性という概念は，抽象的で曖昧であるため，算数のように必ず正しい答えがあるものではない。ディスカッションの過程で「違いがある」ことや「違うことを理解はできるが受け入れることが難しい」こと，「違うときの対応を決めることが難しい」こと等，理解することと行動することにはギャップがあると気づいたり，「違いを受け入れることが難しい場合に，自分がどうするか」を考え続けたりすることが重要である。さらに「多様性の定義」を決める過程は，違う考えをもっている人々が1つの方向性を決めるときに，どのように折り合いをつけていくのかを体感したり，折り合いをつけていく過程で自分のなかに生じた感情や考えと向き合ったりする機会になる。看護における臨床場面では，意見や価値の対立が起こる場面が少なくない。この演習を通して，違いがあるときに，違うことを

理解し受容する段階にとどまらず，対応する方法を学ぶことができる。

2．多様な人々への看護を考える

　看護の対象である人々は，固有の健康問題に加え，多様な背景をもっており，その背景に応じた看護が必要である。看護職者は，看護学にもとづく専門的な視点に加えて，対象者がもつ様々な背景に配慮できる多様な視点をもつことが求められる。さらに，その多様な背景をもつすべての人々が公平に扱われ，尊重される包括性のある環境を作ることも，看護職の役割である。

　また，患者のケアにおいて重要な役割を果たし，患者の健康状態や治療の成功に大きな影響を与える家族の多様化にも着目する必要がある。近年，家族形態は，大家族から核家族へ，血縁のある親子や養子縁組等，様々な形態の家族が出現している。「家族は安定的である」「子どもは婚姻関係のある親から生まれるもの」「子どもの面倒は母親が見るべき」等の古典的家族規範は希薄化しているが，「家事・育児を頑張るよいパパ」をもてはやしながら，「やっぱり子どもはママでなきゃ」という考えの人は決して少なくないのが現状である[2]。さらに，「どの範囲の人を家族と見なすか」というファミリーアイデンティティは，家族構成員によって異なる[3]ことが報告されている。多様な人々への看護を考える際，血縁の有無も含めた家族の多様性についてもアセスメントする必要がある。次の演習では，看護職が，看護の対象者の特徴や関連因子等にあわせて関わっていること／あわせた関わりが求められていることについて再認識することで，看護の多様性について考えることを目標とする。

☞演習例2 多様な人々への看護職の関わり

- 適切なグループサイズ：　5〜6人　　・時間：　70〜90分
- 準備するもの：　プロセスレコード用紙（事前課題），大きめの用紙（模造紙，ホワイトボードシート，ポスト・イット®イーゼルパッド等），付箋，ペン

●事前課題：　多様な人々への看護職の関わりを考える

　看護職のシャドーイングや，看護職の患者・対象者とのやりとりが確認できる動画教材（グループメンバーの人数分）等から，看護職と患者・対象者とのやりとりの一場面をプロセスレコードに記入する。プロセスレコードは，グループの人数分コピーし，当日配布する。

　※プロセスレコードの項目は，「患者・対象者の言動・表情」「看護職の言動・表情」「看護職の考え・意図」とする。

　※看護職のシャドーイングによる学びを教材とする場合には，できるだけ患者・対象者の特徴が異なる学生どうしでグループを作る。

●実施方法と内容

　(1) アイスブレイク（推奨：　8-1節「自己紹介」「チーム名命名！」）

　(2) ファシリテーター・書記の選出

　　・学生が体験の共有や討議に集中できるように，時間管理は教員が実施する。

　(3) 体験の共有（5分×人数）

　　・1人ずつプロセスレコードについて発表する。発表2分，質疑応答3分。

　　・質疑は，看護職の考え・意図を中心に行う。適宜，それぞれの言動についても確認する。

(4) 看護職の言動の影響因子の抽出 (10分)

- メンバーとの質疑応答を踏まえて自身のプロセスレコードを振り返り，看護職の言動に関連して見られる具体的な「患者・対象者の特徴や言動」「看護職者自身の特徴（経験・価値観・文化等）」について付箋に書き出す。

(5) 看護職の言動の共通点・相違点 (20分)

- 大きめの用紙に付箋をはり，看護職の言動に関連して見られる「患者・対象者の特徴や言動」「看護職者自身の特徴（経験・価値観・文化等）」の共通点，相違点について整理し，統合する。

(6) グループワークの共有 (10〜30分)

- (4)の内容を共有する。共有の方法は，発表形式でも，ポスターツアー形式でも構わない。

☞演習例3　地域で暮らす人々の多様性と看護

- 適切なグループサイズ：　5〜6人　　・時間：　60分
- 準備するもの：　大きめの用紙（模造紙，ホワイトボードシート，ポスト・イット®イーゼルパッド等），ペン

※できるだけ実習施設や対象者の特徴が異なる学生どうしでグループを作る。

● **事前課題：　地域で暮らす人々それぞれの特徴**

実習を通して出会った「地域で暮らす人々」のなかから最も印象に残った人を1人選び，その人の特徴（年齢，認知発達，健康状態，日常生活，文化，言語，宗教，社会経済的背景，性的指向等）をできるだけ具体的に記述する。さらに，印象に残った理由や，その人に関わったときの自分の心の動きについても記述する。

※1〜2日，地域の様々な施設（子育て支援施設，障がい者通所施設，高齢者福祉施設，特別支援学校）等で実習を行ったうえでの演習が効果的である。

※地域に実習に行かない場合には，8-2節で紹介した当事者ワークや，それぞれの学生が生活のなかで関わっている地域の人を取り上げる。

● **実施方法と内容**

(1) アイスブレイク（推奨：　8-1節「自己紹介」「チーム名命名！」）

(2) ファシリテーター・書記の選出

- 学生が体験の共有や討議に集中できるように，時間管理は教員が実施する。

(3) 体験の共有 (2分×人数)

- 1人ずつ事前課題の内容を発表し，体験を共有する。

(4) 検討する地域の人の選出 (10分)

- メンバーそれぞれの印象に残った人々のなかから1人を選び，特徴を用紙に記入する。
- その人を選んだ理由についてもメンバー全員で話し合う。
- 選んだ人の「健康状態」「生活」「価値観」についても，知っている範囲で書き出す。

(5) 看護職に求められる関わりの検討 (10分)

- 選んだ人について，生きていくなかでの看護職者との接点を整理し，看護職者に求められる関わりについて考える。

(6) グループワークの共有 (2分×人数)

- (4)，(5) の内容について，記入した用紙を提示しながら発表する。
- 自分たちが検討した人との共通点や違う点について考えながら発表を聞く。

(7) 多様性と包括性を備えた看護職者になるための学生生活の検討 (20分)

- グループワークの共有からの学びを踏まえて，多様性と包括性を備えた看護職者になるために卒業までに「やるべきこと」「できること」とその理由を考え，3つ以上あげる。

1）看護の多様性・複雑性に気づく

　　個別の患者・対象者に示す具体的な看護職の言動について，その意味を深く考えたり，地域において健康状態や生活が多様な人々について，一人ひとりの状況とそれぞれが求める看護職の関わりを検討したりすることで，看護の種類や要因の多様性に気づくことができる。ここでは演習を中心に説明したが，統合実習で複数患者の受けもちをしたり，様々な領域で実習した学生どうしで学びを共有したりすることで，看護の多様性・複雑性をより実感できる。

3. 価値観や意見の多様性と看護

　　看護の現場では，患者やその家族，医療者の間で価値観や意見の多様性，時には対立が生じる。これらの対立を建設的に解決することは質の高い看護の実現に必要不可欠だが，価値観や意見の対立を伴う課題は複雑であり，解決は簡単ではない。ここでは，事例を用いたロールプレイ演習を紹介する。ロールプレイにおいては，対話を意識する。演習の目的は，異なる価値観や意見をもつ人と対話を通して相互理解を含め，共感を育み，複雑な問題を解決する方法を考える能力を養うことである。対話については，8-2節を参照してほしい。

☞演習例4　看護における価値観や意見の対立のロールプレイ

- 適切なグループサイズ：　6〜8人　　• 時間：　40分

　　下記に示した事例から1つを選び，全グループで同じ事例のロールプレイをする。もしくはグループを2つに分け，2つの事例を用いて行ってもよい。

●実施方法と内容

(1) アイスブレイク (推奨：　8-1節「ペーパータワー」)

(2) 役割の決定

- ロールプレイの1役 (看護師役，患者・家族役) につき2人ずつと，参観者1〜2人を決定する。
- ロールプレイ役の学生は，主たる担当とサポートの役割に分かれる。

(3) 事例の確認と価値観・意見の検討 (10分)

- 主たる担当とサポートの学生で協力し，ロールプレイの役柄ごとに意見，価値観を考える。ロールプレイに設定されていない内容については，学生で自由に設定してよい。
- 参観者2人は，どのような話し合いが予測できるか，どのような看護師の言動が望ましいかを考える。

(4) ロールプレイ (5分)

- 指定された事例について，当事者になりきりロールプレイを行う。主たる担当役が中心にやりとりをするが，サポート役も主たる担当学生がやりとりで困った際には横で相談

に乗ったり話をしたりしてもよい。

- 看護師役は，患者・家族との座る位置や距離感についても意識してスタートする。
- タイムキーパーは参観者役の学生が行う。話が途中でも構わないので，時間で区切る。
- 参観者の学生は，主に看護師役の学生の言動について，「相手の意見を積極的に聴いているか」「相手の意見を尊重しているか」「自分の考えを相手に率直に説明しているか」の視点で観察する。

(5) 役割別の振り返り（5分）

- 患者・家族役の学生チームは，看護師役の学生の言動について感じたことを中心に付箋に記す。
- 看護師役は，自分の言動を患者・家族との発言との関連で振り返り，付箋に記す。
- 参観者は，「相手の意見を積極的に聴いているか」「相手の意見を尊重しているか」「自分の考えを相手に率直に説明しているか」の視点で気づいたことを付箋に記す。

(6) グループでの振り返り（10分）

- 看護師役→患者・家族役→参観者の順番で，付箋を大きな用紙にはりながら振り返りを共有する。
- ロールプレイからの学びを共有する。
- 異なる価値観や意見の対立がある場合の，看護師に求められる言動について考える。

(7) 全体での学びの共有（10分）

- グループでの振り返りについて，いくつかのグループから発表してもらい，共有する。
- 学びの共有の際に実際の事例のロールプレイ（以下の事例1，2を参照）を含めると，価値観や意見の対立の実際も共有でき，学びが深まる。その場合には，共有の時間を長めに設定する。

事例1

両親（共働き），4歳の兄，早産で出生し生後6か月の医療的ケア児（愛ちゃん）の4人家族。愛ちゃんは生まれてから現在まで NICU に入院している。人工呼吸器が常時必要であり，経管栄養も使用しているため，医療的ケアが欠かせない。

最近愛ちゃんは，周囲に興味を示すようになってきており，体調も落ち着いたので，看護師は在宅ケアに移行できるのではないかと考えている。一方母親は，現在育休中であり，そろそろ職場復帰することも考えている。しかし，兄の育児と仕事の両立で手いっぱいであり，在宅でのケアは家族全員にとって負担が大きいのではないか，自分は安全に愛ちゃんのケアを果たせるのか不安で在宅移行に躊躇している。父親は家族が一緒に生活するのがよいとは考えているが，仕事が忙しく，実際に育児をするのは妻なので，妻の希望に任せたいと考えている。

ロールプレイ： 母親と看護師で在宅移行について話し合う場面

　母親：　家族の全体的な幸福とバランスを重視すると，在宅移行は難しいとの考え。

　看護師：　愛ちゃんのアドボケイトとして，愛ちゃんの権利と安全性を最優先に考え，在宅移行が望ましいとの考え。

> **事例2**
>
> 　患者である田中さん（75歳男性）は，末期がんを患っており，治療が奏功せずに病状が進行している。妻は3年前に他界しており，長女（42歳，未婚）と二人暮らしである。医師からは，新しく開発された治療薬により進行を遅らせる可能性が説明されたが，治療薬は副作用が強く入院での治療の必要性がある。田中さんは，自宅で穏やかに最期を迎えたいと考えている。しかし，長女と長男（37歳，隣県在住）は，できる限り入院での治療を行い，少しでも長く生きてほしいと強く願っている。
>
> **ロールプレイ：　患者と長女と看護師で治療継続について話し合う場面**
>
> 　患者：　自己決定権を尊重し，自宅での緩和ケアを希望。
>
> 　長女・長男：　入院での治療により，父親が少しでも長く生きることを希望。
>
> 　看護師：　患者の意思を尊重しつつ，患者と家族に最適なケアを提供する。

1）価値観の対立に関わる看護師の言動を知る

　看護の現場では，患者とその家族，患者と医療者，医療者どうし等，様々な場面や関係性のなかに意見の多様性や対立が存在する。看護実践のなかでよくある事例を用いて実際にロールプレイをすることで，看護職者・患者・家族等の当事者の思いを疑似体験することができる。また，それぞれの立場から看護職者に求められる言動を考える機会になる。この演習において，1つの役割を2人で担当することは，学生の心理的安全性の保障の意味がある。また，価値観の対立において絶対的な正義はなく，自分が思っていることを自由に発言してよいことを意識にとめておく必要がある。

[小川純子]

文　　献

1）日本看護協会. 看護職の倫理綱領. https://www.nurse.or.jp/nursing/assets/statistics_publication/publication/rinri/code_of_ethics.pdf

2）吉沢豊予子.「家族のダイバーシティ」を3方向から探る―教員がどう認識し，教授していくか. 看護教育. 2018；59：948-955.

3）波多野梗子. 家族観の多様化と看護の役割. 家族看護学研究. 1998；4：24-31.

索　　引

数　字

2030 年の社会と子供の未来　46
3項目版SOCスケール　72

欧　文

ACP → アドバンス・ケア・プランニング
AI　55

BCG　129

COVID-19 → 新型コロナウイルス感染症

DOTS　129

ICF → 国際生活機能分類
ICT　59, 152

Nursing Now キャンペーン　28

PTSD → 心的外傷後ストレス症

QOD　92
QOL　15

SDGs → 持続可能な開発目標
SDGsアクションプラン　28
SDH → 健康の社会的決定要因
SOC → 首尾一貫感覚

VR　56

WHO憲章　17

あ　行

アイスブレイク　157
アウフヘーベン　76
アドバンス・ケア・プランニング（ACP）
　　91
アルマ・アタ宣言　23

育児・介護休業法　44
意思決定支援　106, 110
異質性　171
イタイイタイ病　38
遺伝子操作　55

遺伝子治療　55
医療保障　16
インクルーシブ教育　48
インフォーマルサービス　154

ヴィーガン　50
ウェルビーイング　17

栄養格差　51
　　——の縮小　53
　　子どもの——　53
栄養過剰　6
栄養不足 → 低栄養
栄養不良の二重負荷　7
遠隔面談　54

オタワ憲章　26
オンラインコミュニティ　12
オンライン診療　54

か　行

介護保険法　121
改正児童福祉法（2016）　112, 115
学童期　85
家族　11
学校給食　53
がん　108
環境関連法制　38
環境基本法　38
看護の多様性・複雑性　176
感染症発生動向調査　127
感染症法　15, 126
がん対策推進基本計画　109
関連するリスクの蓄積［リスクのクラス
　　ター・連鎖・トリガー］　80

きずな　11
　　人と人との——　95
気になる妊婦　114
基本的人権　14
虐待　112, 114, 119
　　——の早期発見・早期介入　116
　　高齢者——　119
　　子ども——　112, 114
共食　6, 98
共生社会　48, 126
　　地域——　63, 96, 155
共生社会の実現を推進するための認知症

基本法　122
グラウンドルール　160
クロノロジー　131

下水道法　39
結核　129
健康　17, 34
　　——格差　34
　　——志向　5
　　——寿命　31
　　——診断　46
　　環境と——　38
　　ゲームと——　55
　　住環境と——　40
　　テクノロジーの進化と——　54
　　労働と——　42
健康危機管理　130
健康生成論　71
健康日本21　7, 31
　　——（第三次）　10, 31, 37, 59, 88, 109
　　——（第二次）　31, 37
健康の社会的決定要因（SDH）　34

公害　38
公共の福祉　15
公衆衛生　15
高度経済成長期　4
高年齢労働者の安全と健康確保のための
　　ガイドライン（エイジフレンドリー
　　ガイドライン）　44
幸福追求権　15
公平性　156
高齢者　88
高齢者虐待　119
　　——への支援　121
　　——防止法　120
国際家族年　2
国際障害分類（ICIDH）　20
国際生活機能分類（ICF）　20, 89
国民健康づくり運動　30
子育て世代包括支援センター　63
子育て力を高める取り組み　117
骨粗しょう症　99
こども家庭センター　113, 115
子ども虐待　114, 127
　　——防止のための取り組み　116
　　——予防の手引き　112
コミュニティ　11, 58

索引　**179**

コミュニティ・アズ・パートナーモデル 137
コミュニティ・コア 135, 139
根拠にもとづく医療 (EBM) 163
コンパクトシティ 59

さ 行

菜食の栄養管理 51
作業関連疾患 43
サブシステムである人々 139
サルタリーファクター (健康要因) 71
産業革命 3
産後の生活 83
惨事ストレス 103

事業場における治療と仕事の両立支援の
　ためのガイドライン 45
自殺総合対策大綱 102
自殺対策基本法 102
自助・互助・共助・公助 62
持続可能な開発目標 (SDGs) 28, 36
指定感染症 127
指定難病 105
児童虐待防止法 115
児童福祉法 112
自発的国家レビュー (VRN) 28
社会環境 19
社会の再適応評定尺度 93
社会の処方 107
社会的側面 18
社会保障制度 15
宗教 12
住宅と健康に関するガイドライン 40
終末期 90
住民の主体性 24
主食・主菜・副菜 52
出産準備 82
首尾一貫感覚 (SOC) 71
障害者雇用促進法 45
上下水道の整備 39
小児生活習慣病予防 97
情報通信技術 → ICT
食育 8, 99
　──推進基本計画 8
食環境づくり 53
職業性疾病 43
食事バランスガイド 8
食生活指針 7, 9
職場における健康 (職場の健康) 42
女性の社会進出 95
新型コロナウイルス感染症 (COVID-19)
　5, 10, 127
新感染症 127
人口静態 147
人口動態 147
身体拘束 121
心的外傷後ストレス症 (PTSD) 103

水系感染症 39
水道法 39
健やか親子21 84, 114
ステークホルダー 154
ストレス対処力 73
スマートシティ 59
スマート・ライフ・プロジェクト 31

生活機能 20
生活習慣病 86
成人期 86
精神疾患 101
精神病未治療期間 (DUP) 103
精神保健福祉法 103
生存権 14
青年期 85
生理的老化 89
セルフケア 55
ゼロ次予防 59, 79

ソーシャル・インクルージョン 96
ソーシャル・キャピタル (社会関係資本)
　58
ソーシャルメディア 13

た 行

ダイバーシティ教育 48
多様性 156
　──受容力 157
　──を受け入れる 172
　価値観や意見の── 176
　暮らしの── 2
　身体の── 166
　対象や療養の場の── 141
多様な人々への看護 174
男女雇用機会均等法 44

地域アセスメント 134, 136, 146
　──の意義 135
地域共生社会 63, 96, 155
地域ケア会議 63
地域資源 153
地域性の重視 24
地域特性 154
地域の健康課題 139
地域のコア → コミュニティ・コア
地域包括ケアシステム 60
地域包括支援センター 62
地球温暖化 41
地区視診 141
　──のガイドライン 142
地区踏査 141
直接服薬確認 → DOTS

つながり 12

低栄養 6, 98
定性データ 146

　──の収集方法 150
　──の種類 149
　──の分析 150
定量データ 146
　──の収集方法 147
　──の種類 147
　──の分析 147
哲学対話 163, 165

統計的に有意 148
統合失調症 103
当事者との対話 170
同質性 171
糖尿病 108
動物由来感染症 130
特定健康診査 (特定健診) 87
特定妊婦 112
特定保健指導 87
特別支援教育 48
トリプル・インパクト 28

な 行

難病 104
難病法 104

日本人の食事摂取基準 7
乳幼児期 84
妊娠期 82
妊娠届 113
妊娠前からはじめる妊産婦のための食生
　活指針 10
認知症 123
　──の主な症状 124
　──の原因 123
　──の治療 123
認知症施策推進5か年計画 (オレンジプ
　ラン) 122
認知症施策推進総合戦略 (新オレンジプ
　ラン) 123
認知症施策推進大綱 124

農業革命 3
後に影響が修飾される臨界期モデル 80
ノーマライゼーション 21

は 行

背景因子 20
パソジェネシス (疾病生成論, 病因論)
　71
パラダイム 73
　──シフト 74

人と環境の相互作用 18
ヒューマンケア 68
病的老化 89
貧困 3, 14

フォーマルサービス 154
福祉国家 14
不登校児童生徒 48
プライマリヘルスケア（PHC） 23
　——の4原則 24
　——の基本的活動項目 24
プリシード・プロシードモデル 137
フレイルサイクル 98
プロセスレコード 174
文化 95

ベジタリアン（菜食主義者） 50
ヘルスプロモーション 26
　——の方法 26
　——の優先課題 26
ヘルスリテラシー 66
　——の3つのレベル 66
変化する身体 168

包括性 156
保健管理 46
保健教育 47
母子保健活動 83
母子保健法 63, 115
ホーン・ヤール重症度（ヤール重症度）
　105

ま　行

まちづくり 59

慢性疾患 108
慢性閉塞性肺疾患（COPD） 109

看取りの場 91
水俣病 38

無意識の偏見（アンコンシャス・バイア
　ス） 157
無関係なリスクの蓄積 80

メンタルヘルス 101
　——リテラシー 103

模擬体験 166

や　行

ユニバーサル・ヘルス・カバレッジ（UHC）
　36

幼少期 84
四日市ぜんそく 38
四大公害病 4

ら　行

ライフイベント 93
ライフコースアプローチ 78, 97
　——の概念枠組み 78
ライフコースの因果モデル 81

リスクファクター（危険因子） 71
臨界期モデル 80

レジリエンス 67
　——尺度 68
　——の保護要因 69
　家族—— 68
　コミュニティ—— 68

労働安全衛生法 42
労働衛生の3管理 42
労働衛生の5管理 43
労働基準法 42
労働者の心の健康の保持増進のための指
　針 44
ロールプレイ 176

わ　行

若者の自殺 102
ワーク・ライフ・バランス 4, 44
和食 8

編集者略歴

渡邉多恵子
筑波大学大学院人間総合科学研究科
看護科学専攻博士課程修了
淑徳大学看護栄養学部看護学科教授，
博士（看護科学）

望月宗一郎
山梨大学大学院医学工学総合教育部
人間環境医工学専攻博士課程修了
健康科学大学看護学部看護学科教授，
博士（医科学）

小川純子
千葉大学大学院看護学研究科博士課程
修了
淑徳大学看護栄養学部看護学科教授，
博士（看護学）

関　美雪
筑波大学人間総合科学研究科医学専攻
博士課程修了
埼玉県立大学保健医療福祉学部看護学
科教授，博士（医学）

佐藤美由紀
桜美林大学大学院老年学研究科老年学
専攻博士後期課程修了
新潟大学医学部保健学科看護学専攻教
授，博士（老年学）

坂井志織
首都大学東京人間健康科学研究科看護
科学域成人看護学専攻博士後期課程修
了
淑徳大学看護栄養学部看護学科准教授，
博士（看護学）

これからの地域看護学
—多様性と包括性をふまえた看護実践に向けて—　　定価はカバーに表示

2025 年 3 月 1 日　初版第 1 刷

編集者	渡　邉　多　恵　子
	関　　　美　　　雪
	望　月　宗　一　郎
	佐　藤　美　由　紀
	小　川　純　　　子
	坂　井　志　　　織
発行者	朝　倉　誠　造
発行所	株式会社　朝倉書店

東京都新宿区新小川町 6-29
郵 便 番 号　162-8707
電　話　03（3260）0141
ＦＡＸ　03（3260）0180
https://www.asakura.co.jp

〈検印省略〉

ⓒ 2025〈無断複写・転載を禁ず〉　　　　　　シナノ印刷・渡辺製本

ISBN 978-4-254-33013-7　C 3047　　　　　Printed in Japan

JCOPY 〈出版者著作権管理機構 委託出版物〉
本書の無断複写は著作権法上での例外を除き禁じられています．複写される場合は，
そのつど事前に，出版者著作権管理機構（電話 03-5244-5088，FAX 03-5244-5089，
e-mail: info@jcopy.or.jp）の許諾を得てください．

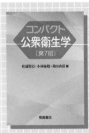
コンパクト公衆衛生学　第7版

松浦 賢長・小林 廉毅・苅田 香苗 (編著)

B5 判／160 ページ　ISBN：978-4-254-64050-2　C3077　定価 3,190 円 (本体 2,900 円＋税)

◆公衆衛生学の基礎知識をコンパクトにまとめた定番・大好評テキストの改訂第 7 版◆新型コロナウイルス感染症 (COVID-19) も含む感染症とその予防，災害と健康，遺伝性疾患などの新しいトピックスもカバー◆第 7 版からオールカラー化！　豊富な図・表・イラストでわかりやすく簡潔に解説◆おもな読者対象：保健医療福祉関連の専門職種 (看護師，薬剤師，臨床検査技師，診療放射線技師，理学療法士，作業療法士，保健師，柔道整復師など) を養成する学校・学科の学生，生活科学，人間科学，教育学，福祉学など人文系・社会学系学部の学生

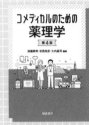
コメディカルのための薬理学　第4版

渡邊 泰秀・安西 尚彦・大内 基司 (編)

B5 判／240 ページ　ISBN：978-4-254-33012-0　C3047　定価 4,180 円 (本体 3,800 円＋税)

看護師や薬剤師をめざす学生向けのテキスト。図表・イラストを多用して，初学者にもわかりやすい 2 色刷レイアウトで構成。新薬など最新の動向を盛り込んでアップデートした。記述はコンパクトにし，学生がより使いやすいテキストに。

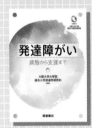
発達障がい ―病態から支援まで―

大阪大学大学院連合小児発達学研究科 (監修)

B5 判／168 ページ　ISBN：978-4-254-30125-0　C3047　定価 4,730 円 (本体 4,300 円＋税)

発達障がいの基礎から臨床まで網羅的に紹介。〔内容〕歴史／症候学／診断／評価尺度／疫学／神経科学／遺伝／神経機能画像／マルトリートメント／睡眠／薬物療法／認知行動療法／家族支援／保育・教育の連携／社会性支援／地域生活支援等

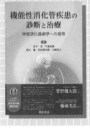
機能性消化管疾患の診断と治療 ―神経消化器病学への招待―

金子 宏・千葉 俊美・福土 審・前田 耕太郎・三輪 洋人 (編)

B5 判／400 ページ　ISBN：978-4-254-32272-9　C3047　定価 13,200 円 (本体 12,000 円＋税)

過敏性腸症候群，機能性ディスペプシアなど器質的異常に乏しく診療に苦慮することも多い機能性消化管疾患 (脳腸相関病) の基礎から臨床までをカバー．基礎編と実践編からなる臓器別の第 1～4 章，診療の実際に役立つ第 5 章，専門医試験に挑む力がつく第 6 章 (問題・解答・解説) で，消化器科・内科・総合診療科，開業医に必携の 1 冊

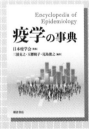
疫学の事典

日本疫学会 (監修)／三浦 克之・玉腰 暁子・尾島 俊之 (編集)

A5 判／576 ページ　ISBN：978-4-254-31097-9　C3547　定価 16,500 円 (本体 15,000 円＋税)

◆疫学 (人の集団における病気の原因，診断，治療，予防対策などを明らかにする学問) の重要なキーワードを見開き単位で簡潔に解説した事典．◆従来の教科書とは異なり，豊富な事例で読みやすく実践的な内容．◆「再生産数」など，新型コロナウイルス感染症 (COVID-19) の報道で注目される疫学的な用語・知見の理解のためにも必携の一冊．

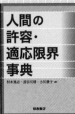
人間の許容・適応限界事典

村木 里志・長谷川 博・小川 景子 (編)

B5 判／820 ページ　ISBN：978-4-254-10296-3　C3540　定価 27,500 円 (本体 25,000 円＋税)

人間の能力の限界を解説した研究者必携の書を全面刷新。トレーニング技術の発達でアスリートの能力が向上してるというような近年の研究成果を反映した情報の更新はもちろん，バーチャルリアリティなど従来にないテーマもとりあげた「テクノロジー」章を新設するなど新しいテーマも加え，約 170 項目を紹介。各項目とも専門外でも読みやすいように基礎事項から解説。〔内容〕生理／感覚／心理／知能・情報処理／運動／生物／物理・化学／生活・健康／テクノロジー／栄養

上記価格は 2025 年 2 月現在